精神障碍诊断与统计手册（案头参考书）

（第五版）

美国精神医学学会　编著
〔美〕　张道龙　等译

DSM-5®

北京大学出版社
北京大学医学出版社

著作权合同登记号　图字：01-2014-0222

图书在版编目(CIP)数据

精神障碍诊断与统计手册：案头参考书：第5版/美国精神医学学会编著；（美）张道龙等译.—北京：北京大学出版社，2014.7
　　ISBN 978-7-301-24282-7

Ⅰ.①精… Ⅱ.①美… ②张… Ⅲ.①精神障碍–诊断–手册②精神障碍–疾病统计–手册 Ⅳ.①R749-62

中国版本图书馆 CIP 数据核字（2014）第 105691 号

书　　　名	精神障碍诊断与统计手册（案头参考书）（第五版） JINGSHEN ZHANG'AI ZHENDUAN YU TONGJI SHOUCE (ANTOU CANKAOSHU)
著作责任者	美国精神医学学会　编著　〔美〕张道龙　等译
策划编辑	姚成龙　陈斌惠
责任编辑	王　莹
标准书号	ISBN 978-7-301-24282-7
出版发行	北京大学出版社
地　　　址	北京市海淀区成府路 205 号　100871
网　　　址	http://www.pup.cn
新浪微博	@北京大学出版社
电子邮箱	编辑部 zyjy@pup.cn　总编室 zpup@pup.cn
电　　　话	邮购部 010-62752015　发行部 010-62750672 编辑部 010-62765126
印刷者	北京中科印刷有限公司
经销者	新华书店
	787 毫米×960 毫米　32 开本　12.5 印张　324 千字 2014 年 7 月第 1 版　2023 年 11 月第 18 次印刷
定　　　价	120.00 元

未经许可，不得以任何方式复制或抄袭本书之部分或全部内容。
版权所有，侵权必究
举报电话：010-62752024　电子邮箱：fd@pup.cn
图书如有印装质量问题，请与出版部联系，电话：010-62756370

First published in the United States by American Psychiatric Publishing, A division of American Psychiatric Association, Arlington, VA. Copyright © 2013. All rights reserved.

由美国精神医学出版社首次出版,位于美国弗吉尼亚州阿灵顿市的美国精神医学出版社为美国精神医学学会的分支机构,版权所有© 2013。保留所有权利。

First published in China by Peking University Press in simplified character Chinese. Peking University Press is the exclusive publisher of the *Desk Reference to the Diagnostic Criteria from DSM-5* in simplified character Chinese for distribution worldwide.

由北京大学出版社在中国首次出版简体中文版。北京大学出版社是《精神障碍诊断与统计手册(案头参考书)(第五版)》(DSM-5)的简体中文版在全世界的独家出版社。

Permission for use of any material in the translated work must be authorized in writing by Peking University Press.

使用本出版物中的任何材料,都必须得到北京大学出版社的书面授权。

The American Psychiatric Association played no role in the translation of this publication from English to the simplified character Chinese language and is not responsible for any errors, omissions, or other possible defects in the translation of the publication.

美国精神医学学会并未参与本出版物从英文到简体中文的翻译工作,不对翻译中的任何错误、遗漏或其他可能的翻译缺陷负责。

DSM-5 简体中文版工作委员会

主　席：张道龙（Daolong Zhang, M. D.）
副主席：刘春宇（Chunyu Liu, Ph. D）

DSM-5 简体中文版工作委员会翻译组

张道龙（Daolong Zhang, M. D.）：美国芝加哥退伍军人医学中心精神医学系行为健康部主管医师（Jesse Brown VA Medical Center），伊利诺伊大学芝加哥分校精神医学系临床助理教授（The University of Illinois at Chicago），好人生国际健康产业集团医务总监。北京美利华医学应用技术研究院院长。

刘春宇（Chunyu Liu, Ph. D）：美国伊利诺伊大学芝加哥分校精神医学系副教授（The University of Illinois at Chicago），中南大学医学遗传学国家重点实验室特聘教授。

童慧琦（Huiqi Tong, M. D., Ph. D）：美国旧金山退伍军人医学中心执业临床心理学家（San Francisco VA Medical Center），加利福尼亚大学旧金山分校国际精神卫生项目成员，临床助理教授（University of California, San Francisco）。

DSM-5 简体中文版工作委员会译校组

李凌江：中南大学湘雅二院精神卫生研究所教授，前所长，中国神经科学学会精神病学基础与临床分会前主任委员，候任中华医学会精神医学分会主任委员本书译校组组长。

赵靖平：中南大学湘雅二院精神卫生研究所教授，所长，前任中华医学会精神医学分会主任委员。

郝伟：中南大学湘雅二院精神卫生研究所副所长、教授，前任中国医师协会精神科医师分会会长。

罗学荣：中南大学湘雅二院精神卫生研究所副所长、教授，中国心理卫生协会儿童心理卫生专业委员会副主任委员。

王小平：中南大学湘雅二院精神卫生研究所教授，副所长，中国神经科学学会精神病学基础与临床分会副主任委员。

刘铁桥：中南大学湘雅二院精神卫生研究所教授，中国医师协会精神科医师分会副会长。

陈晓岗：中南大学湘雅二院精神卫生研究所教授，《国际精神病学杂志》编辑部主任。

徐一峰：上海交通大学医学院教授，附属精神卫生中心院长，中国医师协会精神科医师分会前主任委员，本书译校组副组长。

施慎逊：上海复旦大学附属华山医院教授，精神科主任，中华医学会精神医学分会主任委员。

于欣：北京大学精神卫生研究所教授，中华医学会精神病学分会前主任委员，本书译校组副组长。

钱铭怡：北京大学心理学系教授，中国心理学会临床与咨询心理学专业委员会主任委员，中国心理卫生协会心理治疗与咨询专业委员会副主任委员。

赵然：中央财经大学心理学系主任、教授，中国心理学会EAP工作委员会(筹)委员，国际EAP协会中国分会(EAPA)副主席。

祝卓宏：中国科学院心理研究所国家公务员心理与行为研究中心副主任、教授，中国心理卫生协会心理咨询与治疗专业委员会委员。

DSM-5简体中文版工作委员会特别顾问组

张侃：发展中国家科学院院士，中国科学院心理研究所原所长、教授，中国心理学会原理事长，国际心理科学联合会原副主席。

埃利奥特·葛森(Elliot S. Gershon, M.D.)：美国芝加哥大学精神医学系和人类遗传系教授，精神医学系原主任。

DSM-5简体中文版工作委员会编辑组

许倩：心理学硕士，美中心理文化学会(CAAPC)成员，专业中文编辑。

刘金雨：心理学学士，美中心理文化学会(CAAPC)成员，专业中文编辑。

姚立华：心理学学士，美中心理文化学会(CAAPC)成员，专业中文编辑。

陈幼红：心理学硕士，美中心理文化学会(CAAPC)成员，专业中文编辑。

张婉：(Wan Zhang, M.A.)：传播学硕士，美中心理文化学会(CAAPC)成员，专业中英文编辑。

张博：(Connie B. Zhang, B.A.)：心理学学士，美中心理文化学会(CAAPC)成员，专业英文编辑。

唐劲松：博士，中南大学湘雅二院精神卫生研究所主治医师，精神病学专业编辑。

张燕：博士，中南大学湘雅二院精神卫生研究所副教授，精神病学专业编辑。

目 录

序 .... [11]
DSM-5 分类 .... [13]

第一部分
DSM-5 基础

使用手册 3
DSM-5 司法谨慎使用声明 11

第二部分
诊断标准和编码

神经发育障碍 15
精神分裂症谱系及其他精神病性障碍 37
双相及相关障碍 53
抑郁障碍 77
焦虑障碍 97
强迫及相关障碍 109
创伤及应激相关障碍 119
分离障碍 131
躯体症状及相关障碍 135
喂食及进食障碍 141
排泄障碍 149

睡眠-觉醒障碍	151
性功能失调	169
性别烦躁	179
破坏性、冲动控制及品行障碍	183
物质相关及成瘾障碍	191
神经认知障碍	241
人格障碍	269
性欲倒错障碍	279
其他精神障碍	285
药物所致的运动障碍及其他不良反应	287
可能成为临床关注焦点的其他状况	295
索引	313

序

　　DSM-5 的出版带来了精神障碍的编码、分类和诊断的创新,对多个专业学科有着深远的影响。为便于快速参考,临床工作者发现只含有 DSM-5 分类、手册使用说明和诊断标准的小巧方便的案头参考书更为实用(即障碍的目录、亚型、标注和诊断编码)。这本案头参考书应与 DSM-5 全书配合使用。只有熟悉每一个障碍的诊断标准以及叙述部分,方能恰当使用。

　　这本便携式参考书提供了 DSM-5 包含的所有 ICD-10-CM 的编码、编码备注和记录步骤。临床工作者可以在 DSM-5 中找到更多参考信息,包括第三部分:新出现的量表及模式[包含评估量表、文化公式(模式)和访谈、DSM-5 人格障碍的替代模式和需要进一步研究的状况]和 DSM-5 附录(包含 DSM-IV 到 DSM-5 的变化亮点、专业的和文化的术语词汇表,以及 DSM-5 诊断与编码的字母和数字排序表)。评估量表和附加信息可在 www.psychiatry.org/dsm5 查询。

DSM-5 分类

每一种障碍的名称前为 ICD-10-CM 的编码。空白线表示 ICD-10-CM 编码不适用。对于某些障碍而言,只能根据亚型或标注来编码。

以下为各章节的标题和疾病名称,括号中是与内容或诊断标准对应的页码。

注意所有由其他躯体疾病所致的精神障碍:在由(躯体疾病)所致的精神障碍的名称中,要注明其他躯体疾病的名称。其他躯体疾病的编码和名称应列在由躯体疾病所致的精神障碍之前。

神经发育障碍(15)

智力障碍(15)

___.__	智力障碍(智力发育障碍)(15)
	标注目前的严重程度:
F70	轻度
F71	中度
F72	重度
F73	极重度
F88	全面发育迟缓(19)
F79	未特定的智力障碍(智力发育障碍)(19)

交流障碍(19)

F80.2	语言障碍(19)

F80.0	语音障碍(20)
F80.81	童年发生的言语流畅障碍(口吃)(20)
	注：晚期发生的案例被诊断为 F98.5 成人发生的言语流畅障碍
F80.89	社交(语用)交流障碍(21)
F80.9	未特定的交流障碍(22)

孤独症(自闭症)谱系障碍(22)

F84.0	孤独症(自闭症)谱系障碍(22)
	标注如果是：与已知的躯体疾病或遗传疾病或环境因素有关；与其他神经发育的、精神的或行为障碍有关
	标注：诊断标准 A 和 B 目前的严重程度：需要非常多的支持，需要多的支持，需要支持
	标注如果是：是否伴智力受损，是否伴语言受损，伴紧张症(使用额外的编码 F06.1)

注意缺陷/多动障碍(25)

___.__	注意缺陷/多动障碍(25)
	标注是否是：
F90.2	组合表现
F90.0	主要表现为注意缺陷
F90.1	主要表现为多动/冲动
	标注如果是：部分缓解
	标注目前的严重程度：轻度、中度、重度
F90.8	其他特定的注意缺陷/多动障碍(28)
F90.9	未特定的注意缺陷/多动障碍(29)

特定学习障碍(29)

___.__	特定学习障碍(29)
	标注如果是：

F81.0	伴阅读受损(*标注如果是伴阅读的准确性,阅读速度和流畅性,阅读理解力受损*)
F81.81	伴书写表达受损(*标注如果是伴拼写准确性,语法和标点准确性,写作表达清晰度和条理性受损*)
F81.2	伴数学受损(*标注如果是伴数字感,算术事实的记忆力,计算能力的准确性或流畅性,数学推理能力的准确性受损*)

标注目前的严重程度: 轻度、中度、重度

运动障碍(32)

F82	发育性协调障碍(32)
F98.4	刻板运动障碍(33)

标注如果是:伴自我伤害行为,无自我伤害行为

标注如果是:与已知的躯体疾病或遗传病或神经发育障碍或环境因素有关

标注目前的严重程度: 轻度、中度、重度

抽动障碍(34)

F95.2	Tourette 氏障碍(34)
F95.1	持续性(慢性)运动或发声抽动障碍

标注如果是:仅仅有运动抽动,仅仅有发声抽动

F95.0	暂时性抽动障碍(34)
F95.8	其他特定的抽动障碍(35)
F95.9	未特定的抽动障碍(35)

其他神经发育障碍(36)

F88	其他特定的神经发育障碍(36)
F89	未特定的神经发育障碍(36)

精神分裂症谱系及其他精神病性障碍(37)

以下标注适用于精神分裂症谱系及其他精神病性障碍。

a标注如果是：以下病程标注仅适用于障碍持续时间超过1年：初次发作，目前处于急性发作期；初次发作，目前处于部分缓解期；初次发作，目前处于完全缓解期；多次发作，目前处于急性发作期；多次发作，目前处于部分缓解期；多次发作，目前处于完全缓解期；持续性的；未特定的

b标注如果是：伴紧张症(使用额外的编码 F06.1)

c标注：目前妄想、幻觉、言语紊乱、异常的精神运动行为、阴性症状、认知障碍、抑郁和躁狂症状的严重程度

F21	分裂型(人格)障碍(37)
F22	妄想障碍[a,c](37)
	标注是否是：钟情型、夸大型、嫉妒型、被害型、躯体型、混合型、未特定型
	标注如果是：伴离奇的内容
F23	短暂精神病性障碍[b,c](39)
	标注如果是：伴明显的应激源，无显著的应激源，伴围产期起病
F20.81	精神分裂症样障碍[b,c](40)
	标注如果是：伴良好的预后特征，无良好的预后特征
F20.9	精神分裂症[a,b,c](42)
___.___	分裂情感性障碍[a,b,c](44)
	标注是否是：
F25.0	双相型
F25.1	抑郁型
___.___	物质/药物所致的精神病性障碍[c](45)
	注：参见特定物质编码的记录程序和诊断

	标准系列,以及 ICD-10-CM 的编码
	标注如果是:于中毒期间发生,于戒断期间发生
__.__	由于其他躯体疾病所致的精神病性障碍ᶜ(48)
	标注是否是:
F06.2	伴妄想
F06.0	伴幻觉
F06.1	与其他精神障碍相关的紧张症(紧张症的标注)(49)
F06.1	由于其他躯体疾病所致的紧张症(50)
F06.1	未特定的紧张症(51)
	注:其他症状涉及神经和肌肉骨骼系统时,首先编码 R29.818
F28	其他特定的精神分裂症谱系及其他精神病性障碍(51)
F29	未特定的精神分裂症谱系及其他精神病性障碍(52)

双相及相关障碍(53)

以下标注适用于双相及相关障碍。

ᵃ标注: 伴焦虑痛苦(*标注目前的严重程度*: 轻度、中度、中—重度、重度);伴混合特征;伴快速循环;伴忧郁特征;伴非典型特征;伴心境一致性精神病性特征;伴心境不一致性精神病性特征;伴紧张症(使用额外的编码 F06.1);伴围产期发生;伴季节性模式

__.__	双相Ⅰ型障碍ᵃ(53)
__.__	目前或最近一次为躁狂发作
F31.11	轻度

F31.12	中度
F31.13	重度
F31.2	伴精神病性特征
F31.71	部分缓解
F31.72	完全缓解
F31.9	未特定的
F31.0	目前或最近一次为轻躁狂发作
F31.71	部分缓解
F31.72	完全缓解
F31.9	未特定的
___.__	目前或最近一次为抑郁发作
F31.31	轻度
F31.32	中度
F31.4	重度
F31.5	伴精神病性特征
F31.75	部分缓解
F31.76	完全缓解
F31.9	未特定的
F31.9	目前或最近一次为未特定的发作
F31.81	双相Ⅱ型障碍[a](58)
	标注目前或最近一次发作：轻躁狂、抑郁
	标注其病程，如果目前符合重性抑郁发作的全部诊断标准：部分缓解、完全缓解
	标注其严重程度，如果目前符合重性抑郁发作的全部诊断标准：轻度、中度、重度
F34.0	环性心境障碍(62)
	标注如果是：伴焦虑痛苦
___.__	物质/药物所致的双相及相关障碍(63)
	注：参见特定物质编码的记录程序和诊断标准系列，以及 ICD-10-CM 的编码

>　　　　　*标注如果是：于中毒期间发生，于戒断期间发生*
>　　　　　由于其他躯体疾病所致的双相及相关障碍(65)
>__.__　　　*标注如果是：*
>**F06.33**　　　　　伴躁狂特征
>**F06.33**　　　　　伴躁狂或轻躁狂样发作
>**F06.34**　　　　　伴混合特征
>**F31.89**　　其他特定的双相及相关障碍(66)
>**F31.9**　　未特定的双相及相关障碍(67)

抑郁障碍(77)

以下标注适用于抑郁障碍。
[a]标注：伴焦虑痛苦(*标注目前的严重程度：*轻度、中度、中—重度、重度)；伴混合特征；伴忧郁特征；伴非典型特征；伴心境一致性精神病性特征；伴心境不一致性精神病性特征；伴紧张症(使用额外的编码 F06.1)；伴围产期发生；伴季节性模式

F34.8　　破坏性心境失调障碍(77)
__.__　　重性抑郁障碍[a](78)
__.__　　　单次发作
F32.0　　　　轻度
F32.1　　　　中度
F32.2　　　　重度
F32.3　　　　伴精神病性特征
F32.4　　　　部分缓解
F32.5　　　　完全缓解
F32.9　　　　未特定的
__.__　　　反复发作
F33.0　　　　轻度

F33.1		中度
F33.2		重度
F33.3		伴精神病性特征
F33.41		部分缓解
F33.42		完全缓解
F33.9		未特定的
F34.1		持续性抑郁障碍(心境恶劣)[a](81)

标注如果是：部分缓解、完全缓解

标注如果是：早期发生、晚期发生

标注如果是：伴纯粹的心境恶劣综合征；伴持续性重性抑郁发作；伴间歇性重性抑郁发作，目前为发作状态；伴间歇性重性抑郁发作，目前为未发作状态

标注目前的严重程度：轻度、中度、重度

N94.3	经前期烦躁障碍(83)
___·___	物质/药物所致的抑郁障碍(84)

注：参见特定物质编码的记录程序和诊断标准系列，以及 ICD-10-CM 的编码

标注如果是：于中毒期间发生，于戒断期间发生

___·___		由于其他躯体疾病所致的抑郁障碍(87)

标注如果是：

F06.31		伴抑郁特征
F06.32		伴重性抑郁发作
F06.34		伴混合特征
F32.8	其他特定的抑郁障碍(88)	
F32.9	未特定的抑郁障碍(89)	

焦虑障碍(97)

F93.0	分离焦虑障碍(97)
F94.0	选择性缄默症(98)
___.___	特定恐怖症(98)
	标注如果是：
F40.218	动物型
F40.228	自然环境型
___.___	血液—注射—损伤型
F40.230	害怕血液
F40.231	害怕注射和输液
F40.232	害怕其他医疗服务
F40.233	害怕受伤
F40.248	情境性
F40.298	其他
F40.10	社交焦虑障碍(社交恐怖症)(99)
	标注如果是：仅仅限于表演状态
F41.0	惊恐障碍(100)
___.___	惊恐发作的标注(102)
F40.00	场所恐怖症(103)
F41.1	广泛性焦虑障碍(104)
___.___	物质/药物所致的焦虑障碍(105)
	注：参见特定物质编码的记录程序和诊断标准，以及 ICD-10-CM 的编码
	标注如果是：于中毒期间发生，于戒断期间发生，于药物使用后发生
F06.4	由于其他躯体疾病所致的焦虑障碍(107)
F41.8	其他特定的焦虑障碍(108)
F41.9	未特定的焦虑障碍(108)

强迫及相关障碍(109)

以下标注适用于强迫及相关障碍。

[a]标注如果是：伴良好或一般的自知力,伴差的自知力,伴缺乏自知力/妄想信念

F42	强迫症[a](109)
	标注如果是：与抽动症相关
F45.22	躯体变形障碍[a](110)
	标注如果是：伴肌肉变形
F42	囤积障碍[a](111)
	标注如果是：伴过度收集
F63.3	拔毛障碍(112)
L98.1	抓痕(皮肤搔抓)障碍(113)
___.__	物质/药物所致的强迫及相关障碍(113)
	注： 参见特定物质编码的记录程序和诊断标准,以及 ICD-10-CM 的编码
	标注如果是：于中毒期间发生,于戒断期间发生,于药物使用后发生
F06.8	由于其他躯体疾病所致的强迫及相关障碍(115)
	标注如果是：伴强迫症样症状,伴外貌先占观念,伴囤积症状,伴拔毛症状,伴搔抓皮肤症状
F42	其他特定的强迫及相关障碍(116)
F42	未特定的强迫及相关障碍(118)

创伤及应激相关障碍(119)

F94.1	反应性依恋障碍(119)
	标注如果是:持续性
	标注目前的严重程度:重度
F94.2	脱抑制性社会参与障碍(120)
	标注如果是:持续性
	标注目前的严重程度:重度
F43.10	创伤后应激障碍(包括6岁或更小儿童的创伤后应激障碍)(121)
	标注是否是:伴分离症状
	标注如果是:伴延迟性表达
F43.0	急性应激障碍(126)
__.__	适应障碍(128)
	标注是否是:
F43.21	伴抑郁心境
F43.22	伴焦虑
F43.23	伴混合性焦虑和抑郁心境
F43.24	伴行为紊乱
F43.25	伴混合性情绪和行为紊乱
F43.20	未特定的
	标注如果是:急性、持续性(慢性)
F43.8	其他特定的创伤及应激相关障碍(129)
F43.9	未特定的创伤及应激相关障碍(130)

分离障碍(131)

F44.81	分离性身份障碍(131)

F44.0	分离性遗忘症(131)
	标注如果是:
F44.1	伴分离性漫游
F48.1	人格解体/现实解体障碍(132)
F44.89	其他特定的分离障碍(133)
F44.9	未特定的分离障碍(134)

躯体症状及相关障碍(135)

F45.1	躯体症状障碍(135)
	标注如果是: 主要表现为疼痛
	标注如果是: 持续性
	标注目前的严重程度: 轻度、中度、重度
F45.21	疾病焦虑障碍(136)
	标注是否: 寻求照顾型、回避照顾型
__.__	转换障碍(功能性神经症状障碍)(136)
	标注症状类型:
F44.4	伴无力或麻痹
F44.4	伴不自主运动
F44.4	伴吞咽症状
F44.4	伴言语症状
F44.5	伴癫痫样发作或抽搐
F44.6	伴麻木或感觉丧失
F44.6	伴特殊的感觉症状
F44.7	伴混合性症状
	标注如果是: 急性发作,持续性
	标注如果是: 伴心理应激源(标注应激源),无心理应激源
F54	影响其他躯体疾病的心理因素(137)

	标注目前的严重程度:轻度、中度、重度、极重度
F68.10	做作性障碍(包括对自身的做作性障碍,对另一方的做作性障碍)(138)
	标注单次发作、反复发作
F45.8	其他特定的躯体症状及相关障碍(139)
F45.9	未特定的躯体症状及相关障碍(140)

喂食及进食障碍(141)

以下标注适用于喂食及进食障碍。
ª*标注如果是:* 缓解
ᵇ*标注如果是:* 部分缓解、完全缓解
ᶜ*标注目前的严重程度:* 轻度、中度、重度、极重度

___.___	异食障碍[a](141)
F98.3	儿童
F50.8	成人
F98.21	反刍障碍[a](141)
F50.8	回避性/限制性摄食障碍[a](142)
___.___	神经性厌食[b,c](143)
	标注是否是:
F50.01	限制型
F50.02	暴食/清除型
F50.2	神经性贪食[b,c](144)
F50.8	暴食障碍[b,c](145)
F50.8	其他特定的喂食或进食障碍(146)
F50.9	未特定的喂食或进食障碍(147)

排泄障碍(149)

F98.0	遗尿症(149)
	标注是否是:仅在夜间、仅在日间、在夜间和日间
F98.1	遗粪症(149)
	标注是否是:伴便秘和溢出性失禁,无便秘和溢出性失禁
__.__	其他特定的排泄障碍(150)
N39.498	伴泌尿症状
R15.9	伴排便症状
__.__	未特定的排泄障碍(150)
R32	伴泌尿症状
R15.9	伴排便症状

睡眠-觉醒障碍(151)

以下标注适用于睡眠-觉醒障碍。
[a]*标注如果是*:阵发性、持续性、复发性
[b]*标注如果是*:急性、亚急性、持续性
[c]*标注目前的严重程度*:轻度、中度、重度

F51.01	失眠障碍[a](151)
	标注如果是:伴非睡眠障碍的精神合并症,伴其他躯体合并症,伴其他睡眠障碍
F51.11	嗜睡障碍[b,c](152)
	标注如果是:伴精神障碍,伴躯体疾病,伴其他睡眠障碍
__.__	发作性睡病[c](153)

DSM-5 分类

标注是否是：

G47.419	无猝倒发作性睡病但伴下丘脑分泌素缺乏（发作性睡病，无猝倒症但有下丘脑分泌素缺乏）
G47.411	猝倒发作性睡病但无下丘脑分泌素缺乏（发作性睡病，有猝倒症但无下丘脑分泌素缺乏）
G47.419	常染色体显性小脑共济失调、耳聋和发作性睡病
G47.419	常染色体显性发作性睡病、肥胖和Ⅱ型糖尿病
G47.429	继发于其他躯体疾病的发作性睡病

与呼吸相关的睡眠障碍 (155)

G47.33	阻塞性睡眠呼吸暂停低通气^c(155)
___.___	中枢性睡眠呼吸暂停 (156)

标注是否是：

G47.31	原发性中枢性睡眠呼吸暂停
R06.3	潮式呼吸
G47.37	中枢性睡眠呼吸暂停合并阿片类物质使用

注： 如果存在的话，首先编码阿片类物质使用障碍

标注目前的严重程度

___.___	睡眠相关的通气不足 (156)

标注是否是：

G47.34	特发性通气不足
G47.35	先天性中枢性肺泡通气不足
G47.36	合并睡眠相关的通气不足

标注目前的严重程度

___.___	昼夜节律睡眠-觉醒障碍^a(157)

标注是否是：

G47.21	延迟睡眠时相型(158)
	标注如果是：家族性、与非 24 小时睡眠-觉醒重叠型
G47.22	提前睡眠时相型(158)
	标注如果是：家族性
G47.23	不规则的睡眠-觉醒型(158)
G47.24	非 24 小时的睡眠-觉醒型(158)
G47.26	倒班工作型(158)
G47.20	未特定型

异态睡眠(159)

___.___	非快速眼动睡眠唤醒障碍(159)
	标注是否是：
F51.3	睡行型
	标注如果是：伴与睡眠相关的进食,伴与睡眠相关的性行为(睡眠性交症)
F51.4	睡惊型
F51.5	梦魇障碍[b,c](160)
	标注如果是：在睡眠开始时
	标注如果是：与非睡眠障碍相关,与其他躯体疾病相关,与其他睡眠障碍相关
G47.52	快速眼动睡眠行为障碍(161)
G25.81	不安腿综合征(161)
___.___	物质/药物所致的睡眠障碍(162)
	注：参见特定物质编码的记录程序和诊断标准系列,以及 ICD-10-CM 的编码
	标注是否是：失眠型、日间睡意型、异常睡眠型、混合型
	标注如果是：于中毒期间发生,于撤药/戒断期间发生
G47.09	其他特定的失眠障碍(165)

F51.01	未特定的失眠障碍(165)
G47.19	其他特定的嗜睡障碍(166)
F51.11	未特定的嗜睡障碍(166)
G47.8	其他特定的睡眠-觉醒障碍(166)
G47.9	未特定的睡眠-觉醒障碍(167)

性功能失调(169)

以下标注适用于性功能失调。
[a]标注是否是：终身性、获得性
[b]标注是否是：广泛性、情境性
[c]标注目前的严重程度：轻度、中度、重度

F52.32	延迟射精[a,b,c](169)
F52.21	勃起障碍[a,b,c](170)
F52.31	女性性高潮障碍[a,b,c](170)
	标注如果是：任何情况下都未经历过性高潮
F52.22	女性性兴趣/唤起障碍[a,b,c](171)
F52.6	生殖器-盆腔痛/插入障碍[a,c](173)
F52.0	男性性欲低下障碍[a,b,c](174)
F52.4	早泄[a,b,c](174)
___.___	物质/药物所致的性功能失调[c](175)
	注：参见特定物质编码的记录程序和诊断标准系列，以及 ICD-10-CM 的编码
	标注如果是：于中毒期间发生，于戒断期间发生，于药物使用后发生
F52.8	其他特定的性功能失调(178)
F52.9	未特定的性功能失调(178)

性别烦躁(179)

___.__	性别烦躁(179)
F64.2	儿童性别烦躁
	*标注如果是：*伴性发育障碍
F64.1	青少年和成人的性别烦躁
	*标注如果是：*伴性发育障碍
	*标注如果是：*变性后
	注：除了性别烦躁以外，如果存在性发育障碍，则需编码
F64.8	其他特定的性别烦躁(181)
F64.9	未特定的性别烦躁(181)

破坏性、冲动控制及品行障碍(183)

F91.3	对立违抗障碍(183)
	*标注目前的严重程度：*轻度、中度、重度
F63.81	间歇性暴怒障碍(184)
___.__	品行障碍(185)
	标注是否是：
F91.1	儿童期发生型
F91.2	青少年期发生型
F91.9	未特定发生
	*标注如果是：*伴有限的亲社会情感
	*标注目前的严重程度：*轻度、中度、重度
F60.2	反社会型人格障碍(188)
F63.1	纵火狂(188)
F63.2	偷窃狂(188)

F91.8	其他特定的破坏性、冲动控制及品行障碍(189)
F91.9	未特定的破坏性、冲动控制及品行障碍(189)

物质相关及成瘾障碍(191)

以下标注适用于物质相关及成瘾障碍。

[a]标注如果是：早期缓解、持续缓解
[b]标注如果是：在受控制的环境下
[c]标注如果是：伴知觉异常
[d]为适用于 ICD-10-CM 的物质戒断编码，需合并存在中度或重度的物质使用障碍。

物质相关障碍(193)

酒精相关障碍(195)

___.___	酒精使用障碍[a,b](195)
	标注目前的严重程度：
F10.10	轻度
F10.20	中度
F10.20	重度
___.___	酒精中毒(197)
F10.129	伴使用障碍，轻度
F10.229	伴使用障碍，中度或重度
F10.929	无使用障碍
___.___	酒精戒断[c,d](198)
F10.239	无知觉异常
F10.232	伴知觉异常
___.___	其他酒精所致的障碍(198)
F10.99	未特定的酒精相关障碍(199)

咖啡因相关障碍(199)

F15.929	咖啡因中毒(199)
F15.93	咖啡因戒断(200)
___.__	其他咖啡因所致的障碍(201)
F15.99	未特定的咖啡因相关障碍(201)

大麻相关障碍(201)

___.__	大麻使用障碍[a,b](201)
	标注目前的严重程度:
F12.10	轻度
F12.20	中度
F12.20	重度
___.__	大麻中毒[c](203)
	无知觉异常
F12.129	伴使用障碍,轻度
F12.229	伴使用障碍,中度或重度
F12.929	无使用障碍
	伴知觉异常
F12.122	伴使用障碍,轻度
F12.222	伴使用障碍,中度或重度
F12.922	无使用障碍
F12.288	大麻戒断[d](204)
___.__	其他大麻所致的障碍(205)
F12.99	未特定的大麻相关障碍(205)

致幻剂相关障碍(205)

___.__	苯环利定使用障碍[a,b](205)
	标注目前的严重程度:
F16.10	轻度
F16.20	中度
F16.20	重度

DSM-5 分类

___.___	其他致幻剂使用障碍[a,b]（207）
	标注特定的致幻剂
	标注目前的严重程度：
F16.10	轻度
F16.20	中度
F16.20	重度
___.___	苯环利定中毒（209）
F16.129	伴使用障碍，轻度
F16.229	伴使用障碍，中度或重度
F16.929	无使用障碍
___.___	其他致幻剂中毒（210）
F16.129	伴使用障碍，轻度
F16.229	伴使用障碍，中度或重度
F16.929	无使用障碍
F16.983	致幻剂持续性知觉障碍（211）
___.___	其他苯环利定所致的障碍（211）
___.___	其他致幻剂所致的障碍（211）
F16.99	未特定的苯环利定相关障碍（212）
F16.99	未特定的致幻剂相关障碍（212）

吸入剂相关障碍（213）

___.___	吸入剂使用障碍[a,b]（213）
	标注特定的吸入剂
	标注度目前的严重程：
F18.10	轻度
F18.20	中度
F18.20	重度
___.___	吸入剂中毒（214）
F18.129	伴使用障碍，轻度
F18.229	伴使用障碍，中度或重度
F18.929	无使用障碍

___.___	其他吸入剂所致的障碍(215)
F18.99	未特定的吸入剂相关障碍(216)

阿片类物质相关障碍(216)

___.___	阿片类物质使用障碍ª(216)

标注如果是：维持治疗中或在受控的环境下
标注目前的严重程度：

F11.10	轻度
F11.20	中度
F11.20	重度
___.___	阿片类物质中毒ᶜ(218)
	无知觉异常
F11.129	伴使用障碍,轻度
F11.229	伴使用障碍,中度或重度
F11.929	无使用障碍
	伴知觉异常
F11.122	伴使用障碍,轻度
F11.222	伴使用障碍,中度或重度
F11.922	无使用障碍
F11.23	阿片类物质戒断ᵈ(219)
___.___	其他阿片类物质所致的障碍(220)
F11.99	未特定的阿片类物质相关障碍(220)

镇静剂、催眠药或抗焦虑药相关障碍(221)

___.___	镇静剂、催眠药或抗焦虑药使用障碍ª,ᵇ(221)

标注目前的严重程度：

F13.10	轻度
F13.20	中度
F13.20	重度
___.___	镇静剂、催眠药或抗焦虑药中毒(223)
F13.129	伴使用障碍,轻度

F13.229	伴使用障碍,中度或重度
F13.929	无使用障碍
__.__	镇静剂、催眠药或抗焦虑药戒断[c,d](224)
F13.239	无知觉异常
F13.232	伴知觉异常
__.__	其他镇静剂、催眠药或抗焦虑药所致的障碍(225)
F13.99	未特定的镇静剂、催眠药或抗焦虑药相关障碍(226)

兴奋剂相关障碍(226)

__.__	兴奋剂使用障碍[a,b](226)
	标注目前的严重程度:
__.__	轻度
F15.10	苯丙胺类物质
F14.10	可卡因
F15.10	其他或未特定的兴奋剂
__.__	中度
F15.20	苯丙胺类物质
F14.20	可卡因
F15.20	其他或未特定的兴奋剂
__.__	重度
F15.20	苯丙胺类物质
F14.20	可卡因
F15.20	其他或未特定的兴奋剂
__.__	兴奋剂中毒[c](229)
	标注特定的中毒物质
__.__	苯丙胺或其他兴奋剂,无知觉异常
F15.129	伴使用障碍,轻度
F15.229	伴使用障碍,中度或重度
F15.929	无使用障碍

	可卡因,无知觉异常
___.__	
F14.129	伴使用障碍,轻度
F14.229	伴使用障碍,中度或重度
F14.929	无使用障碍
___.__	苯丙胺或其他兴奋剂,伴知觉异常
F15.122	伴使用障碍,轻度
F15.222	伴使用障碍,中度或重度
F15.922	无使用障碍
___.__	可卡因,伴知觉异常
F14.122	伴使用障碍,轻度
F14.222	伴使用障碍,中度或重度
F14.922	无使用障碍
___.__	*兴奋剂戒断*[d](230)
	标注引起戒断综合征的特定物质
F15.23	苯丙胺或其他兴奋剂
F14.23	可卡因
___.__	其他兴奋剂所致的障碍(231)
___.__	未特定的兴奋剂相关障碍(231)
F15.99	苯丙胺或其他兴奋剂
F14.99	可卡因

烟草相关障碍(232)

___.__	烟草使用障碍[a](232)
	标注如果是:维持治疗中或在受控制的环境下
	标注目前的严重程度:
Z72.0	轻度
F17.200	中度
F17.200	重度
F17.203	烟草戒断[d](234)
___.__	其他烟草所致的障碍(234)
F17.209	未特定的烟草相关障碍(235)

其他(或未知)物质相关障碍(235)

___.__	其他(或未知)物质使用障碍[a,b](235)
	标注目前的严重程度:
F19.10	轻度
F19.20	中度
F19.20	重度
___.__	其他(或未知)物质中毒(237)
F19.129	伴使用障碍,轻度
F19.229	伴使用障碍,中度或重度
F19.929	无使用障碍
F12.239	其他(或未知)物质戒断[d](238)
___.__	其他(或未知)物质所致的障碍(238)
F19.99	未特定的其他(或未知)物质相关障碍(239)

非物质相关障碍(239)

F63.0	赌博障碍[a](239)
	标注如果是: 阵发性、持续性
	标注目前的严重程度: 轻度、中度、重度

神经认知障碍(241)

___.__	谵妄(245)
	[a]**注:** 参见特定物质编码的记录程序和诊断标准系列,以及 ICD-10-CM 的编码
	标注是否是:
___.__	物质中毒性谵妄[a]
___.__	物质戒断性谵妄[a]
___.__	药物所致的谵妄[a]

F05	由于其他躯体疾病所致的谵妄
F05	由于多种病因所致的谵妄

标注如果是：急性、持续性

标注如果是：活动过度、活动减少、混合性活动水平

R41.0	其他特定的谵妄(249)
R41.0	未特定的谵妄(249)

重度和轻度神经认知障碍(250)

*标注*是否是由于下述疾病所致：阿尔采末氏病、额颞叶变性、路易体病、血管病、创伤性脑损伤、物质/药物使用、HIV感染、朊毒病、帕金森氏病、亨廷顿氏病、其他躯体疾病、多种病因、未特定的

[a]*标注* 无行为异常、伴行为异常对于可疑的重度神经认知障碍和轻度神经认知障碍，其行为异常不能被编码，但应以书面形式表明

[b]*标注目前的严重程度*：轻度、中度、重度此说明只适用于重度神经认知障碍(包括可能的和可疑的)

注：像每一种亚型那样，可能的重度神经认知障碍或重度神经认知障碍需要额外的医学编码。可疑的重度神经认知障碍或轻度神经认知障碍不需要额外的医学编码

由于阿尔采末氏病所致的重度或轻度神经认知障碍(255)

___.___	由于阿尔采末氏病所致的可能的重度神经认知障碍[b]
	注：首先编码 G30.9 阿尔采末氏病
F02.81	伴行为异常
F02.80	无行为异常
G31.9	由于阿尔采末氏病所致的可疑的重度神经认知障碍[a,b]
G31.84	由于阿尔采末氏病所致的轻度神经认知障碍[a]

重度或轻度额颞叶神经认知障碍(256)

___.__	由于额颞叶变性所致的可能的重度神经认知障碍[b]
	注：首先编码 G31.09 额颞叶疾病
F02.81	伴行为异常
F02.80	无行为异常
G31.9	由于额颞叶变性所致的可疑的重度神经认知障碍[a,b]
G31.84	由于额颞叶变性所致的轻度神经认知障碍[a]

重度或轻度神经认知障碍伴路易体(257)

___.__	可能的重度神经认知障碍[b]伴路易体
	注：首先编码 G31.83 路易体病
F02.81	伴行为异常
F02.80	无行为异常
G31.9	可疑的重度神经认知障碍[a,b]伴路易体
G31.84	轻度神经认知障碍[a]伴路易体

重度或轻度血管性神经认知障碍(259)

___.__	可能的重度血管性神经认知障碍[b]
	注：血管疾病无额外的医学编码
F01.51	伴行为异常
F01.50	无行为异常
G31.9	可疑的重度血管性神经认知障碍[a,b]
G31.84	轻度血管性神经认知障碍[a]

由于创伤性脑损伤所致的重度或轻度神经认知障碍(260)

___.__	由于创伤性脑损伤所致的重度神经认知障碍[b]
	注：ICD-10-CM 首先编码 S06.2X9S 弥漫创伤性脑损伤，伴未特定时间段的意识丧失，后遗症

F02.81	伴行为异常
F02.80	无行为异常
G31.84	由于创伤性脑损伤所致的轻度神经认知障碍[a]

物质/药物所致的重度或轻度神经认知障碍[a]（260）

注：无额外的医学编码。参见特定物质编码的记录程序和诊断标准系列，以及 ICD-10-CM 的编码

标注如果是：持续性

由于 HIV 感染所致的重度或轻度神经认知障碍（263）

___.__	由于 HIV 感染所致的重度神经认知障碍[b]
	注：首先编码 B20 HIV 感染
F02.81	伴行为异常
F02.80	无行为异常
G31.84	由于 HIV 感染所致的轻度神经认知障碍[a]

由于朊病毒病所致的重度或轻度神经认知障碍（263）

___.__	由于朊病毒病所致的重度神经认知障碍[b]
	注：首先编码 A81.9 朊病毒病
F02.81	伴行为异常
F02.80	无行为异常
G31.84	由于朊病毒病所致的轻度神经认知障碍[a]

由于帕金森氏病所致的重度或轻度神经认知障碍（264）

___.__	可能由于帕金森氏病所致的重度神经认知障碍[b]
	注：首先编码 G20 帕金森氏病
F02.81	伴行为异常
F02.80	无行为异常
G31.9	可疑由于帕金森氏病所致的重度神经认知障碍[a,b]
G31.84	由于帕金森氏病所致的轻度神经认知障碍[a]

由于亨廷顿氏病所致的重度或轻度神经认知障碍（265）

___.__	由于亨廷顿氏病所致的重度神经认知障碍[b]

注： 首先编码 G10 亨廷顿氏病

F02.81	伴行为异常
F02.80	无行为异常
G31.84	由于亨廷顿氏病所致的轻度神经认知障碍[a]

由于其他躯体疾病所致的重度或轻度神经认知障碍(265)

___.___ 由于其他躯体疾病所致的重度神经认知障碍[b]

注： 首先编码其他躯体疾病

F02.81	伴行为异常
F02.80	无行为异常
G31.84	由于其他躯体疾病所致的轻度神经认知障碍[a]

由于多种病因所致的重度或轻度神经认知障碍(266)

___.___ 由于多种病因所致的重度神经认知障碍[b]

注： 首先编码所有躯体疾病的病因（血管病除外）

F02.81	伴行为异常
F02.80	无行为异常
G31.84	由于多种病因所致的轻度神经认知障碍[a]

未特定的神经认知障碍(267)

R41.9	未特定的神经认知障碍[a]

人格障碍(269)

A 类人格障碍

F60.0	偏执型人格障碍(269)
F60.1	分裂样人格障碍(270)
F21	分裂型人格障碍(271)

B 类人格障碍

F60.2	反社会型人格障碍(272)

F60.3	边缘型人格障碍(272)
F60.4	表演型人格障碍(273)
F60.81	自恋型人格障碍(274)

C 类人格障碍

F60.6	回避型人格障碍(274)
F60.7	依赖型人格障碍(275)
F60.5	强迫型人格障碍(275)

其他人格障碍

F07.0	由于其他躯体疾病所致的人格改变(276)
	标注是否是:不稳定型、去抑制型、攻击型、冷漠型、偏执型、其他型、组合型、未特定型
F60.89	其他特定的人格障碍(277)
F60.9	未特定的人格障碍(278)

性欲倒错障碍(279)

以下标注适用于性欲倒错障碍。
[a]*标注如果是*:在受控的环境下,完全缓解

F65.3	窥阴障碍[a](279)
F65.2	露阴障碍[a](279)
	标注是否是:通过暴露生殖器给青春期前的儿童达到性唤起,通过暴露生殖器给躯体成熟的个体达到性唤起,通过暴露生殖器给青春期前的儿童和躯体成熟的个体达到性唤起
F65.81	摩擦障碍[a](280)
F65.51	性受虐障碍[a](280)

	标注如果是：伴性窒息
F65.52	性施虐障碍[a]（281）
F65.4	恋童障碍（281）
	标注是否是：专一型、非专一型
	标注如果是：仅仅被男性吸引，仅仅被女性吸引，被两性吸引
	标注如果是：限于乱伦
F65.0	恋物障碍[a]（282）
	标注：身体部位、无生命物体、其他
F65.1	易装障碍[a]（283）
	标注如果是：伴恋物，伴性别幻想
F65.89	其他特定的性欲倒错障碍（283）
F65.9	未特定的性欲倒错障碍（284）

其他精神障碍（285）

F06.8	由于其他躯体疾病所致的其他特定的精神障碍（285）
F09	由于其他躯体疾病所致的未特定的精神障碍（285）
F99	其他特定的精神障碍（286）
F99	未特定的精神障碍（286）

药物所致的运动障碍及其他不良反应（287）

G21.11	神经阻滞剂所致的帕金森氏综合征（287）
G21.19	其他药物所致的帕金森氏综合征（287）
G21.0	神经阻滞剂恶性综合征（288）

G24.02	药物所致的急性肌张力障碍(290)
G25.71	药物所致的急性静坐不能(291)
G24.01	迟发性运动障碍(291)
G24.09	迟发性肌张力障碍(291)
G25.71	迟发性静坐不能(291)
G25.1	药物所致的体位性震颤(292)
G25.79	其他药物所致的运动障碍(292)
___.___	抗抑郁药撤药综合征(292)
T43.205A	初诊
T43.205D	复诊
T43.205S	后遗症诊治
___.___	其他的药物不良反应(294)
T50.905A	初诊
T50.905D	复诊
T50.905S	后遗症诊治

可能成为临床关注焦点的其他状况(295)

关系问题(295)

家庭教养相关问题(295)

Z62.820	亲子关系问题(295)
Z62.891	同胞关系问题(296)
Z62.29	远离父母的教养(296)
Z62.898	儿童受父母关系不和谐的影响(296)

与主要支持成员相关的其他问题(297)

Z63.0	与配偶或亲密伴侣关系不和谐(297)
Z63.5	分居或离婚所致的家庭破裂(297)
Z63.8	家庭内的高情感表达水平(297)

DSM-5 分类

Z63.4   非复杂性的丧亲之痛(297)

虐待与忽视(298)

儿童虐待与忽视问题(298)

儿童躯体虐待(298)

儿童躯体虐待,已确认(299)

T74.12XA	初诊
T74.12XD	复诊

儿童躯体虐待,可疑(299)

T76.12XA	初诊
T76.12XD	复诊

与儿童躯体虐待相关的其他情况(299)

Z69.010	针对来自父母的儿童虐待受害者的精神卫生服务
Z69.020	针对来自非父母的儿童虐待受害者的精神卫生服务
Z62.810	儿童期躯体虐待的个人史(既往史)
Z69.011	针对来自父母的儿童虐待施虐者的精神卫生服务
Z69.021	针对来自非父母的儿童虐待施虐者的精神卫生服务

儿童性虐待(299)

儿童性虐待,已确认(299)

T74.22XA	初诊
T74.22XD	复诊

儿童性虐待,可疑(299)

T76.22XA	初诊
T76.22XD	复诊

与儿童性虐待相关的其他情况(299)

Z69.010	针对来自父母的儿童性虐待受害者的精神

卫生服务

Z69.020	针对来自非父母的儿童性虐待受害者的精神卫生服务
Z62.810	儿童期性虐待的个人史(既往史)
Z69.011	针对来自父母的儿童性虐待施虐者的精神卫生服务
Z69.021	针对来自非父母的儿童性虐待施虐者的精神卫生服务

儿童忽视(300)

儿童忽视,已确认(300)

T74.02XA	初诊
T74.02XD	复诊

儿童忽视,可疑(300)

T76.02XA	初诊
T76.02XD	复诊

与儿童忽视相关的其他情况(300)

Z69.010	针对来自父母的儿童忽视受害者的精神卫生服务
Z69.020	针对来自非父母的儿童忽视受害者的精神卫生服务
Z62.812	儿童期忽视的个人史(既往史)
Z69.011	针对来自父母的儿童忽视施虐者的精神卫生服务
Z69.021	针对来自非父母的儿童忽视施虐者的精神卫生服务

儿童心理虐待(300)

儿童心理虐待,已确认(301)

T74.32XA	初诊
T74.32XD	复诊

儿童心理虐待,可疑(301)
T76.32XA　　　　　初诊
T76.32XD　　　　　复诊

与儿童心理虐待相关的其他情况(301)
Z69.010　　　　针对来自父母的儿童心理虐待受害者的精神卫生服务
Z69.020　　　　针对来自非父母的儿童心理虐待受害者的精神卫生服务
Z62.811　　　　儿童期心理虐待的个人史(既往史)
Z69.011　　　　针对来自父母的儿童心理虐待施虐者的精神卫生服务
Z69.021　　　　针对来自非父母的儿童心理虐待施虐者的精神卫生服务

成人虐待与忽视问题(301)

配偶或伴侣躯体暴力(301)

配偶或伴侣躯体暴力,已确认(302)
T74.11XA　　　　　初诊
T74.11XD　　　　　复诊

配偶或伴侣躯体暴力,可疑(302)
T76.11XA　　　　　初诊
T76.11XD　　　　　复诊

与配偶或伴侣躯体暴力相关的其他情况(302)
Z69.11　　　　针对配偶或伴侣躯体暴力受害者的精神卫生服务
Z91.410　　　配偶或伴侣躯体暴力的个人史(既往史)
Z69.12　　　　针对配偶或伴侣躯体暴力施虐者的精神卫生服务

配偶或伴侣性暴力(302)

配偶或伴侣性暴力,已确认(302)

T74.21XA	初诊
T74.21XD	复诊

配偶或伴侣性暴力,可疑(302)

T76.21XA	初诊
T76.21XD	复诊

与配偶或伴侣性暴力相关的其他情况(302)

Z69.81	针对配偶或伴侣性暴力受害者的精神卫生服务
Z91.410	配偶或伴侣性暴力的个人史(既往史)
Z69.12	针对配偶或伴侣性暴力施虐者的精神卫生服务

配偶或伴侣忽视(302)

配偶或伴侣忽视,已确认(303)

T74.01XA	初诊
T74.01XD	复诊

配偶或伴侣忽视,可疑(303)

T76.01XA	初诊
T76.01XD	复诊

与配偶或伴侣忽视相关的其他情况(303)

Z69.11	针对配偶或伴侣忽视受害者的精神卫生服务
Z91.412	配偶或伴侣忽视的个人史(既往史)
Z69.12	针对配偶或伴侣忽视施虐者的精神卫生服务

配偶或伴侣心理虐待(303)

配偶或伴侣心理虐待,已确认(303)

T74.31XA	初诊

T74.31XD 复诊

配偶或伴侣心理虐待,可疑(303)

T76.31XA 初诊

T76.31XD 复诊

与配偶或伴侣心理虐待相关的其他情况(304)

Z69.11 针对配偶或伴侣心理虐待受害者的精神卫生服务

Z91.411 配偶或伴侣心理虐待的个人史(既往史)

Z69.12 针对配偶或伴侣心理虐待施虐者的精神卫生服务

成人的非配偶或非伴侣虐待(304)

成人的非配偶或非伴侣躯体虐待,已确认(304)

T74.11XA 初诊

T74.11XD 复诊

成人的非配偶或非伴侣躯体虐待,可疑(304)

T76.11XA 初诊

T76.11XD 复诊

成人的非配偶或非伴侣性虐待,已确认(304)

T74.21XA 初诊

T74.21XD 复诊

成人的非配偶或非伴侣性虐待,可疑(304)

T76.21XA 初诊

T76.21XD 复诊

成人的非配偶或非伴侣心理虐待,已确认(304)

T74.31XA 初诊

T74.31XD 复诊

成人的非配偶或非伴侣心理虐待,可疑(305)

T76.31XA 初诊

T76.31XD	复诊

与成人的非配偶或非伴侣虐待相关的其他情况(305)

Z69.81	针对成人的非配偶虐待受害者的精神卫生服务
Z69.82	针对成人的非配偶虐待施虐者的精神卫生服务

教育与职业问题(305)

教育问题(305)

Z55.9	学业或教育问题(305)

职业问题(305)

Z56.82	与目前军事派遣状态相关的问题(305)
Z56.9	与就业相关的其他问题(305)

住房与经济问题(306)

住房问题(306)

Z59.0	无家可归(306)
Z59.1	住房不足(306)
Z59.2	邻居、房客或房东关系不和谐(306)
Z59.3	与居住在寄宿机构相关的问题(306)

经济问题(306)

Z59.4	缺乏足够的食物或安全的饮用水(306)
Z59.5	极端贫困(306)
Z59.6	低收入(306)
Z59.7	社会保险或福利支持不足(307)
Z59.9	未特定的住房或经济问题(307)

与社会环境相关的其他问题(307)

Z60.0	生命阶段问题(307)
Z60.2	与独居相关的问题(307)
Z60.3	文化适应困难(307)

Z60.4		社会排斥或拒绝(307)
Z60.5		(感觉是)被歧视或被迫害的对象(308)
Z60.9		与社会环境相关的未特定的问题(308)

与犯罪相关或与法律系统互动的问题(308)

Z65.4		犯罪的受害者(308)
Z65.0		在民事或刑事诉讼中被定罪但未被监禁(308)
Z65.1		监禁或其他形式的拘押(308)
Z65.2		与从监狱释放相关的问题(308)
Z65.3		与其他法律情况相关的问题(308)

咨询和医疗建议的其他健康服务(308)

Z70.9		性咨询(308)
Z71.9		其他咨询或会诊(308)

与其他心理社会、个人和环境情况相关的问题(308)

Z65.8		宗教或信仰问题(308)
Z64.0		与意外怀孕相关的问题(309)
Z64.1		与多胞胎相关的问题(309)
Z64.4		与社会服务提供者关系不和谐,包括假释官、个案管理者或社会服务工作者(309)
Z65.4		恐怖主义或酷刑的受害者(309)
Z65.5		遭遇灾难、战争或其他敌对行动(309)
Z65.8		与心理社会情况相关的其他问题(309)
Z65.9		与未特定的心理社会情况相关的未特定问题(309)

个人史的其他情况(309)

Z91.49		心理创伤的其他个人史(309)
Z91.5		自我伤害的个人史(309)

Z91.82	军事派遣的个人史	(309)
Z91.89	其他个人风险因素	(309)
Z72.9	与生活方式相关的问题	(309)
Z72.811	成人的反社会行为	(309)
Z72.810	儿童或青少年的反社会行为	(309)

与获得医疗和其他健康服务相关的问题(310)

Z75.3	无法获得或不能使用健康服务机构	(310)
Z75.4	无法获得或不能使用其他助人机构	(310)

对医疗的不依从(310)

Z91.19	对医疗的不依从	(310)
E66.9	超重或肥胖	(310)
Z76.5	诈病	(310)
Z91.83	与精神障碍有关的流浪	(311)
R41.83	边缘性智力功能	(311)

第一部分

DSM-5 基础

使用手册 ··· 3
DSM-5 司法谨慎使用声明 ································ 11

使用手册

DSM-5 的主要目的是帮助经过训练的临床工作者将患者的精神障碍诊断作为案例公式化（模式化）评估的一部分，从而为每一位个体制订更加全面的治疗计划。每一疾病诊断标准中所列出的症状并不能涵盖符合该疾病定义的全部内容，还有远比这些简要描述更为复杂的认知、情感、行为和生理过程。因此，诊断标准的目的是将疾病的体征和症状总结为指向某一疾病的特征性综合征，而这些疾病有特征性的发展史、生物和环境的风险因素、相关的神经心理和生理因素以及典型的临床病程。

临床案例公式化（模式化）的方法

患者的案例公式化（模式化）必须包括详细的临床病史和那些可能导致任一种精神障碍的社会、心理、生物因素的简要总结。因此，诊断精神障碍不能简单核对诊断标准中的症状。尽管对每个患者作基于诊断标准的系统性核查是更可靠的评估，但每一条诊断标准相对的重要性和效能及其对诊断的贡献仍需临床判断。诊断标准中的症状只是人类对内在和外在应激源的情绪反应的一部分，如果正常功能未被破坏，情绪反应将维持在一个稳定的平衡中。易患因素、加重因素、持续因素和保护因素联合导致的体征和症状超出正常范围的精神病理学状况，需要临床训练加以识别。临床案例公式化（模式化）的最终目标是使用可得到的背景和诊断信息，作出符合个体文化和社会背景的综合治疗计划。然而，本手册不提供对每一种障碍的最恰当的、以实证为基础的治疗计划的选择和使用的建议。

尽管数十年的科研努力发展出了包括在第二部分中的精神障碍诊断标准，但我们都明确认识到这些分类诊断尚不能完全描述世界各地的个体每天所经历的和呈现给临床工作者的全方位的精神障碍。在人类发育过程中,遗传与环境的相互作用对认知、情感和行为功能的影响是无限的。所以,现在使用的分类诊断不可能涵盖精神病理学的全部内容。因此,有必要包含"其他特定的/未特定的"障碍诊断来描述每章中不符合诊断标准的精神障碍。在急诊室的环境下,可能只确认相关章节最突出的症状表现——例如,妄想、幻觉、躁狂、抑郁、焦虑、物质中毒或神经认知症状——所以,直到作出完整的鉴别诊断,才能确定分类中那些"未特定的"障碍。

精神障碍的定义

本手册第二部分确认的每一种障碍(不包括那些题为"药物所致的运动障碍及其他不良反应"和"可能成为临床关注焦点的其他状况"的章节)必须符合精神障碍的定义。尽管没有定义可以涵盖DSM-5所包含的所有障碍的各个方面,但仍需要下列要素:

> 精神障碍是一种综合征,其特征表现为个体的认知、情绪调节或行为方面有临床意义的功能紊乱,它反映了精神功能潜在的心理、生物或发展过程中的异常。精神障碍通常与在社交、职业或其他重要活动中显著的痛苦或伤残有关。像对所爱的人死亡这样常见的应激源或丧痛的可预期的或文化认同的反应,并非精神障碍。异常的社会行为(例如,政治、宗教或性)和主要表现为个体与社会之间的冲突并非精神障碍,除非这异常或冲突是上述个体功能失调的结果。

精神障碍的诊断应具备临床实用性:它应该有助于临床工作者判断患者的预后、治疗计划和潜在的治疗效果。然而,诊断为精神障碍并不等同于需要治疗。是否需要治疗是一个复杂的临床决定,需要考虑患者症状的严重程度、症状的显著性(例如,存在自杀意念)、与症状有关的痛苦(精神痛苦)、与症状相关的伤残、现有治疗的风险和收益,以及其他因素(例如,使其他疾病复杂化的精神症状)。因此临床工作者可能会遇到此类个体,其症状虽不符合精神障碍的全部诊断标准,但明确需要治疗或护理。事实上,一些个体并未表现出诊断所需的所有症状,但这不能限制他们获得恰当的服务。

使精神障碍分类诊断标准变得有效的方法包括下列依据:前瞻性的有效因素(相似的基因标记、家族特征、气质和所处环境)、同步性的有效因素(相似的神经底物、生物标记、情感和认知的加工,及症状的相似性)和预测性的有效因素(相似的临床病程和治疗反应)。在 DSM-5 中,我们认识到,目前任何单一障碍的诊断标准都不能按照上述因素精确划分出可靠的单一患者群体。现有证据表明,这些有效因素跨越了现有的诊断边界,但往往更集中于 DSM-5 的某一章或者跨越到相邻章节。在有更明确的病源性或病理生理机制来界定特定的障碍或障碍谱系之前,对 DSM-5 诊断标准而言,最重要的是它们能评估依据这些诊断标准分类的个体的临床病程和治疗反应。

这些精神障碍的定义是为临床、公共卫生和研究的目的而发展出的。为了作出如犯罪责任、伤残补偿资格和能力评估等问题的法律判断(参见本手册的"DSM-5 司法谨慎使用声明"),需要 DSM-5 诊断标准之外的信息。

临床意义的标准

DSM-5 工作组和世界卫生组织(WHO)已作出大量努力来区分精神障碍和伤残的概念(在社会、职业或其他重要功能方面的损害)。在 WHO 系统中,国际疾病分类(ICD)涵盖了所有的疾病和障碍,而功能、伤残和健康的国际分类(ICF)提供了总体伤残的分类。WHO 伤残评估量表(WHODAS)基于 ICF,且已被证明对精神障碍伤残的标准化测量是有用的。然而,对许多精神障碍来说,在缺乏明确的生物标记或临床上有用的严重程度测量工具的情况下，不可能完全区分那些包含在诊断标准中的正常的和病理的症状表达。在患者的症状（特别是在轻度的情况下）不是天然病理性的情况下更难区分，也可能在那些不能诊断为"精神障碍"的个体中遇到类似困难。因此，为建立障碍的阈值，通用的诊断标准需要包括痛苦或伤残，通常措辞为"该障碍引起具有临床意义的痛苦，或导致社交、职业或其他重要功能方面的损害"。下述重新修订的精神障碍定义指出，这个标准有助于确定患者是否需要治疗。必要时，建议使用来自家庭成员和其他第三方（除了个体本人）的关于个体表现的信息。

诊断要素

诊断标准和描述

诊断标准作为诊断指南，应根据临床判断来使用。DSM-5中的正文，包括每一个诊断章节的介绍部分，有助于支持诊断（例如，提供鉴别诊断；在"诊断特征"中更全面地描述诊断标准）。

继诊断标准的评估之后，临床工作者应适当考虑障碍的亚型和/或标注的应用。只有当符合全部诊断标准时，严重程度和病程的标注才能用来描述个体目前的临床表现。当不符合全部诊断标准时，临床工作者应考虑症状表现是否符合"其他特定的"或"未特定的"的诊断标准。在适合的情况下，需要给每一个诊断提供定义障碍严重性的特定标准（例如，轻度、中度、重度、极重度），描述性的特征（例如，良好或一般的自知力，在受控制的环境下）和病程（例如，部分缓解、完全缓解、复发）。临床工作者需要基于临床访谈、文字描述、诊断标准和临床判断来作出最后的诊断。

传统上，可以对符合一个以上DSM-5障碍诊断标准的临床表现，给出多个诊断。

亚型和标注

亚型和标注(其中一些被编码在第4、第5或第6位数上)是为了提高特异性。*亚型*是相互排斥的,联合起来能完全描述某个诊断的现象学,表述在诊断标准中的"*标注是否是*"下面。相比之下,*标注*不是互相排斥的,联合起来也不能完全描述某个诊断的现象学,因而可以给予1个以上标注。标注在诊断标准中被表述为"*标注*"或"*标注是否是*"。标注有助于准确划分具备共同特征的精神障碍的同质性亚群(例如,重度抑郁障碍,伴混合特征),并能提供与个体的障碍管理相关的信息,例如,在睡眠-觉醒障碍中"伴其他躯体合并症"的标注。虽然第5位数有时被编码为亚型或标注(例如,F02.81阿尔采末氏病所致的重度神经认知障碍,伴行为异常)或严重程度F32.0重性抑郁障碍,单次发作,轻度),DSM-5中大多数的亚型和标注不能被编码在ICD-10-CM的系统中,而只能将亚型或标注表述在障碍的名称之后(例如,社交焦虑障碍[社交恐怖症],表演型)。请注意在某些案例中,其标注或亚型可以被编码在ICD-10-CM中,因此,在某些案例中,编码亚型或标注的第4或第5位数提供ICD-10-CM的编码。

DSM-5诊断通常适用于个体目前的临床表现;而之前的诊断,个体已经康复的诊断也应被明确地记录。指示*病程*的标注(例如,部分缓解、完全缓解)可以被列在诊断之后,且表述在一些诊断标准中。当使用标注时,*严重程度的标注*可以指导临床工作者评估某个障碍的强度、频率、病程、症状数量或其他严重程度的指标。严重程度的标注被表述为诊断标准中的"*标注目前的严重程度*",其内容取决于特定的障碍。*描述性特征的标注*也被提供在诊断标准中,并提供有助于治疗计划的额外信息(例如,强迫症、伴较差的自知力)。然而,并非所有障碍都包括病程、严重程度和/或描述性特征的标注。

药物所致的运动障碍和可能成为临床关注焦点的其他状况

除了重要的心理因素和环境因素,精神健康临床工作者可能遇到非精神障碍的状况。这些状况可能被列为临床就诊的原因,替代或附加于第二部分所列的精神障碍。本手册单独有一章专门描述药物所致的障碍和其他不良反应,临床工作者在精神健康实践中可能对此作出评估和治疗,如静坐不能、迟发性运动障碍和肌张力障碍。神经阻滞剂恶性综合征的描述与 DSM-IV-TR 相比有所加大,以强调此状况的紧急性和潜在致命性,并提供了一个新的抗抑郁药撤药综合征。另一个章节则讨论可能成为临床关注焦点的其他状况,它们包括关系问题、与虐待和忽视相关的问题、治疗的依从性问题、肥胖症、反社会行为和诈病。

主要诊断

当个体在住院时被给予 1 种以上诊断时,其主要诊断是指经过研究认为是引起个体入院的主要状况。当个体在门诊时被给予 1 种以上诊断时,其主要诊断是指个体此次就诊接受门诊医疗服务的主要状况。在大多数案例中,主要诊断或就诊原因也是关注或治疗的焦点。通常很难(有时是主观臆断)确定哪一个是主要诊断或就诊原因,特别是当物质相关的诊断,如酒精使用障碍,伴非物质相关的诊断如精神分裂症。对于同时患有精神分裂症和酒精使用障碍的住院个体而言,哪一个诊断是"主要的"可能并不明确,因为每种状况都可能同等地需要住院和治疗。主要诊断应首先列出,其余障碍应按照关注和治疗焦点的顺序列出。当主要诊断或就诊原因是由于其他躯体疾病所致的精神障碍时(例如,由于阿尔采末氏病所致的重度神经认知障碍,恶性肺肿瘤所致的精神病性障碍),ICD 编码规则要求,病因上的躯体疾病应首先列出。在这种情况下,作为主要诊断或就诊原因的躯体疾病所致的精神障碍,应列在第二位。在大多数案例中,被列为主要诊断或就诊原因的障碍的后面应写上描述语"主要诊断"或"就诊原因"。

临时诊断

当临床工作者强烈地认为个体最终会符合某种障碍的全部诊断标准,但没有足够的信息可以作出确切的诊断时,可以使用"临时"的标注。临床工作者可以通过在诊断后面记录"临时"来表示不确定的诊断。例如,当个体似乎有重性抑郁障碍,但无法给予充足的病史,因此不能确定其是否符合全部的诊断标准,就可以使用这种诊断。另一个使用临时术语的情况,适用于鉴别诊断仅仅取决于病程时。例如,诊断精神分裂症样障碍需要病程至少达到 1 个月,但当病程少于 6 个月时,如果需要在出现缓解之前作出诊断,则只能给予临时诊断。

编码和报告程序

每一种障碍都有确定的诊断和统计编码,它们通常被数据收集和收费机构或部门使用。这些诊断编码有特定的记录程序(在正文中为编码备注部分),它由 WHO、美国医疗保险和医疗补助服务中心(CMS)、疾病控制和预防中心下设的国家健康统计中心建立,以确保那些已知的健康状况的患病率和死亡率的国际记录的一致性。对于大多数的临床工作者而言,此编码被用来确定诊断和就诊原因,以便向 CMS 和私人保险服务理赔。ICD-10-CM 于 2015 年 10 月 1 日开始正式使用,ICD-10-CM 的编码已列在:(1)在此分类中障碍的名称之前和(2)伴随每一种障碍的诊断标准。对于一些诊断(例如神经认知和物质/药物所致的障碍),恰当的编码基于进一步的分类,且被列在此障碍的诊断标准中,作为编码备注,在一些案例中,在记录部分编码被进一步澄清。一些障碍名称之后的括号内是替代名称,在大多数案例中,替代名称是 DSM-IV 中障碍的名称。

展望未来:评估和监测工具

DSM-5 的各部分可以用来促进患者的评估和有助于发展出综合的案例公式化(模式化)。本手册第一部分是 DSM-5 的使用手册和司法谨慎使用声明,第二部分的诊断标准是经过广泛的复审而建立起来的内容,而第三部分的评估工具、文化的公式化(模式化)访谈(cultural formulation interview)和需要进一步研究的状况,尚没有充足的科学证据支持其广泛的临床应用。第三部分包含这些诊断工具和标准,是为了强调这些领域的科学演进和方向,并刺激进一步研究。

第三部分的每一个工具,都有助于个体的综合性评估,有助于根据个体的临床表现和背景制订诊断和治疗计划。文化因素对于诊断性评估特别重要,文化的公式化(模式化)访谈被认为是与个体沟通的有用工具。跨疾病种类的症状和特定诊断的严重性评估提供了对重要临床领域的定量评级,它被设计用于初诊评估中,以建立与后续临床就诊的评级相比的基线,并用于监测、改变和帮助制订治疗计划。

数字化应用无疑将促进这些测评工具的使用,第三部分包含的测评工具提供了进一步评估和发展的可能。像每一版的DSM一样,精神障碍的诊断标准和DSM-5的分类反映了不断发展的本领域知识在目前的共识。

DSM-5 司法谨慎使用声明

尽管 DSM-5 诊断标准和正文的主旨是帮助临床工作者进行临床评估、案例公式化(模式化)和治疗计划,但 DSM-5 也被法院和律师用作评估精神障碍的司法结果的参考。因此,值得注意的是包含在 DSM-5 中的精神障碍的定义,是为了满足临床工作者、公共卫生专业人员和研究者的需要,而不是为了满足法院和法律专业人士在技术方面的需要。同样值得注意的是,DSM-5 不为任何障碍提供治疗指南。

如果使用得当,诊断和诊断信息可以有助于法律决策者作出决定。例如,当后续法律决定(例如,强制住院治疗)取决于精神障碍是否存在时,已建立的诊断系统有助于提高此决定的价值和可靠性。通过提供相关临床和研究文献的回顾纲要,DSM-5 促进了法律决策者对精神障碍相关特征的理解。有关诊断的文献也有助于对特定个体的精神障碍和功能的主观臆测进行核实。最后,当法律问题涉及个体过去或未来的精神功能时,关于纵向病程的诊断信息可能会改善决策。

然而,使用 DSM-5 应了解它在司法环境下应用的风险和局限性。当 DSM-5 的分类、诊断标准和文字描述被用于司法目的时,存在诊断信息被误用或误解的风险。出现这些风险是由于司法最终考虑的问题与临床诊断包含的信息并不完全匹配。在大多数情况下,DSM-5 精神障碍的临床诊断,如智力障碍(智力发育障碍)、精神分裂症、重度神经认知障碍、赌博障碍或恋童障碍的临床诊断并不意味着存在此类病症的个体符合存在精神障碍的法律标准或特定的法律规定(例如,胜任、刑事责任或伤残)。对后者而言,通常需要 DSM-5 诊断之外的信息,可能包括个体的功能损害,以及这些损害如何影响具体问题中的特定能力。正是由于损害、能力和伤残的概念在每一个诊断类别中都存在广泛的差异,因而给出一个特定诊断并不意味着特定的损害或伤残水平。

我们不建议非临床、非医疗或未经充分训练的人员使用DSM-5来评估精神障碍的存在。非临床决策者也应注意,诊断不带有任何关于个体精神障碍的病因或起因或与此障碍相关的行为控制水平的暗示。即使当个体行为控制的减少是某种障碍的特征之一,具备此诊断也不能证明特定个体在当前(或过去)的某个特定的时间无法控制他/她的行为。

第二部分

诊断标准和编码

神经发育障碍	15
精神分裂症谱系及其他精神病性障碍	37
双相及相关障碍	53
抑郁障碍	77
焦虑障碍	97
强迫及相关障碍	109
创伤及应激相关障碍	119
分离障碍	131
躯体症状及相关障碍	135
喂食及进食障碍	141
排泄障碍	149
睡眠-觉醒障碍	151
性功能失调	169
性别烦躁	179
破坏性、冲动控制及品行障碍	183
物质相关及成瘾障碍	191
神经认知障碍	241
人格障碍	269
性欲倒错障碍	279
其他精神障碍	285
药物所致的运动障碍及其他不良反应	287
可能成为临床关注焦点的其他状况	295

神经发育障碍

智力障碍

智力障碍(智力发育障碍)

智力障碍(智力发育障碍)是在发育阶段发生的障碍,包括智力和适应功能两方面的缺陷,表现在概念、社交和实用的领域中。必须符合下列 3 项诊断标准。

A. 经过临床评估和个体化、标准化的智力测验确认的智力功能的缺陷,如推理、问题解决、计划、抽象思维、判断、学业学习和从经验中学习。

B. 适应功能的缺陷导致未能达到个人的独立性和社会责任方面的发育水平和社会文化标准。在没有持续的支持的情况下,适应缺陷导致一个或多个日常生活功能受限,如交流、社会参与和独立生活,且在多个环境中,如家庭、学校、工作和社区。

C. 智力和适应缺陷在发育阶段发生。

注:智力障碍的诊断等同于 ICD-11 中智力发育障碍的诊断术语。虽然此手册中始终使用智力障碍的术语,但将这两个诊断术语都列为标题,以澄清其与其他分类系统的关系。此外,美国联邦法律(公共法 111-256,Rosa 法)用智力障碍一词替换了精神发育迟滞,且研究期刊也使用智力障碍。因此,智力障碍是被医疗、教育和其他行业,以及普通大众和利益团体共同使用的术语。

编码备注:ICD-10-CM 的编码则基于严重程度的标注(如下)。

标注目前的严重程度(参见本章中的表1):

F70 轻度
F71 中度
F72 重度
F73 极重度

表1 智力障碍(智力发育障碍)的严重程度

严重程度	概念领域	社交领域	实用领域
轻度	对于学龄前儿童没有明显的概念化区别。对于学龄儿童和成人,有学习学业技能的困难,包括读、写、计算、时间或金钱,在一个或更多方面需要支持,以达到与年龄相应的预期。对于成人,抽象思维、执行功能(即计划、策略、建立优先顺序和认知灵活性)和短期记忆,以及学业技能的功能性使用(例如阅读、财务管理)是受损的。与同龄人相比,对问题和解决方案有点具体化。	与正常发育的同龄人相比,个体在社交方面是不成熟的。例如,在精确地感受同伴的社交线索方面存在困难。与预期的年龄相比,交流、对话和语言是更具体和更不成熟的。在以与年龄相匹配的方式调节情绪和行为方面可能有困难;在社交情况下,这些困难能够被同伴注意到。对社交情况下的风险理解有限;对其年龄而言,社交判断力是不成熟的,个体有被他人操纵(易上当)的风险。	个体在自我照料方面,是与年龄相匹配的。与同伴相比,个体在复杂的日常生活任务方面需要一些支持。在成人期,其支持通常涉及食品杂货的购买、交通工具的使用、家务劳动和照顾儿童、营养食物的准备,以及银行业务和财务管理。有与同龄人相似的娱乐技能,尽管在判断娱乐活动的健康性和组织工作方面需要帮助。在成人期,能参与不需要强调概念化技能的有竞争性的工作。个体在作出健康服务和法律方面的决定时,以及学会胜任有技能的职业方面,一般需要支持。在养育家庭方面通常也需要支持。

神经发育障碍

表1 智力障碍(智力发育障碍)的严重程度

严重程度	概念领域	社交领域	实用领域
中度	在所有的发育阶段,个体概念化的技能显著落后于同伴。对于学龄前儿童,其语言和学业前技能发育缓慢。对于学龄儿童,其阅读、书写、计算和理解时间与金钱方面,在整个学校教育期间都进展缓慢,与同伴相比明显受限。对于成人,其学业技能的发展通常处于小学生的水平,在工作和个人生活中一切使用学业技能的方面都需要支持。完成日常生活中的概念化的任务需要每日、持续的帮助,且可能需要他人完全接管个体的这些责任。	与同伴相比,个体在整个发育期,社交和交流行为表现出显著的不同。通常社交的主要工具是口语,但与同伴相比,其口语过于简单。发展关系的能力明显地与家庭和朋友相关联,个体的成人期可能有成功的朋友关系,有时还可能有浪漫的关系。然而,个体可能不能精确地感受或解释社交线索。社会判断和作出决定的能力是受限的,照料者必须在生活决定方面帮助个体。与同伴发展友谊通常受到交流或社交局限的影响。为了更好地工作,需要显著的社交和交流的支持。	作为成人,个体可以照顾自己的需求,涉及吃饭、穿衣、排泄和个人卫生,尽管需要很长的教育和时间,个体才能在这些方面变得独立,并且可能需要提醒。同样,在成人期,可以参与所有的家务活动,但需要长时间的教育,如果要有成人水准的表现通常需要持续的支持。可以获得那些需要有限的概念化和交流技能的独立的雇佣工作,但需要来自同事、主管和他人的相当多的支持,以管理社会期待、工作的复杂性和附带责任,如排班、使用交通工具、健康福利和金钱管理。个体可以发展出多种不同的娱乐技能。这些通常需要较长时间的额外的支持和学习的机会。在极少数人中,存在不良的适应行为,并引起社会问题。

表 1 智力障碍(智力发育障碍)的严重程度

严重程度	概念领域	社交领域	实用领域
重度	个体能获得有限的概念化技能。通常几乎不能理解书面语言或涉及数字、数量、时间和金钱的概念。照料者在个体的一生中都要提供大量的解决问题的支持。	个体的口语在词汇和语法方面是十分有限的。演讲、言语可能是单字或短语,可能通过辅助性手段来补充。言语和交流聚焦于此时此地和日常事件。语言多用于满足社交需要而非用于阐述。个体理解简单的言语和手势的交流。与家庭成员和熟悉的人的关系是个体获得快乐和支持的来源。	个体日常生活的所有活动都需要支持,包括吃饭、穿衣、洗澡和排泄。个体总是需要指导。个体无法作出负责任的关于自己和他人健康的决定。在成人期,参与家务、娱乐和工作需要持续不断的支持和帮助。所有领域技能的获得,都需要长期的教育和持续的支持。极少数个体存在适应不良行为,包括自残。
极重度	个体的概念化技能通常涉及具体的世界而不是象征性的过程。个体能够使用一些目标导向的物体,进行自我照顾、工作和娱乐。可获得一定的视觉空间技能,如基于物质特征的匹配和分类。然而,同时出现的运动和感觉的损伤可能阻碍这些物体的功能性使用。	在言语和手势的象征性交流中,个体的理解非常局限。他/她可能理解一些简单的指示或手势。个体表达自己的欲望或情感,主要是通过非语言、非象征性的交流。个体享受与自己非常了解的家庭成员、照料者和非常熟悉的人的关系,以及通过手势和情感线索启动和应对社交互动。同时出现的感觉和躯体的损伤可能阻碍许多社交活动。	个体日常的身体照顾、健康和安全的所有方面都依赖于他人,尽管他/她也能参与一些这样的活动。没有严重躯体损伤的个体可能帮助做一些家庭中的日常工作,如把菜端到餐桌上。使用物体的简单行为可能是从事一些在持续性高度支持下的职业活动的基础。娱乐活动可能涉及,例如,欣赏音乐,看电影,外出散步或参加水上活动,所有的活动都需要他人的支持。同时出现的躯体和感觉的损伤,常常是参与家务、娱乐和职业活动的障碍(除了观看)。极少数的个体存在适应不良行为。

神经发育障碍

全面发育迟缓
F88

此诊断专用于5岁以下个体,当其临床严重程度不能在儿童早期可靠地进行评估时。此类别用于个体在智力功能的若干方面无法符合预期的发育进程,且适用于那些无法接受系统性智力功能评估,包括因年龄太小而无法参与标准化测试的儿童。此类别需要一段时间后再评估。

未特定的智力障碍(智力发育障碍)
F79

此诊断专用于5岁以上个体,因为伴随感觉或躯体障碍,如失明或学语前聋,特定运动障碍或存在严重的问题行为或同时出现精神障碍,其智力缺陷(智力发育障碍)程度的评估使用只在当地可以采用的程序存在困难或不能进行才采用该类别。此类别只应在特殊情况下使用,且需要一段时间后的再评估。

交流障碍

语言障碍
F80.2

A. 由于语言的综合理解或生成方面的缺陷,导致长期在各种形式的语言习得和使用中存在持续困难(即,说、写、手语或其他),包括下列情况:
 1. 词汇减少(字的知识和运用)。
 2. 句式结构局限(根据语法和词态学规则,把字和词尾连在一起形成句子的能力)。
 3. 论述缺陷(使用词汇和连接句子来解释或描述一个主题

或系列事件或对话的能力)。
B. 语言能力显著地、量化地低于年龄预期,导致在有效交流、社交参与、学业成绩或职业表现方面的功能受限,可单独出现或任意组合出现。
C. 症状发生于发育早期。
D. 这些困难并非由于听觉或其他感觉的损伤、运动功能失调或其他躯体疾病或神经疾病所致,也不能用智力缺陷(智力发育障碍)或全面发育迟缓来更好地解释。

语音障碍
F80.0

A. 持续的语音生成困难影响了语音的可理解度,或妨碍了信息的口语式交流。
B. 该障碍导致了有效交流方面的局限,干扰了社交参与、学业成绩或职业表现,可单独出现或任意组合出现。
C. 症状发生于发育早期。
D. 这些困难并非由于先天的或获得性疾病所致,如脑瘫、腭裂、耳聋或听力丧失,创伤性脑损伤或其他躯体疾病或神经疾病。

童年发生的言语流畅障碍(口吃)
F80.81

A. 言语的正常流利程度和停顿模式的紊乱,对于个体的年龄和语言能力而言是不适当的,且长期持续存在,其特点是频繁和显著地出现下列1项(或更多)症状:
 1. 语音和音节的重复。
 2. 元音和辅音的语音延长。
 3. 字词的断裂(例如,在一个字词内停顿)。
 4. 有声或无声的阻断(言语中有内容的或无内容的停顿)。
 5. 迂回的说法(以其他字词替代困难字词)。
 6. 字词生成伴有过度的躯体紧张。

7. 重复单音节的字(例如,"我——我——我——我看见他")。

B. 这种障碍造成说话焦虑或有效交流、社交参与、学业成绩或职业表现的局限,可单独出现或任意组合出现。

C. 症状发生于发育早期。

(**注**:晚期发生的案例应被诊断为 F98.5 成年发生的流畅性障碍。)

D. 这种障碍并非由于言语-运动或感觉缺陷,与神经系统损伤有关的言语障碍(例如,中风、肿瘤、外伤)或其他躯体疾病所致,且不能用其他精神障碍来更好地解释。

社交(语用)交流障碍
F80.89

A. 在社交使用口语和非口语交流方面的持续困难,表现为下列所有各项症状:

 1. 以社交为目的的交流缺陷,例如,在社交情景下以合适的方式进行问候和分享信息。

 2. 变换交流方式以匹配语境或听众需要的能力的损伤,例如,在教室里和在操场上讲话不同,与孩子和与成人交谈不同,并避免使用过于正式的语言。

 3. 遵循对话和讲故事的规则有困难,例如,轮流交谈,被误解时改述,知道如何使用语言和非语言的信号去调节互动。

 4. 理解什么是没有明确表述出来的(例如,作出推论)和非字面或模棱两可的意思(例如,成语、幽默、隐喻,根据语境解释有多重含义的)有困难。

B. 这种缺陷导致了有效交流、社交参与、社交关系、学业成绩或职业表现方面的功能局限,可单独出现或任意组合出现。

C. 症状发生于发育早期(但是,直到社交交流的需求超过其有限能力时,缺陷可能才会完全表现出来)。

D. 这些症状并非由于其他躯体疾病或神经疾病,或构词、语法方面的低能力所致,且不能用孤独症(自闭症)谱系障碍、智力障碍

(智力发育障碍)、全面发育迟缓或其他精神障碍来更好地解释。

未特定的交流障碍
F80.9

此类别适用于那些以交流障碍的特征症状为主的临床表现,这些症状引起有临床意义的痛苦,或导致社交、职业或其他重要功能方面的损害,但不符合交流障碍或神经发育障碍诊断类别中的任一种障碍的诊断标准。这种未特定的交流障碍的类别在下列情况下使用:临床工作者选择不标注未能符合交流障碍或特定的神经发育障碍的诊断标准的原因,以及包括因信息不足而无法作出更特定的诊断。

孤独症(自闭症)谱系障碍

孤独症(自闭症)谱系障碍
F84.0

A. 在多种场合下,社交交流和社交互动方面存在持续性的缺陷,表现为目前或历史上的所有下列情况(以下为示范性举例,而非全部情况):

1. 社交情感互动中的缺陷,例如,从异常的社交接触和不能正常地来回对话到分享兴趣、情绪或情感的减少,到不能启动或对社交互动作出回应。

2. 在社交互动中使用非语言交流行为的缺陷,例如,语言和非语言交流的整合困难到异常的眼神接触和身体语言,或在理解和使用手势方面的缺陷到面部表情和非语言交流的完全缺乏。

3. 发展、维持和理解维持和理解人际关系的缺陷,例如,从难以调整自己的行为以适应各种社交情境的困难到难

神经发育障碍

以分享想象的游戏或交友的困难,到对同伴缺乏兴趣。

标注目前的严重程度:

严重程度是基于社交交流的损害和受限,重复的行为模式(参见本章中的表2)。

B. 受限的,重复的行为模式、兴趣或活动,表现为目前的或历史上的下列2项情况(以下为示范性举例,而非全部情况):
  1. 刻板或重复的躯体运动,使用物体或言语(例如,简单的躯体刻板运动,摆放玩具或翻转物体,模仿言语,特殊短语)。
  2. 坚持相同性,缺乏弹性地坚持常规或仪式化的语言或非语言的行为模式(例如,对微小的改变极端痛苦,难以转变,僵化的思维模式,仪式化的问候,需要走相同的路线或每天吃同样的食物)。
  3. 高度受限的固定的兴趣,其强度和专注度方面是异常的(例如,对不寻常物体的强烈依恋或先占观念,过度的局限或持续的兴趣)。
  4. 对感觉输入的过度反应或反应不足,或在对环境的感受方面不寻常的兴趣(例如,对疼痛/温度的感觉麻木,对特定的声音或质地的不良反应,对物体过度地嗅或触摸,对光线或运动的凝视)。

标注目前的严重程度:

严重程度是基于社交交流的损害和受限的重复的行为模式(参见本章中的表2)。

C. 症状必须存在于发育早期(但是,直到社交需求超过有限的能力时,缺陷可能才会完全表现出来,或可能被后天学会的策略所掩盖)。
D. 这些症状导致社交、职业或目前其他重要功能方面的有临床意义的损害。
E. 这些症状不能用智力障碍(智力发育障碍)或全面发育迟缓来更好地解释。智力障碍和孤独症(自闭症)谱系障碍经常共同出现,作出孤独症(自闭症)谱系障碍和智力障碍的合并诊断时,其社交交流应低于预期的总体发育水平。

注：若个体患有已确定的 DSM-IV 中的孤独症(自闭症)、Asperger 氏障碍或未在他处注明的全面发育障碍的诊断,应给予孤独症(自闭症)谱系障碍的诊断。个体在社交交流方面存在明显缺陷,但其症状不符合孤独症(自闭症)谱系障碍的诊断标准时,应进行社交(语用)交流障碍的评估。

标注如果是:

有或没有伴随的智力损害

有或没有伴随的语言损害

与已知的躯体或遗传性疾病或环境因素有关(编码备注:使用额外的编码来确定有关的躯体或遗传性疾病)。

与其他神经发育、精神或行为障碍有关(编码备注:使用额外的编码来确定有关的神经发育、精神或行为障碍)。

伴紧张症(其定义参见与其他精神障碍有关的紧张症的诊断标准,第 49—50 页)。[编码备注:使用额外的编码 F06.1与孤独症(自闭症)谱系障碍相关的紧张症表明存在合并的紧张症。]

表 2 孤独症(自闭症)谱系障碍的严重程度

严重程度	社交交流	受限的重复性行为
水平 3 "需要非常多的支持"	在语言和非语言社交交流技能方面的严重缺陷导致功能上的严重损害,极少启动社交互动,对来自他人的社交示意的反应极少。例如,个体只能讲几个能够被听懂的字,很少启动社交互动,当他/她与人互动时会作不寻常的举动去满足社交需要,且仅对非常直接的社交举动作出反应。	行为缺乏灵活性,应对改变极其困难,或其他局限的/重复性行为显著影响了各方面的功能。改变注意力或行动很困难/痛苦。
水平 2 "需要多的支持"	在语言和非语言社交交流技能方面的显著缺陷;即使有支持仍有明显社交损害;启动社交互动有限;对他人社交示意反应较少或异常。例如,个体只讲几个简单的句子,其互动是局限在非常狭窄的特定兴趣方面,且有显著的奇怪的非语言交流。	行为缺乏灵活性,应对改变困难,或其他局限的/重复性行为对普通观察者来说看起来足够明显,且影响了不同情况下的功能。改变注意力或行动痛苦/困难。

神经发育障碍

表 2 孤独谱系障碍的严重程度水平

严重程度水平	社交交流	受限的重复性行为
水平 1 "需要支持"	在没有支持的情况下,社交交流方面的缺陷造成可观察到的损害。启动社交互动存在困难,是对他人的社交示意的非典型的或不成功反应的明显例子。可表现为对社交互动方面的兴趣减少。例如,个体能够讲出完整的句子和参与社交交流,但其与他人的往来对话是失败的,他们试图交友的努力是奇怪的,且通常是不成功的。	缺乏灵活性的行为显著地影响了一个或多个情境下的功能。难以转换不同的活动。组织和计划的困难妨碍了其独立性。

记录步骤

对于那些与已知的躯体或遗传性疾病或环境因素或其他神经发育的、精神的或行为障碍相关的孤独症(自闭症)谱系障碍,记录为与疾病障碍的名称或因素相关的孤独症(自闭症)谱系障碍[例如,与 Rett 氏综合征相关的孤独症(自闭症)谱系障碍]。严重程度应记录为本章表 2 中两种精神病理领域中的每一种需要支持的水平(例如,"社交交流缺陷方面需要非常多的支持,及受限的重复性行为方面需要多的支持")。接下来应记录"有伴随的智力损害"或"没有伴随的智力损害"的标注。再下来是记录语言损害的标注。如果有伴随的语言损害,则应记录目前的语言功能水平(例如,"有伴随的语言损害-无可理解的言语"或"有伴随的语言损害-短语言语")。如果存在紧张症,则应分开记录"与孤独症(自闭症)谱系障碍相关的紧张症"。

注意缺陷/多动障碍

注意缺陷/多动障碍

A. 一个持续的注意缺陷和/或多动-冲动的模式,干扰了功能或发育,以下列 1 或 2 为特征。

1. **注意障碍**:6 项(或更多)的下列症状持续至少 6 个月,且达到了与发育水平不相符的程度,并直接负性地影响了社会和学业/职业活动:

    注:这些症状不仅仅是对立行为、违拗、敌意的表现,或不能理解任务或指令。年龄较大(17 岁及以上)的青少年和成人,至少需要下列症状中的 5 项。

    a. 经常不能密切关注细节或在作业、工作或其他活动中犯粗心大意的错误(例如,忽视或遗漏细节,工作不精确);

    b. 在任务或游戏活动中经常难以维持注意力(例如,在听课、对话或长时间的阅读中难以维持注意力);

    c. 当别人对其直接讲话时,经常看起来没有在听(例如,即使在没有任何明显干扰的情况下,显得心不在焉);

    d. 经常不遵循指示以致无法完成作业、家务或工作中的职责(例如,可以开始任务但很快就失去注意力,容易分神);

    e. 经常难以组织任务和活动(例如,难以管理有条理的任务;难以把材料和物品放得整整齐齐;凌乱、工作没头绪;不良的时间管理;不能遵守截止日期);

    f. 经常回避、厌恶或不情愿从事那些需要精神上持续努力的任务(例如,学校作业或家庭作业;对于年龄较大的青少年和成人,则为准备报告、完成表格或阅读冗长的文章);

    g. 经常丢失任务或活动所需的物品(例如,学校的资料、铅笔、书、工具、钱包、钥匙、文件、眼镜、手机);

    h. 经常容易被外界的刺激分神(对于年龄较大的青少年和成人,可能包括不相关的想法);

    i. 经常在日常活动中忘记事情(例如,做家务、外出办事;对于年龄较大的青少年和成人,则为回电话、付账单、约会)。

神经发育障碍

2. **多动和冲动**：6项(或更多)的下列症状持续至少6个月,且达到了与发育水平不相符的程度,并直接负性地影响了社会和学业/职业活动。

    注：这些症状不仅仅是对立行为、违拗、敌意的表现,或不能理解任务或指令。年龄较大(17岁及以上)的青少年和成人,至少需要符合下列症状中的5项。

    a. 经常手脚动个不停或在座位上扭动;
    b. 当被期待坐在座位上时却经常离座(例如,离开他/她在教室、办公室或其他工作的场所,或是在其他情况下需要保持原地的位置);
    c. 经常在不适当的场合跑来跑去或爬上爬下(**注**：对于青少年或成人,可以仅限于感到坐立不安);
    d. 经常无法安静地玩耍或从事休闲活动;
    e. 经常"忙个不停",好像"被发动机驱动着"(例如,在餐厅、会议中无法长时间保持不动或觉得不舒服;可能被他人感受为坐立不安或难以跟上);
    f. 经常讲话过多;
    g. 经常在提问还没有讲完之前就把答案脱口而出(例如,接别人的话;不能等待交谈的顺序);
    h. 经常难以等待轮到他/她(例如,当排队等待时);
    i. 经常打断或侵扰他人(例如,插入别人的对话、游戏或活动;没有询问或未经允许就开始使用他人的东西;对于青少年和成人,可能是侵扰或接管他人正在做的事情)。

B. 若干注意障碍或多动-冲动的症状在12岁之前就已存在。

C. 若干注意障碍或多动-冲动的症状存在于2个或更多的场合(例如,在家里、学校或工作中;与朋友或亲属互动中;在其他活动中)。

D. 有明确的证据显示这些症状干扰或降低了社交、学业或职业功能的质量。

E. 这些症状不能仅仅出现在精神分裂症或其他精神病性障碍

的病程中,也不能用其他精神障碍来更好地解释(例如,心境障碍、焦虑障碍、分离障碍、人格障碍、物质中毒或戒断)。

标注是否是:

F90.2 组合表现: 如果在过去的 6 个月内,同时符合诊断标准 A1(注意障碍)和诊断标准 A2(多动-冲动)。

F90.0 主要表现为注意缺陷: 如果在过去的 6 个月内,符合诊断标准 A1(注意障碍)但不符合诊断标准 A2(多动-冲动)。

F90.1 主要表现为多动/冲动: 如果在过去的 6 个月内,符合诊断标准 A2(多动-冲动)但不符合诊断标准 A1(注意障碍)。

标注如果是:

部分缓解: 先前符合全部诊断标准,但在过去的 6 个月内不符合全部诊断标准,且症状仍然导致社交、学业或职业功能方面的损害。

标注目前的严重程度:

轻度: 存在非常少的超出诊断所需的症状,且症状导致社交或职业功能方面的轻微损伤。

中度: 症状或功能损害介于"轻度"和"重度"之间。

重度: 存在非常多的超出诊断所需的症状,或存在若干特别严重的症状,或症状导致明显的社交或职业功能方面的损害。

其他特定的注意缺陷/多动障碍
F90.8

此类别适用于那些以注意缺陷/多动障碍的特征症状为主的临床表现,这些症状引起有临床意义的痛苦,或导致社交、职业或其他重要功能方面的损害,但不符合注意缺陷/多动障碍或神经发育障碍诊断类别中的任一种障碍的诊断标准。此种其他特定的注意缺陷/多动障碍的类别在下列情况下使用:临床工作者用于交流未能符合注意缺陷/多动障碍或任何其他的神经发育障碍的临床诊断标准的特定原因。通过记录"其他特定的注意缺陷/多动障碍",接着记录特定的原因来完成(例如,"伴有不充足的注意障碍症状")。

未特定的注意缺陷/多动障碍
F90.9

此类别适用于那些以注意缺陷/多动障碍的特征症状为主的临床表现,这些症状引起有临床意义的痛苦,或导致社交、职业或其他重要功能方面的损害,但不符合注意缺陷/多动障碍或神经发育障碍诊断类别中的任一种障碍的诊断标准。此种未特定的注意缺陷/多动障碍的类别在下列情况下使用:临床工作者选择不标注未能符合注意缺陷/多动障碍或任何特定的神经发育障碍的诊断标准的原因及包括因信息不足而无法作出更特定的诊断。

特定学习障碍

特定学习障碍

A. 学习和使用学业技能的困难,如存在至少1项下列所示的症状,且持续至少6个月,尽管针对这些困难存在干预措施。

1. 不准确或缓慢而费力地读字(例如,读单字时不正确地大声或缓慢、犹豫、频繁地猜测,难以念出字)。
2. 难以理解所阅读内容的意思(例如,可以准确地读出内容但不能理解其顺序、关系、推论或更深层次的意义)。
3. 拼写方面的困难(例如,可能添加、省略或替代元音或辅音)。
4. 书面表达方面的困难(例如,在句子中犯下多种语法或标点符号的错误;段落组织差;书面表达的思想不清晰)。

5. 难以掌握数觉感、数字事实或计算(例如,数字理解能力差,不能区分数字的大小和关系;用手指加个位数字而不是像同伴那样回忆数字事实;在算术计算中迷失,也可能转换步骤)。
6. 数学推理方面的困难(例如,应用数学概念、事实或步骤去解决数量的问题有严重困难)。

B. 受影响的学业技能显著地、可量化地低于个体实际年龄所预期的水平,显著地干扰了学业或职业表现或日常生活的活动,且被个体的标准化成就测评和综合临床评估确认。17岁以上个体,其损害的学习困难的病史可以用标准化测评代替。

C. 学习方面的困难开始于学龄期,但直到那些对受到影响的学业技能的要求超过个体的有限能力时,才会完全表现出来(例如,在定时测试中,读或写冗长、复杂的报告,并且有严格的截止日期或特别沉重的学业负担)。

D. 学习困难不能用智力障碍、未校正的视觉或听觉的敏感性,其他精神或神经病性障碍、心理社会的逆境、对学业指导的语言不精通,或不充分的教育指导来更好地解释。

注:符合上述4项诊断标准是基于临床合成的个体的历史(发育、躯体、家庭、教育),学校的报告和心理教育的评估。

编码备注:标注所有受损的学业领域和次级技能。当超过1个领域受损时,每一个都应根据下列标注单独编码。

标注如果是:

F81.0 伴阅读受损:
阅读的准确性
阅读速度或流畅性
阅读理解力

注:*阅读障碍*是一个替代术语,是指一种学习困难的模式,以难以精确地或流利地认字、不良的解码和不良的拼写能力为特征。如果阅读障碍是用来标注这一特别的困难的模式,标注任何额外存在的困难也非常重要,如阅读理解困难

或数学推理困难。

F81.81 伴书面表达受损:

拼写准确性

语法和标点准确性

书面表达清晰度或条理性

F81.2 伴数学受损:

数字感

算术事实的记忆力

计算能力的准确性或流畅性

数学推理能力的准确性

注:*计算障碍是一个替代术语,是一种以数字信息处理加工、学习计算事实、计算的准确性或流畅性为特征的困难模式。如果计算障碍用来标注这一特别的困难的模式,标注任何额外存在的困难也非常重要,如数学推理困难或文字推理准确性的困难。*

标注目前的严重程度:

轻度: 在1个或2个学业领域存在一些学习技能的困难,但其严重程度非常轻微,当为其提供适当的便利和支持服务时,尤其是在学校期间,个体能够补偿或发挥功能。

中度: 在1个或多个学业领域存在显著的学习技能的困难,在学校期间,如果没有间歇的强化和特殊的教育,个体不可能变得熟练。在学校、工作场所或在家的部分时间内,个体需要一些适当的便利和支持性服务来准确和有效地完成活动。

重度: 严重的学习技能的困难影响了几个学业领域,在学校期间的大部分时间内,如果没有持续的、强化的、个体化的、特殊的教育,个体不可能学会这些技能。即使在学校、在工作场所或在家有很多适当的便利和支持性服务,个体可能仍然无法有效地完成所有活动。

记录步骤

特定学习障碍的每一个受损的学业领域和次级技能应被记录下来。由于 ICD 编码的要求,在阅读受损、书写表达受损、数学受损及与其相应的次级技能的受损,必须分别编码。例如,阅读和数学受损,以及阅读速度与流畅性、阅读理解、准确或流畅的计算、准确的数学推理这些次级技能的受损应分别编码和记录为 F81.0 特定学习障碍伴阅读受损,伴阅读速度和流畅性受损,伴阅读综合理解受损;F81.2 特定学习障碍伴数学受损,伴准确或流畅的计算受损和准确的数学推理。

运动障碍

发育性协调障碍
F82

A. 协调的运动技能的获得和使用显著低于基于个体的生理年龄和技能的学习以及使用机会的预期水平。其困难的表现为动作笨拙(例如,跌倒或碰撞到物体)以及运动技能的缓慢和不精确(例如,抓一个物体,用剪刀或刀叉,写字、骑自行车或参加体育运动)。
B. 诊断标准 A 中的运动技能缺陷显著地、持续地干扰了与生理年龄相应的日常生活的活动(例如,自我照顾和自我维护),以及影响了学业/学校的成绩,就业前教育和职业活动,休闲、玩耍。
C. 症状发生于发育早期。
D. 运动技能的缺陷不能用智力障碍(智力发育障碍)或视觉损害来更好地解释,也并非由于某种神经疾病影响了运动功能(例如,脑瘫、肌营养不良症、退行性疾病)。

刻板运动障碍
F98.4

A. 重复的、看似被驱使的,显然是漫无目的的运动行为(例如,握手或挥手、摆动身体、撞头、咬自己、打自己的身体)。

B. 重复的运动行为干扰了社交、学业或其他活动,可能导致自我伤害。

C. 症状发生于发育早期。

D. 重复的运动行为不能归因于某种物质的生理效应或神经疾病,也不能用其他神经发育或精神障碍来更好地解释(例如,拔毛障碍、强迫症)。

标注如果是:

伴自我伤害行为(或如果不使用预防措施,则此行为将导致损伤)。

无自我伤害行为

标注如果是:

与已知的躯体疾病或遗传病或神经发育障碍或环境因素有关(例如,Lesch-Nyhan 综合征、智力障碍[智力发育障碍]、子宫内酒精接触)。

编码备注: 使用额外的编码来确认相关的躯体疾病或遗传病或神经发育障碍。

标注目前的严重程度:

轻度: 症状很容易被感觉的刺激或分神抑制住。

中度: 症状需要明确的防护措施和行为矫正。

重度: 需要持续的监控和防护措施以防止严重的伤害。

记录步骤

与已知的躯体疾病或遗传病或神经发育障碍或环境因素有关的刻板运动障碍,记录为与(疾病、障碍的名称或因素)有关的刻板运动障碍(例如,与 Lesch-Nyhan 综合征有关的刻板运动障碍)。

抽动障碍

注：抽动是突然的、快速的、反复的、非节律性的运动或发声。

Tourette 氏障碍   F95.2

A. 在疾病的某段时间内存在多种运动和一个或更多的发声抽动，尽管不一定同时出现。

B. 抽动的频率可以有强有弱，但自第一次抽动发生起持续超过 1 年。

C. 于 18 岁之前发生。

D. 这种障碍不能归因于某种物质（例如，可卡因）的生理效应或其他躯体疾病（例如，亨廷顿氏舞蹈病、病毒后脑炎）。

持续性（慢性）运动或发声抽动障碍   F95.1

A. 单一或多种运动或发声抽动持续存在于疾病的病程中，但并非运动和发声两者都存在。

B. 抽动的频率可以有强有弱，但自第一次抽动发生起持续至少 1 年。

C. 于 18 岁之前发生。

D. 这种障碍不能归因于某种物质（例如，可卡因）的生理效应或其他躯体疾病（例如，亨廷顿氏舞蹈病、病毒后脑炎）。

E. 从不符合 Tourette 氏障碍的诊断标准。

标注如果是：

仅仅有运动抽动

仅仅有发声抽动

暂时性抽动障碍   F95.0

A. 单一或多种运动和/或发声抽动。

B. 自第一次抽动发生起持续少于 1 年。

C. 于 18 岁之前发生。

D. 这种障碍不能归因于某种物质(例如,可卡因)的生理效应或其他躯体疾病(例如,亨廷顿氏舞蹈病、病毒后脑炎)。

E. 从不符合 Tourette 氏障碍或持续性(慢性)运动或发声抽动障碍的诊断标准。

其他特定的抽动障碍
F95.8

此类别适用于那些以抽动障碍的特征症状为主的临床表现,这些症状引起有临床意义的痛苦,或导致社交、职业或其他重要功能方面的损害,但不符合抽动障碍或神经发育障碍诊断类别中的任一种障碍的诊断标准。此种其他特定的抽动障碍的类别在下列情况下使用:临床工作者用于交流未能符合抽动障碍或任何其他的神经发育障碍的临床诊断标准的特定原因。通过记录"其他特定的抽动障碍",接着记录特定的原因来完成(例如,"18岁后发生")。

未特定的抽动障碍
F95.9

此类别适用于那些以抽动障碍的特征症状为主的临床表现,这些症状引起有临床意义的痛苦,或导致社交、职业或其他重要功能方面的损害,但不符合抽动障碍或神经发育障碍诊断类别中的任一种障碍的诊断标准。此种未特定的抽动障碍的类别在下列情况下使用:临床工作者选择不标注未能符合抽动障碍或任何特定的神经发育障碍的诊断标准的原因及包括因信息不足而无法作出更特定的诊断。

其他神经发育障碍

其他特定的神经发育障碍
F88

此类别适用于那些以神经发育障碍的特征症状为主的临床表现,这些症状导致社交、职业或其他重要功能方面的损害,但不符合神经发育障碍诊断类别中的任一种障碍的诊断标准。此种其他特定的神经发育障碍的类别在下列情况下使用:临床工作者用于交流未能符合任何特定的神经发育障碍的临床诊断标准的特定原因。通过记录"其他特定的神经发育障碍",接着记录特定原因来完成(例如,"与产前酒精接触相关的神经发育障碍")。

能够归类为"其他特定"的一个示例如下:

与产前酒精接触有关的神经发育障碍: 与产前酒精接触有关的神经发育障碍是以胎儿在子宫内接触酒精后产生的一系列发育障碍为特征。

未特定的神经发育障碍
F89

此类别适用于那些以神经发育障碍的特征症状为主的临床表现,这些症状导致社交、职业或其他重要功能方面的损害,但不符合神经发育障碍诊断类别中的任一种障碍的诊断标准。此种未特定的神经发育障碍的类别在下列情况下使用:临床工作者选择不标注未能符合任何特定的神经发育障碍的诊断标准的原因,及包括因信息不足而无法作出更特定的诊断(例如,在急诊室的环境下)。

精神分裂症谱系及其他精神病性障碍

分裂型(人格)障碍

分裂型人格障碍的诊断标准参见本手册"人格障碍"一章。因为此障碍被考虑为精神分裂症谱系障碍的一部分,且在 ICD-10 中也被列在这部分里,所以在此也将其列入本章,但其诊断标准的描述在"人格障碍"一章中。

妄想障碍
F22

A. 存在 1 个(或多个)妄想,时间持续 1 个月或更长。
B. 从不符合精神分裂症的诊断标准 A。
   注: 如果存在幻觉,则不突出,并且与妄想的主题相关(例如,与昆虫大批出没的妄想有关的被昆虫寄生的感觉)。
C. 除了受妄想或其结果的影响,功能没有明显损害,行为没有明显的离奇或古怪。
D. 如果出现躁狂或重性抑郁发作,则这些发作对于妄想的病程而言是短暂的。
E. 这种障碍不能归因于某种物质的生理效应或其他躯体疾病,且不能用其他精神障碍来更好地解释,如躯体变形障碍或强迫症。

标注是否是:

钟情型: 此亚型适用于妄想的核心主题是另一个人钟爱自己。

夸大型: 此亚型适用于妄想的核心主题是个体坚信自己有一些伟大的(但未被认可的)天赋、洞察力或取得了一些重大的发现。

嫉妒型：此亚型适用于妄想的核心主题是他/她的配偶或爱人不忠。

被害型：此亚型适用于妄想的核心主题涉及个体的信念，即他/她认为被阴谋算计、被欺骗、被监视、被跟踪、被投毒或被下药、被恶意诽谤、被骚扰，或被妨碍追求长期目标。

躯体型：此亚型适用于妄想的核心主题涉及躯体的功能或感觉。

混合型：此亚型适用于没有一个妄想主题占主导地位的情况。

未特定型：此亚型适用于占优势地位的妄想信念不能被清楚地确定或其特定类型不能被清楚地描述（例如，关系妄想中没有突出的被害或夸大的成分）。

标注如果是：

伴离奇的内容：如果妄想的内容显然是难以置信的、不可理解的，也不是来自于平常的生活经验（例如，个体相信一个陌生人移除了他/她的内部器官，取而代之以他人的器官，且没有留下任何伤口或疤痕），那么妄想被视为离奇的。

标注如果是：

以下病程标注只能用于此障碍1年病程之后：

初次发作，目前在急性发作期：障碍的最初表现符合症状和时间的诊断标准。急性期是指症状符合诊断标准的时间段。

初次发作，目前为部分缓解：*部分缓解*是先前发作后有所改善而现在部分符合诊断标准的时间段。

初次发作，目前为完全缓解：*完全缓解*是先前发作后没有与障碍相关的特定症状存在的时间段。

多次发作，目前在急性发作期

多次发作，目前为部分缓解

多次发作，目前为完全缓解

持续型：符合障碍诊断标准的症状在其病程的绝大部分时

间里存在,阈下症状期相对于整个病程而言是非常短暂的。

未特定型

标注目前的严重程度:

严重程度是用被量化的精神病的主要症状来评估,包括妄想、幻觉、言语紊乱,异常的精神运动行为和阴性症状。每一种症状都可以用5分制测量来评估它目前的严重程度(过去7天里最严重的程度),从0(不存在)到4(存在且严重)。(参见DSM-5第三部分"评估量表"一章中精神病症状严重程度临床工作者评定量表。)

注: 妄想障碍的诊断可以不使用严重程度的标注。

短暂精神病性障碍

F23

A. 存在1项(或更多)下列症状,至少其中1项必须是1、2或3:
  1. 妄想;
  2. 幻觉;
  3. 言语紊乱(例如,频繁地离题或不连贯);
  4. 明显紊乱的或紧张症的行为。

  注: 不包括文化认可的反应性的症状。

B. 这种障碍的发作持续至少1天,但少于1个月,最终能完全恢复到发病前的功能水平。

C. 这种障碍不能用重性抑郁障碍或双相障碍伴精神病性特征或其他精神病性障碍如精神分裂症或紧张症来更好地解释,也不能归因于某种物质(例如,滥用的毒品、药物)的生理效应或其他躯体疾病。

标注如果是:

伴显著的应激源(短暂反应性精神病): 患者的症状是对单一或复合事件的反应,该事件在患者所处的文化中及在相同的环境下,几乎对所有人都是显著的应激。

无显著的应激源：患者的症状不是对单一或复合事件的反应，该事件在患者所处的文化中及在相同的环境下，几乎对所有人都是显著的应激。

伴围产期起病：如果发生于怀孕期间或产后4周之内。

标注如果是：

伴紧张症（其定义参见与其他精神障碍有关的紧张症的诊断标准，第49—50页）。

编码备注：使用额外的编码F06.1，与短暂精神病性障碍有关的紧张症，表明存在合并的紧张症。

标注目前的严重程度：

严重程度是用被量化的精神病的主要症状来评估，包括妄想、幻觉、言语紊乱，异常的精神运动行为和阴性症状。每一种症状都可以用5分制测量来评估它目前的严重程度（过去7天里最严重的程度），从0（不存在）到4（存在且严重）。（参见DSM-5第三部分"评估量表"一章中精神病症状严重程度临床工作者评定量表。）

注：短暂精神病性障碍的诊断可以不使用严重程度的标注。

精神分裂症样障碍
F20.81

A. 存在2项（或更多）下列症状，每一项症状均在1个月中较长的一段时间里存在（如经成功治疗，则时间可以更短），至少其中1项必须是1、2或3：
   1. 妄想；
   2. 幻觉；
   3. 言语紊乱（例如，频繁地离题或不连贯）；
   4. 明显紊乱的或紧张症的行为；
   5. 阴性症状（即，情绪表达减少或动力缺乏）。

B. 这种障碍的发作持续至少1个月，但少于6个月。当不能等待其痊愈就需作出诊断时,应定性为"临时"。

C. 分裂情感性障碍和抑郁或双相障碍伴精神病性特征已经被排除,因为:1 没有与活动期症状同时出现的重性抑郁或躁狂发作;或 2 如果心境发作出现在症状活动期,则它们只是存在此疾病的活动期和残留期整个病程的小部分时间内。

D. 这种障碍不能归因于某种物质(例如,滥用的毒品、药物)的生理效应或其他躯体疾病。

标注如果是:

伴良好的预后特征:此标注需要存在至少 2 项下列特征:显著的精神病性症状发生在日常行为或功能首次出现可察觉的变化的 4 周内;意识模糊或混乱;病前社交或职业功能良好;无情感迟钝或平淡。

无良好的预后特征:此标注适用于不存在 2 项或更多的上述特征。

标注如果是:

伴紧张症(其定义参见与其他精神障碍有关的紧张症的诊断标准,第 49—50 页)。

编码备注:使用额外的编码 F06.1,与精神分裂症样障碍有关的紧张症,表明存在合并的紧张症。

标注目前的严重程度:

严重程度是用被量化的精神病主要症状来评估,包括妄想、幻觉、言语紊乱,异常的精神运动行为和阴性症状。每一种症状都可以用 5 分制测量来评估它目前的严重程度(过去 7 天里最严重的程度),从 0(不存在)到 4(存在且严重)。(参见 DSM-5 第三部分"评估量表"一章中精神病症状严重程度临床工作者评定量表。)

注:精神分裂症样障碍的诊断可以不使用严重程度的标注。

精神分裂症

F20.9

A. 存在 2 项(或更多)下列症状,每一项症状均在 1 个月中相当显著的一段时间里存在(如经成功治疗,则时间可以更短),至少其中 1 项必须是 1、2 或 3:
  1. 妄想;
  2. 幻觉;
  3. 言语紊乱(例如,频繁地离题或不连贯);
  4. 明显紊乱的或紧张症的行为;
  5. 阴性症状(即,情绪表达减少或动力缺乏)。

B. 自障碍发生以来的明显时间段内,1 个或更多的重要方面的功能水平,如工作、人际关系或自我照顾,明显低于障碍发生前具有的水平(当障碍发生于儿童或青少年时,则人际关系、学业或职业功能未能达到预期的发展水平)。

C. 这种障碍的体征至少持续 6 个月。此 6 个月应包括至少 1 个月(如经成功治疗,则时间可以更短)符合诊断标准 A 的症状(即活动期症状),可包括前驱期或残留期症状。在前驱期或残留期中,该障碍的体征可表现为仅有阴性症状或有轻微的诊断标准 A 所列的 2 项或更多的症状(例如,奇特的信念,不寻常的知觉体验)。

D. 分裂情感性障碍和抑郁或双相障碍伴精神病性特征已经被排除,因为:1 没有与活动期症状同时出现的重性抑郁或躁狂发作;2 如果心境发作出现在症状活动期,则他们只是存在此疾病的活动期和残留期整个病程的小部分时间内。

E. 这种障碍不能归因于某种物质(例如,滥用的毒品、药物)的生理效应或其他躯体疾病。

F. 如果有孤独症(自闭症)谱系障碍或儿童期发生的交流障碍的病史,除了精神分裂症的其他症状外,还需有显著的妄想或幻觉,且存在至少 1 个月(如经成功治疗,则时间可以更短),才能作出精神分裂症的额外诊断。

精神分裂症谱系及其他精神病性障碍

标注如果是：

以下病程标注仅用于此障碍 1 年病程之后，如果他们不与诊断病程的标准相矛盾的话。

初次发作，目前在急性发作期：障碍的首次表现符合症状和时间的诊断标准。急性发作期是指症状符合诊断标准的时间段。

初次发作，目前为部分缓解：*部分缓解* 是先前发作后有所改善而现在部分符合诊断标准的时间段。

初次发作，目前为完全缓解：*完全缓解* 是先前发作后没有与障碍相关的特定症状存在的时间段。

多次发作，目前在急性发作期：至少经过 2 次发作后，可以确定为多次发作（即，第一次发作并缓解，然后至少有 1 次复发）。

多次发作，目前为部分缓解

多次发作，目前为完全缓解

持续型：符合障碍诊断标准的症状在其病程的绝大部分时间里存在，阈下症状期相对于整个病程而言是非常短暂的。

未特定型

标注如果是：

伴紧张症（其定义参见与其他精神障碍有关的紧张症的诊断标准，第 49—50 页）。

编码备注：使用额外的编码 F06.1，与精神分裂症有关的紧张症，表明存在合并的紧张症。

标注目前的严重程度：

严重程度是用被量化的精神病主要症状来评估，包括妄想、幻觉、言语紊乱，异常的精神运动行为和阴性症状。每一种症状都可以用 5 分制测量来评估它目前的严重程度（过去 7 天里最严重的程度），从 0（不存在）到 4（存在且严重）。（参见 DSM-5 第三部分"评估量表"一章中精神病症状严重程度临床工作者评定量表。）

注：精神分裂症的诊断可以不使用严重程度的标注。

分裂情感性障碍

A. 在一个不间断的疾病周期中,有主要心境发作(重性抑郁或躁狂),同时存在符合精神分裂症诊断标准 A 的症状。
   注:重性抑郁发作必须包括诊断标准 A1:抑郁心境。
B. 在此疾病的全程中,在缺少主要心境发作(抑郁或躁狂)的情况下,存在持续 2 周或更长时间的妄想或幻觉。
C. 在此疾病的活动期和残留期的整个病程的大部分时间内,存在符合主要心境发作诊断标准的症状。
D. 这种障碍不能归因于某种物质(例如,滥用的毒品、药物)的生理效应或其他躯体疾病。

标注是否是:

F25.0 双相型:如果临床表现的一部分是躁狂发作,则适用此亚型,重性抑郁发作也可以出现。

F25.1 抑郁型:如果临床表现的一部分仅仅是典型抑郁发作,则适用此亚型。

标注如果是:

伴紧张症(其定义参见与其他精神障碍有关的紧张症的诊断标准,第 49—50 页)。

编码备注:使用额外的编码 F06.1,与分裂情感性障碍有关的紧张症,表明存在合并的紧张症。

标注如果是:

以下病程标注仅用于此障碍 1 年病程之后,如果他们不与诊断病程的标准相矛盾的话。

初次发作,目前在急性发作期:障碍的首次表现符合症状和时间的诊断标准。急性发作期是指症状符合诊断标准的时间段。

初次发作,目前为部分缓解:*部分缓解*是先前发作后有所改善而现在部分符合诊断标准的时间段。

初次发作,目前为完全缓解:*完全缓解*是先前发作后没有与障碍相关的特定症状存在的时间段。

多次发作,目前在急性发作期: 至少经过 2 次发作后,可以确定为多次发作(即,第一次发作并缓解,然后至少有 1 次复发)。

多次发作,目前为部分缓解

多次发作,目前为完全缓解

持续型: 符合障碍诊断标准的症状在其病程的绝大部分时间里存在,阈下症状期相对于整个病程而言是非常短暂的。

未特定型

标注目前的严重程度:

严重程度是用被量化的精神病的主要症状来评估,包括妄想、幻觉、言语紊乱,异常的精神运动行为和阴性症状。每一种症状都可以用 5 分制测量来评估它目前的严重程度(过去 7 天里最严重的程度),从 0(不存在)到 4(存在且严重)。(参见 DSM-5 第三部分"评估量表"一章中精神病症状严重程度临床工作者评定量表。)

注: 分裂情感性障碍的诊断可以不使用严重程度的标注。

物质/药物所致的精神病性障碍

A. 存在下列症状的 1 项或 2 项:
  1. 妄想。
  2. 幻觉。

B. 来自病史、躯体检查或实验室的证据显示存在下列 2 项症状:
  1. 诊断标准 A 的症状是在物质中毒的过程中或不久后,或物质戒断接触某种药物之后出现。
  2. 所涉及的物质/药物能够引起诊断标准 A 的症状。

C. 这种障碍不能用一种非物质/药物所致的精神病性障碍来更好地解释。独立的精神病性障碍的证据包括如下:
  症状的发作是在开始使用物质/药物之前;在急性戒断或重度中毒结束之后,症状仍持续相当长的时间(例如,约 1 个月);或有其他证据表明存在一种独立的、非物质/药物所致的精神病性障碍(例如,有反复出现的与非物质/药物相关的发作的病史)。

D. 这种障碍并非仅仅出现于谵妄时。

E. 这种障碍引起有临床意义的痛苦,或导致社交、职业或其他重要功能方面的损害。

注:仅当诊断标准 A 的症状在临床表现中非常明显且已经严重到足以引起临床关注时,才应该作出这种诊断以代替物质中毒或物质戒断的诊断。

编码备注:下表是 ICD-10-CM 中[特定的物质/药物]所致的精神病性障碍的编码。注意 ICD-10-CM 的编码是取决于对同一物质是否存在一个合并物质使用障碍。如果一个轻度的物质使用障碍合并物质所致的精神病性障碍,则第 4 位的数码为"1",临床工作者应该在物质所致的精神病性障碍之前记录"轻度[物质]使用障碍"(例如,"轻度的可卡因使用障碍和可卡因所致的精神病性障碍")。如果一个中度或重度的物质使用障碍合并物质所致的精神病性障碍,则第 4 位的数码为"2",临床工作者应该根据合并物质使用障碍的严重程度来记录"中度[物质]使用障碍"或"重度[物质]使用障碍"。如果未伴发物质使用障碍(例如,仅仅一次高剂量物质使用后),则第 4 位数码为"9",且临床工作者应该仅仅记录物质所致的精神病性障碍。

	ICD-10-CM		
	伴轻度使用障碍	伴中或重度使用障碍	无使用障碍
酒精	F10.159	F10.259	F10.959
大麻	F12.159	F12.259	F12.959
苯环利定	F16.159	F16.259	F16.959
其他致幻剂	F16.159	F16.259	F16.959
吸入剂	F18.159	F18.259	F18.959
镇静剂、催眠药或抗焦虑药	F13.159	F13.259	F13.959
苯丙胺(或其他兴奋剂)	F15.159	F15.259	F15.959
可卡因	F14.159	F14.259	F14.959
其他(或未知)物质	F19.159	F19.259	F19.959

精神分裂症谱系及其他精神病性障碍

标注如果是：("物质相关及成瘾障碍"一章中与物质种类有关的诊断：参见第192页表1)

于中毒期间发生：如果物质中毒和在中毒过程中产生的症状都符合诊断标准。

于戒断期间发生：如果物质戒断和在戒断过程中或不久后产生的症状都符合诊断标准。

标注目前的严重程度：

严重程度是用被量化的精神病主要症状来评估，包括妄想、幻觉、言语紊乱，异常的精神运动行为和阴性症状。每一种症状都可以用5分制测量来评估它目前的严重程度(过去7天里最严重的程度)，从0(不存在)到4(存在且严重)。(参见 DSM-5 第三部分"评估量表"一章中精神病症状严重程度临床工作者评定量表。)

注：物质/药物所致的精神病性障碍的诊断可以不使用严重程度的标注。

记录步骤

ICD-10-CM。 物质/药物所致的精神病性障碍的名称由假设能导致妄想或幻觉的特定物质(例如，可卡因、地塞米松)开始。诊断编码筛选自包括物质种类和存在或缺乏合并物质使用障碍的表格。不符合任何种类的物质(例如，地塞米松)，应使用"其他物质"，无合并物质使用的编码；某种物质被判断为病因，但该物质的特定种类是未知的，在这种情况下应使用"未知物质"，无合并物质使用的编码。

当记录疾病名称时，合并物质使用障碍(若有)应列在前面，接着"和"这个字，后面接着物质所致的精神病性障碍的名称，再接着是发生的标注(即：于中毒期间发生，于戒断期间发生)。例如，在有重度可卡因使用障碍的个体中毒时出现妄想的情况下，其诊断为 F14.259 重度可卡因使用障碍和可卡因所致的精神病性障碍，于中毒期间发生。不再分别给出一个合并的重度可卡因使用障碍的诊断。如果物质所致的精神病性障碍出现在未伴发物质使用障碍时(例如,仅仅一次高剂量物质使用后),则无需注明合并的物质使用障碍(例如,F16.959 苯环利定所致的精神病性障碍,于中毒期间发生)。当一种以上的物质被判断在精神病性症状的发展过程中起到重要作用时,应分别列出(例如,F12.259 重度大麻使用障碍和大麻所致的精神病性障碍,于中毒期间发生;F19.94 轻度苯环利定使用障碍和苯环利定所致的精神病性障碍,于中毒期间发生)。

由于其他躯体疾病所致的精神病性障碍

A. 显著的幻觉或妄想。
B. 从病史、躯体检查或实验室发现的证据表明,该障碍是其他躯体疾病的直接的病理生理性结果。
C. 这种障碍不能用其他精神障碍来更好地解释。
D. 这种障碍并非仅仅出现于谵妄时。
E. 这种障碍引起了有临床意义的痛苦,或导致社交、职业或其他重要功能方面的损害。

标准是否是:

编码需基于主要症状:

F06.2 伴妄想:如果主要症状为妄想。

F06.0 伴幻觉:如果主要症状为幻觉。

编码备注:将其他躯体疾病的名字包含在此精神障碍的名称之内(例如,F06.2 由于恶性肺肿瘤所致的精神病性障碍,伴妄想)。在由于其他躯体疾病所致的精神病性障碍之前,其他躯体疾病应该被编码和单独列出(例如,C34.90 恶性肺肿瘤;F06.2 由于恶性肺肿瘤所致的精神病性障碍,伴妄想)。

标注目前的严重程度:

严重程度是用被量化的精神病主要症状来评估,包括妄想、幻觉、异常的精神运动行为和阴性症状。每一种症状都可以用 5 分制测量来评估它目前的严重程度(过去 7 天里最严重的程度),从 0(不存在)到 4(存在且严重)。(参见 DSM-5 第三部分"评估量表"一章中精神病症状严重程度临床工作者评定量表。)

注：由于其他躯体疾病所致的精神病性障碍的诊断可以不使用严重程度的标注。

紧张症

与其他精神障碍相关的紧张症(紧张症的标注)
F06.1

A. 临床表现主要为下列 3 项(或更多)的症状：
  1. 木僵(即，无精神运动性活动；无主动地与环境联系)。
  2. 肌肉僵直(即，被动地还原为对抗重力的姿势)。
  3. 蜡样屈曲(即，对检查者摆放的姿势几乎无抵抗)。
  4. 缄默症(即，没有或几乎没有言语反应[如果有失语症，除外此项])。
  5. 违拗(即，对指令或外部刺激抗拒或没有反应)。
  6. 摆姿势(即，自发地、主动地维持对抗重力的姿势)。
  7. 造作(即，奇怪地、矫揉造作地模仿正常的行为)。
  8. 刻板运动(即，重复的、异常频率的、非目标导向的运动)。
  9. 不受外界刺激影响的激越。
  10. 扮鬼脸。
  11. 模仿言语(即，模仿他人的言语)。
  12. 模仿行为(即，模仿他人的行为)。

编码备注：记录此种状况时，需指出相关的精神障碍的名称(例如，F06.1 与重性抑郁障碍有关的紧张症)。首先编码有关的精神障碍(即，神经发育障碍、短暂精神病性障碍、精神分裂症样障碍、精神分裂症、分裂情感性障碍、双相障碍、重性抑郁障碍或其他精神障碍)(例如,F25.1 分裂情感性障碍,抑郁型;F06.1 与分裂情感性障碍有关的紧张症)。

由于其他躯体疾病所致的紧张症

F06.1

A. 临床表现主要为下列 3 项(或更多)的症状:
  1. 木僵(即,无精神运动性活动;无主动地与环境联系)。
  2. 肌肉僵直(即,被动地还原为对抗重力的姿势)。
  3. 蜡样屈曲(即,对检查者摆放的姿势几乎无抵抗)。
  4. 缄默症(即,没有或几乎没有言语反应[**注:** 如果已确诊为失语症,则不适用])。
  5. 违拗症(即,对指令或外部刺激抗拒或没有反应)。
  6. 摆姿势(即,自发地、主动地维持对抗重力的姿势)。
  7. 造作(即,奇怪地、矫揉造作地地模仿正常的行为)。
  8. 刻板运动(即,重复的、异常频率的、非目标导向的运动)。
  9. 不受外界刺激影响的激越。
  10. 扮鬼脸。
  11. 模仿言语(即,模仿他人的言语)。
  12. 模仿行为(即,模仿他人的行为)。

B. 从病史、躯体检查或实验室发现的证据表明,该障碍是其他躯体疾病的直接的病理生理性结果。

C. 这种障碍不能用其他精神障碍来更好地解释(例如,躁狂发作)。

D. 这种障碍并非仅仅出现于谵妄时。

E. 这种障碍引起有临床意义的痛苦,或导致社交、职业或其他重要功能方面的损害。

编码备注: 将躯体疾病的名字包含在此精神障碍的名称之内(例如,F06.1)由于肝性脑病所致的紧张症)。在由于其他躯体疾病所致的紧张症之前,其他躯体疾病应该被编码和单独列出(例如,K71.90 肝性脑病;F06.1 由于肝性脑病所致的紧张症)。

未特定的紧张症

此类型适用于那些临床表现,它们具备紧张症的典型症状,且引起有临床意义的痛苦,或导致社交、职业或其他重要功能方面的损害,但是,引起紧张症的精神障碍的性质或其他躯体疾病目前尚不清楚,未能符合紧张症的全部诊断标准,或没有充足的信息作出更特定的诊断(例如,在急诊室的环境下)。

编码备注:首先编码 **R29.818** 涉及神经和肌肉骨骼系统的其他症状,接着编码 **F06.1** 未特定的紧张症。

其他特定的精神分裂症谱系及其他精神病性障碍
F28

此类型适用于那些临床表现,它们具备精神分裂症谱系及其他精神病性障碍的典型症状,且引起有临床意义的痛苦,或导致社交、职业或其他重要功能方面的损害,但未能符合精神分裂症谱系及其他精神病性障碍任一种疾病的诊断标准的情况。可在下列情况下使用其他特定的精神分裂症谱系及其他精神病性障碍这一诊断:临床工作者选择用它来交流未能符合任一种特定的精神分裂症谱系及其他精神病性障碍的诊断标准的特定理由。通过记录"其他特定的精神分裂症谱系及其他精神病性障碍",接着记录其特定理由(例如,"持续性听幻觉")来表示。

能够归类为"其他特定"的示例如下。

1. **持续性听幻觉**:出现于缺少任何其他特征的情况下。
2. **妄想伴显著的重叠性心境发作**:在妄想症状相当显著的一段时间内,存在持续性妄想伴重叠的心境发作(如诊断标准规定,在妄想障碍中只有短暂的心境障碍,则不符合此诊断)。

3. **轻微精神病性综合征**：此综合征的特点是存在精神病样症状但低于完全的精神病性障碍的阈值（例如，这些症状不那么严重、更短暂，且自知力相对保留）。
4. **妄想障碍个体的伴侣的妄想症状**：在关系的背景下，起主导作用的伴侣的妄想素材成为另一方妄想的内容，否则，另一方不能符合妄想障碍的全部诊断标准。

未特定的精神分裂症谱系及其他精神病性障碍

F29

此类型适用于那些临床表现，它们具备精神分裂症谱系及其他精神病性障碍的典型症状，且引起有临床意义的痛苦，或导致社交、职业或其他重要功能方面的损害，但未能符合精神分裂症谱系及其他精神病性障碍任一种疾病的诊断标准。此种未特定的精神分裂症谱系及其他精神病性障碍可在下列情况下使用：临床工作者选择不标注未能符合任一种特定的精神分裂症谱系及其他精神病性障碍的诊断标准的理由及包括因信息不足而无法作出更特定的诊断（例如，在急诊室的环境下）。

双相及相关障碍

双相Ⅰ型障碍

诊断为双相Ⅰ型障碍,必须符合下列躁狂发作的诊断标准。在躁狂发作之前或之后可以有轻躁狂或重性抑郁发作。

躁狂发作

A. 在持续至少1周的时间内,几乎每一天的大部分时间里,有明显异常的、持续性的高涨、扩张或心境易激惹,或异常的、持续性的活动增多或精力旺盛(或如果有必要住院治疗,则可短于1周)。

B. 在心境障碍、精力旺盛或活动增加的时期内,存在3项(或更多)以下症状(如果心境仅仅是易激惹,则为4项),并达到显著的程度,且表现出与平常行为相比明显的变化。

  1. 自尊心膨胀或夸大。
  2. 睡眠的需求减少(例如,仅仅睡了3小时,就感到休息好了)。
  3. 比平时更健谈或有持续讲话的压力感。
  4. 意念飘忽或主观感受到思维奔逸。
  5. 自我报告或被观察到的随境转移(即,注意力太容易被不重要或无关的外界刺激所吸引)。
  6. 有目标的活动增多(工作或上学时的社交,或性活动)或精神运动性激越(即,无目的、无目标的活动)。
  7. 过度地参与那些结果痛苦的可能性高的活动(例如,无节制的购物,轻率的性行为,愚蠢的商业投资)。

C. 这种心境障碍严重到足以导致显著的社交或职业功能的损害,或必须住院以防止伤害自己或他人,或存在精神病性特征。

D. 这种发作不能归因于某种物质(例如,滥用的毒品、药物、其他治疗)的生理效应或其他躯体疾病。

注：由抗抑郁治疗(例如,药物、电抽搐治疗)引起的一次完整的躁狂发作,持续存在的全部症状超过了使用的治疗的生理效应,这对于躁狂发作而言是足够的证据,因此可诊断为双相Ⅰ型障碍。

注：诊断标准A—D构成了躁狂发作,诊断为双相Ⅰ型障碍需要个体一生中至少有1次躁狂发作。

轻躁狂发作

A. 在至少连续4天的时间内,几乎每一天的大部分时间里,有明显异常的、持续性的高涨、扩张或心境易激惹,或异常的、持续性的活动增多或精力旺盛。

B. 在心境障碍、精力旺盛或活动增加的时期内,存在3项(或更多)以下症状(如果心境仅仅是易激惹,则为4项),并持续性地表现出与平常行为相比明显的变化,且达到显著的程度。

　1. 自尊心膨胀或夸大。

　2. 睡眠的需求减少(例如,仅仅睡了3小时,就感到休息好了)。

　3. 比平时更健谈或有持续讲话的压力感。

　4. 意念飘忽或主观感受到思维奔逸。

　5. 自我报告或被观察到的随境转移(即,注意力太容易被不重要或无关的外界刺激所吸引)。

　6. 有目标的活动增多(工作或上学时的社交,或性活动)或精神运动性激越。

　7. 过度地参与那些结果痛苦的可能性高的活动(例如,无节制的购物,轻率的性行为,愚蠢的商业投资)。

C. 这种发作与明确的功能改变有关,个体无症状时没有这种情况。

D. 这种心境障碍和功能的改变可以明显地被他人观察到。

E. 这种发作没有严重到足以导致显著的社交或职业功能的损害或必须住院治疗。如果存在精神病性特征,根据定义,则为躁狂发作。

F. 这种发作不能归因于某种物质(例如,滥用的毒品、药物、其

双相及相关障碍

他治疗)的生理效应。

注：由抗抑郁治疗(例如,药物、电抽搐治疗)引起的完整的轻躁狂发作,持续存在的全部症状超过了使用的治疗的生理效应,这对于轻躁狂发作而言是足够的证据。然而,需要谨慎的是,1项或2项症状(尤其是使用抗抑郁药物后出现的易激惹的增加、急躁或激动)不足以作出轻躁狂发作的诊断,也不足以说明个体有双相的素质。

注：诊断标准A—F构成了轻躁狂发作,轻躁狂发作虽然常见于双相I型障碍,但对于双相I型障碍的诊断而言并不需要。

重性抑郁发作

A. 在同一个2周时期内,出现5个或以上的下列症状,表现出与先前功能相比的变化,其中至少1项是1心境抑郁或2丧失兴趣或愉悦感。

   注：不包括那些能够明确归因于其他躯体疾病的症状。

   1. 几乎每天和每天大部分时间都心境抑郁,既可以是主观的报告(例如,感到悲伤、空虚、无望),也可以是他人的观察(例如,表现为流泪)(**注**：儿童和青少年,可能表现为心境易激惹)。
   2. 几乎每天和每天的大部分时间,对于所有或几乎所有的活动兴趣或愉悦感都明显减少(既可以是主观陈述,也可以是观察所见)。
   3. 在未节食的情况下体重明显减轻,或体重增加(例如,一个月内体重变化超过原体重的5%),或几乎每天食欲都减退或增加(**注**：儿童则可表现为未能达到应增体重)。
   4. 几乎每天都失眠或睡眠过多。
   5. 几乎每天都精神运动性激越或迟滞(由他人看得出来,而不仅仅是主观体验到的坐立不安或变得迟钝)。
   6. 几乎每天都疲劳或精力不足。
   7. 几乎每天都感到自己毫无价值,或过分地、不适当地感到内疚(可以达到妄想的程度,并不仅仅是因为患病而自责或内疚)。
8. 几乎每天都存在思考能力减退或注意力不能集中,或犹豫不决(既可以是主观的陈述,也可以是他人的观察)。
9. 反复出现死亡的想法(而不仅仅是恐惧死亡),反复出现没有具体计划的自杀意念,或有某种自杀企图,或有某种实施自杀的特定计划。

B. 这些症状引起有临床意义的痛苦,或导致社交、职业或其他重要功能方面的损害。

C. 这些症状不能归因于某种物质的生理效应,或其他躯体疾病。

注: 诊断标准 A—C 构成了重性抑郁发作。重性抑郁发作虽然常见于双相Ⅰ型障碍,但对于双相Ⅰ型障碍的诊断而言并不需要。

注: 对于重大丧失(例如,丧痛、经济破产、自然灾害的损失、严重的医学疾病或伤残)的反应,可能包括诊断标准 A 所列出的症状,如强烈的悲伤,沉浸于丧失,失眠、食欲缺乏和体重减轻,这些症状可以类似抑郁发作。尽管此类症状对于丧失来说是可以理解的或反应恰当的,但除了对于重大丧失的正常反应之外,也应该仔细考虑是否存在重性抑郁发作的可能。这个决定必须要基于个人史和在丧失的背景下表达痛苦的文化常模来作出临床判断。[①]

---

① 悲痛反应的主要表现是空虚和失去的感受,而重性抑郁发作(MDE)是持续的抑郁心境和无力预见幸福或快乐,这样的考虑对于鉴别 MDE 和悲痛反应是有用的。悲痛反应中的不快乐可能随着天数或周数的增加而减弱,并且呈波浪式出现,是所谓一阵阵的悲痛。这种波浪式的悲痛往往与想起逝者或提示逝者有关。MDE 的抑郁情绪更加持久,并且不与这些特定的想法或担忧相关联。悲痛反应的痛苦可能伴随着正性的情绪或幽默,而以广泛的不快乐和不幸为特点的 MDE 则不是这样的。与悲痛反应相关的思考内容通常以思念逝者和回忆逝者为主,而不是在 MDE 中所见的自责或悲观的沉思。悲痛反应中通常保留了自尊,然而在 MDE 中,毫无价值感或自我憎恨的感觉则是常见的。如果悲痛反应中存在自我贬低性思维,通常涉及意识到对不起逝者(例如,没有足够频繁地探望,没有告诉逝者对他的爱有多深)。如果丧失亲人的个体考虑死亡和垂死,这种想法通常聚焦于逝者和可能关于跟逝者"一起死";然而在 MDE 中,这种想法则聚焦于因为自认毫无价值,不配活着,或无力应对抑郁的痛苦而想结束自己的生命。

双相Ⅰ型障碍

A. 至少一次符合了躁狂发作的诊断标准(上述躁狂发作 A—D 的诊断标准)。
B. 这种躁狂和重性抑郁发作的出现不能用分裂情感性障碍、精神分裂症、精神分裂症样障碍、妄想障碍或其他特定的或未特定的精神分裂症谱系及其他精神病性障碍来更好地解释。

编码与记录步骤

双相Ⅰ型障碍的诊断编码是基于目前或最近的发作的类型,目前严重程度的状态,是否存在精神病性特征及缓解状态。只有目前符合躁狂或重性抑郁发作的全部诊断标准时,才能表明目前的严重程度和精神病性特征。若目前不符合躁狂、轻躁狂或重性抑郁发作的全部诊断标准,才能作出缓解的标注。编码如下:

双相Ⅰ型障碍	目前或最近为躁狂发作	目前或最近为轻躁狂发作*	目前或最近为抑郁发作	目前或最近为未特定的发作**
轻度 (p.75)	F31.11	NA	F31.31	NA
中度 (p.75)	F31.12	NA	F31.32	NA
重度 (p.75)	F31.13	NA	F31.4	NA
伴精神病性特征 (p.72)***	F31.2	NA	F31.5	NA
部分缓解 (p.75)	F31.71	F31.71	F31.75	NA
完全缓解 (p.75)	F31.72	F31.72	F31.76	NA
未特定的	F31.9	F31.9	F31.9	NA

* 严重程度和精神病性的标注不适用,则为未处于缓解状态的案例编码 F31.0。

** 严重程度、精神病性和缓解的标注不适用,则编码为 F31.9。

*** 如果精神病性特征存在,则编码"伴精神病性特征"的标注,而不考虑发作的严重程度。

记录诊断的名称,应按以下顺序:双相Ⅰ型障碍,目前或最近的发作的类型,严重程度/精神病性/缓解标注,接着是适用于目前或最近发作的没有编码的下述标注,需要几个就用几个。

标注:

伴焦虑痛苦(p.68)
伴混合特征(pp.68-70)
伴快速循环(p.70)
伴忧郁特征(p.71)
伴非典型特征(pp.71-72)
伴心境协调的精神病性特征(p.72)
伴心境不协调的精神病性特征(p.73)
伴紧张症(p.73),编码备注:使用额外的编码 F06.1
伴围产期发生(pp.73-74)
伴季节性模式(pp.74-76)

双相 II 型障碍

F31.81

诊断为双相 II 型障碍,必须符合下列目前或过去的轻躁狂发作和目前或过去的重性抑郁发作的诊断标准。

轻躁狂发作

A. 在至少连续 4 天的一段时间内,几乎每天和每天的大部分时间,有明显异常的、持续性的高涨、扩张或心境易激惹,或异常的、持续性的活动增多或精力旺盛。

B. 在心境障碍、精力旺盛或活动增加的时期内,存在 3 项(或更多)以下症状(如果心境仅仅是易激惹,则为 4 项),并持续性地表现出与平常行为相比明显的改变,且达到显著的程度。

1. 自尊心膨胀或夸大。
2. 睡眠的需求减少(例如,仅仅睡了 3 小时,就感到休息好了)。
3. 比平时更健谈或有持续讲话的压力感。

双相及相关障碍

4. 意念飘忽或主观感受到思维奔逸。
5. 自我报告或被观察到的随境转移(即,注意力太容易被不重要或无关的外界刺激所吸引)。
6. 有目标的活动增多(工作或上学时的社交,或性活动)或精神运动性激越;
7. 过度地参与那些结果痛苦的可能性高的活动(例如,无节制的购物,轻率的性行为,愚蠢的商业投资)。

C. 这种发作伴有明确的功能改变有关,个体无症状时没有这种情况。

D. 这种心境障碍和功能的改变可以明显地被他人观察到。

E. 这种发作没有严重到足以导致显著的社交或职业功能的损害或必须住院治疗。如果存在精神病性特征,根据定义,则为躁狂发作。

F. 这种发作不能归因于某种物质(例如,滥用的毒品、药物或其他治疗)的生理效应或其他躯体疾病。

注:由抗抑郁治疗(例如,药物、电抽搐治疗)引起的完整的轻躁狂发作,持续存在的全部症状超过了那种治疗的生理效应,这对于轻躁狂发作而言是足够的证据。然而,需要谨慎的是,1项或2项症状(尤其是使用抗抑郁药物后出现的易激惹的增加、急躁或激动)不足以作轻躁狂发作的诊断,也不足以说明个体有双相的素质。

重性抑郁发作

A. 在同一个2周时期内,出现5个以上的下列症状,表现出与先前功能相比的变化,其中至少1项是1心境抑郁或2丧失兴趣或愉悦感。

注:不包括能够明确归因于其他躯体疾病的症状。

1. 几乎每天和每天大部分时间都心境抑郁,既可以是主观的报告(例如,感到悲伤、空虚、无望),也可以是他人的观察(例如,表现为流泪)(注:儿童和青少年,可能表现为心境易激惹)。

2. 几乎每天和每天的大部分时间,对于所有或几乎所有的活动兴趣或愉悦感都明显减少(既可以是主观陈述,也可以是观察所见)。
3. 在未节食的情况下体重明显减轻,或体重增加(例如,一个月内体重变化超过原体重的5%),或几乎每天食欲都减退或增加(**注**:儿童则可表现为未能达到应增体重)。
4. 几乎每天都失眠或睡眠过多。
5. 几乎每天都精神运动性激越或迟滞(由他人看得出来,而不仅仅是主观体验到的坐立不安或变得迟钝)。
6. 几乎每天都疲劳或精力不足。
7. 几乎每天都感到自己毫无价值,或过分的、不适当的感到内疚(可以达到妄想的程度,并不仅仅是因为患病而自责或内疚)。
8. 几乎每天都存在思考能力减退或注意力不能集中,或犹豫不决(既可以是主观的陈述,也可以是他人的观察)。
9. 反复出现死亡的想法(而不仅仅是恐惧死亡),反复出现没有特定计划的自杀意念,某种自杀企图,或有某种实施自杀的特定计划。

B. 这些症状引起有临床意义的痛苦,或导致社交、职业或其他重要功能方面的损害。

C. 这些症状不能归因于某种物质的生理效应,或其他躯体疾病。

注:上述诊断标准A—C构成了重性抑郁发作。

注:对于重大丧失(例如,丧痛、经济破产、自然灾害的损失、严重的躯体疾病或伤残)的反应,可能包括诊断标准A所列出的症状,如强烈的悲伤,沉浸于丧失,失眠、食欲缺乏和体重减轻,这些症状可以类似抑郁发作。尽管此类症状对于丧失来说是可以理解的或反应恰当的,但除了对于重大丧失的正常反应之外,应该仔细考虑是否存在重性抑郁发作的可能。这个决定必须要基于个人史和在丧失的背景下表达痛

苦的文化常模来作出临床判断。②

双相Ⅱ型障碍

A. 至少一次符合了轻躁狂发作(上述"轻躁狂"发作 A—F 的诊断标准)和至少一次重性抑郁发作(上述"重性抑郁发作" A—C 的诊断标准)的诊断标准。
B. 从未有过躁狂发作。
C. 这种轻躁狂和重性抑郁发作的出现不能用分裂情感性障碍、精神分裂症、精神分裂症样障碍、妄想障碍、或其他特定的或未特定的精神分裂症谱系及其他精神病性障碍来更好地解释。
D. 抑郁期和轻躁狂期的频繁交替所致的抑郁症状或不可预测性,引起有临床意义的痛苦,或导致社交、职业或其他重要功能方面的损害。

编码与记录步骤

双相Ⅱ型障碍只有一个诊断编码:F31.81。它表明目前的严重程度,精神病性特征的存在,病程和其他不能被编码但应书面注明的标注(例如,F31.81 双相Ⅱ型障碍,目前为抑郁发作,严重程度为中度,伴混合特征;F31.81 双相Ⅱ型障碍,最近为抑郁发作,部分缓解)。

---

② 悲痛反应的主要表现是空虚和失去的感受,而重性抑郁发作(MDE)是持续的抑郁心境和无力预见幸福或快乐,这样的考虑对于鉴别 MDE 和悲痛反应是有用的。悲痛反应中的不快乐可能随着天数或周数的增加而减弱,并且呈波浪式出现,所谓是一阵阵的悲痛。这种波浪式的悲痛往往与想起逝者或提示逝者有关。MDE 的抑郁情绪更加持久,并且不与这些特定的想法或担忧相关联。悲痛反应的痛苦可能伴随着正性的情绪或幽默,而以广泛的不快乐和不幸为特点的 MDE 则不是这样的。与悲痛反应相关的思考内容通常以关于思念逝者和回忆逝者为主,而不是在 MDE 中所见的自责或悲观的沉思。悲痛反应中通常保留了自尊,然而在 MDE 中,毫无价值感或自我憎恨的感觉则是常见的。如果悲痛反应中存在自我贬低性思维,通常涉及意识到对不起逝者(例如,没有足够频繁地探望,没有告诉逝者对他的爱有多深)。如果痛失亲人的个体考虑死亡和垂死,这种想法通常聚焦于逝者和可能关于跟逝者"一起死";然而在 MDE 中,这种想法则聚焦于因为自认毫无价值,不配活着,或无力应对抑郁的痛苦而想结束自己的生命。

标注目前或最近的发作:
　　轻躁狂
　　抑郁

标注如果是:
　　伴焦虑痛苦(p.68)
　　伴混合特征(pp.68-70)
　　伴快速循环(p.70)
　　伴忧郁特征(p.71)
　　伴非典型特征(pp.71-72)
　　伴心境协调的精神病性特征(p.72)
　　伴心境不协调的精神病性特征(p.73)
　　伴紧张症(p.73),编码备注:使用额外的编码 F06.1
　　伴围产期发生(pp.73-74)
　　伴季节性模式(pp.74-76)

标注其病程,如果目前不符合心境发作的全部诊断标准:
　　部分缓解(p.75)
　　完全缓解(p.75)

标注其严重程度,如果目前符合重性抑郁发作的全部诊断标准:
　　轻度(p.76)
　　中度(p.76)
　　重度(p.76)

环性心境障碍

F34.0

A. 至少 2 年(儿童和青少年至少 1 年)的时间内有多次轻躁狂症状,但不符合轻躁狂发作的诊断标准,且有多次抑郁症状,但不符合重性抑郁发作的诊断标准。

B. 在上述的 2 年(儿童和青少年为 1 年)的时间内,轻躁狂期和抑郁期至少有一半的时间,且个体无症状的时间每次从未超

双相及相关障碍

过 2 个月。

C. 从不符合重性抑郁、躁狂或轻躁狂发作的诊断标准。

D. 诊断标准 A 的症状不能用分裂情感性障碍、精神分裂症、精神分裂症样障碍、妄想障碍、或其他特定的或未特定的精神分裂症谱系及其他精神病性障碍来更好地解释。

E. 这些症状不能归因于某种物质(例如,滥用的毒品、药物)的生理效应,或其他躯体疾病(例如,甲状腺功能亢进)。

F. 这些症状引起有临床意义的痛苦,或导致社交、职业或其他重要功能方面的损害。

标注如果是:

伴焦虑痛苦(参见 p.68)

物质/药物所致的双相及相关障碍

A. 一种突出的持续性的心境障碍,主要临床表现为高涨、扩张或心境易激惹,伴有或不伴有抑郁心境,或对所有或几乎所有活动的兴趣或愉悦感明显减少。

B. 来自病史、躯体检查或实验室的证据显示存在下列 2 种情况:

1. 诊断标准 A 的症状是在物质中毒的过程中或不久后,或物质戒断接触某种药物之后出现。
2. 所涉及的物质/药物能够产生诊断标准 A 的症状。

C. 这种心境障碍不能用一种非物质/药物所致的双相及相关障碍来更好地解释。独立的双相及相关障碍的证据包括如下:

症状的发作是在开始使用物质/药物之前;在急性戒断或重度中毒结束之后,症状仍持续相当长的时间(例如,约 1 个月);或有其他证据表明存在一种独立的、非物质/药物所致的双相及相关障碍(例如,有反复出现的与非物质/药物相关的发作的病史)。

D. 这种障碍并非仅仅出现于谵妄时。

E. 这种障碍引起有临床意义的痛苦,或导致社交、职业或其他重要功能方面的损害。

编码备注: 下表是 ICD-10-CM 中[特定的物质/药物]所致的双相及相关障碍的编码。注意 ICD-10-CM 的编码是取决于是否存在一个合并对同一物质的使用障碍。如果一个轻度的物质使用障碍合并物质所致的双相及相关障碍,则第 4 位的数码为"1",临床工作者应该在物质所致的双相及相关障碍之前记录"轻度[物质]使用障碍"(例如,"轻度的可卡因使用障碍和可卡因所致的双相及相关障碍")。如果一个中度或重度的物质使用障碍合并物质所致的双相及相关障碍,则第 4 位的数码为"2",临床工作者应该根据合并物质使用障碍的严重程度来记录"中度[物质]使用障碍"或"重度[物质]使用障碍"。如果未合并物质使用障碍(例如,仅仅一次高剂量物质使用后),则第 4 位数码为"9",且临床工作者应该仅仅记录物质所致的双相及相关障碍。

	ICD-10-CM		
	伴轻度使用障碍	伴中或重度使用障碍	无使用障碍
酒精	F10.14	F10.24	F10.94
苯环利定	F16.14	F16.24	F16.94
其他致幻剂	F16.14	F16.24	F16.94
镇静剂、催眠药或抗焦虑药	F13.14	F13.24	F13.94
苯丙胺(或其他兴奋剂)	F15.14	F15.24	F15.94
可卡因	F14.14	F14.24	F14.94
其他(或未知)物质	F19.14	F19.24	F19.94

标注如果是:(参见第 192 页表 1:"物质相关及成瘾障碍"一章中与物质种类有关的诊断)

于中毒期间发生: 如果物质中毒和在中毒过程中产生的症状都符合诊断标准。

于戒断期间发生: 如果物质戒断和在戒断过程中或不久后

产生的症状都符合诊断标准。

记录步骤

ICD-10-CM. 物质/药物所致的双相及相关障碍的名称由假设能导致双相心境障碍的特定物质(例如,可卡因、地塞米松)开始。诊断编码筛选自包括物质种类和存在或缺乏合并的物质使用障碍的表格。不符合任何种类的物质(例如,地塞米松),应使用"其他物质"的编码;某种物质被判断为病因,但该物质的特定种类是未知的,在这种情况下应使用"未知物质"的编码。

当记录疾病名称时,合并物质使用障碍(若有)应列在前面,接着"和"这个字,后面接着物质所致的双相及相关障碍的名称,再接着发生的标注(即:于中毒期间发生,于戒断期间发生)。例如,在某人重度可卡因使用障碍的中毒期间出现易激惹症状的情况下,其诊断为F14.24 重度可卡因使用障碍和可卡因所致的双相及相关障碍,于中毒期间发生。不再给予一个分别的合并重度可卡因使用障碍的诊断。如果物质所致的双相及相关障碍出现在未伴发物质使用障碍时(例如,仅仅一次高剂量物质使用后),则无需注明合并物质使用障碍(例如,F15.94 苯丙胺所致的双相及相关障碍,于中毒期间发生)。当一种以上的物质被判断在双相心境障碍的发展过程中起到重要作用时,应分别列出(例如,F15.24 重度盐酸哌甲酯使用障碍和盐酸哌甲酯所致的双相及相关障碍,于中毒期间发生;F19.94 地塞米松所致的双相及相关障碍,于中毒期间发生)。

由于其他躯体疾病所致的双相及相关障碍

A. 主要临床表现为突出的持续性的异常的高涨、扩张或心境易激惹和异常的活动或能量增多。
B. 从病史、躯体检查或实验室发现的证据表明,该障碍是其他躯体疾病的直接的病理生理性结果。
C. 这种障碍不能用其他精神障碍来更好地解释。
D. 这种障碍并非仅仅出现于谵妄时。

E. 这种障碍引起有临床意义的痛苦,或导致社交、职业或其他重要功能方面的损害,或必须住院治疗以防止伤害自己或他人或存在精神病性特征。

编码备注: 无论其标注如何,由于其他躯体疾病所致双相及相关障碍的 ICD-10-CM 中的编码取决于其标注(如下)。

标注如果是:

F06.33 伴躁狂特征: 不符合躁狂或轻躁狂发作的全部诊断标准。

F06.33 伴躁狂或轻躁狂样发作: 符合躁狂发作的诊断标准 D 以外的或轻躁狂发作的诊断标准 F 以外的全部诊断标准。

F06.34 伴混合特征: 目前还存在抑郁症状,但在临床表现中不占主导地位。

编码备注: 将其他躯体疾病的名称包含在此精神障碍的名称之内(例如,F06.33 由于甲状腺功能亢进所致的双相障碍,伴躁狂特征)。在由于其他躯体疾病所致的双相及相关障碍之前,其他躯体疾病应该被编码和单独列出(例如,E05.90 甲状腺功能亢进;F06.33 由于甲状腺功能亢进所致的双相障碍,伴躁狂特征)。

其他特定的双相及相关障碍
F31.89

此类型适用于那些临床表现,它们具备双相及相关障碍的典型症状,且引起有临床意义的痛苦,或导致社交、职业或其他重要功能方面的损害,但未能符合双相及相关障碍任一种疾病的诊断标准的情况。可在下列情况使用其他特定的双相及相关障碍这一诊断:临床工作者选择用它来交流未能符合任一种特定的双相及相关障碍的临床诊断标准的特定原因。通过记录"其他特定的双相及相关障碍",接着记录其特定原因(例如,"短暂环性心境障碍")来表示。

能够归类为"其他特定的双相及相关障碍"的示例如下。

1. **短暂轻躁狂发作(2～3天)及重性抑郁发作**：在个体一生的病史中，有1次或多次重性抑郁发作，但从不符合躁狂或轻躁狂发作的全部诊断标准，却有2次或更多次短暂轻躁狂发作，符合轻躁狂发作的全部症状标准但只持续2～3天。轻躁狂症状的发作在时间上与重性抑郁发作不重合，因而该障碍不符合重性抑郁发作伴混合特征的诊断标准。
2. **轻躁狂发作，伴症状不足及重性抑郁发作**：在个体一生的病史中，有1次或多次重性抑郁发作，但从不符合躁狂或轻躁狂发作的全部诊断标准，却有1次或多次轻躁狂发作，不符合全部症状标准(即，至少连续4天的心境高涨及1个或2个轻躁狂发作的其他症状，或易激惹的心境及2个或3个轻躁狂发作的其他症状)。轻躁狂症状的发作在时间上与重性抑郁发作不重合，因而该障碍不符合重性抑郁发作伴混合特征的诊断标准。
3. **轻躁狂发作，无先前重性抑郁发作**：1次或多次轻躁狂发作，但从不符合重性抑郁发作或躁狂发作的全部诊断标准。如果这种情况出现在已诊断为持续性抑郁障碍(心境恶劣)的个体中，当符合轻躁狂发作的全部诊断标准时，则两种诊断同时适用。
4. **短暂环性心境障碍(少于24个月)**：多次不符合轻躁狂发作诊断标准的轻躁狂症状发作，多次不符合重性抑郁发作诊断标准的抑郁症状发作，它们的持续时间少于24个月(儿童或青少年少于12个月)。个体从不符合重性抑郁、躁狂或轻躁狂发作的全部诊断标准，且从不符合任何精神病性障碍的诊断标准。在这种疾病的病程中，轻躁狂或抑郁症状在大部分时间里存在，个体无症状的时间每次不超过2个月，且这些症状导致显著的临床痛苦或损害。

未特定的双相及相关障碍
F31.9

此类型适用于那些临床表现，它们具备双相及相关障碍的典型症状,且引起有临床意义的痛苦,或导致社交、职业或其他重要功能方面的损害,但未能符合双相及相关障碍任一种疾病的诊断标准。此种未特定的双相及相关障碍可在下列情况使用:临床工作者选择不标注未能符合任一种特定的双相及相关障碍的诊断标准的原因及包括因信息不足而无法作出更特定的诊断(例如,在急诊室的环境下)。

双相及相关障碍的标注

标注如果是:

伴焦虑痛苦: 在目前或最近躁狂、轻躁狂或抑郁发作的大部分日子里,存在下列症状中的至少 2 项:

1. 感到激动或紧张。
2. 感到异常地坐立不安。
3. 因担心而难以集中注意力。
4. 害怕可能发生可怕的事情。
5. 感觉可能失去自我控制。

标注目前的严重程度:

轻度: 2 个症状;

中度: 3 个症状;

中—重度: 4 或 5 个症状;

重度: 4 或 5 个症状,伴运动性激越。

注: 在初级保健和专业精神卫生场所中,焦虑痛苦被发现是双相和重性抑郁障碍的突出特征。高焦虑程度与更高的自杀风险,更长的疾病进程和治疗无效的可能性更大有关。因此,准确地标注焦虑痛苦的存在和严重程度,在临床上对于治疗计划和治疗反应的监控是非常有用的。

伴混合特征: 混合特征的标注可以适用于双相Ⅰ型或双相Ⅱ型障碍中的目前躁狂、轻躁狂或抑郁发作。

躁狂或轻躁狂发作,伴混合特征:

A. 符合躁狂或轻躁狂发作的全部诊断标准,在目前或最近一次躁狂或轻躁狂发作的大多数日子里,存在下列症状中的至少3项:
   1. 突出的烦躁或抑郁的心境,可以是主观报告(例如,感觉悲伤或空虚)或他人的观察(例如,表现为流泪)。
   2. 对所有或几乎所有活动的兴趣或愉悦感减少(通过主观的陈述或他人的观察)。
   3. 几乎每天都精神运动性迟滞(由他人看得出来,而不仅仅是主观体验到的变得迟钝)。
   4. 疲劳或精力不足。
   5. 感到自己毫无价值,或过分地、不适当地感到内疚(不仅仅是因为患病而自责或内疚)。
   6. 反复出现死亡的想法(而不仅仅是恐惧死亡),反复出现没有特定计划的自杀意念,或有某种自杀企图,或有某种实施自杀的特定计划。
B. 混合症状表现出与个体的平常行为相比的变化,且能够被他人观察到。
C. 由于躁狂的显著损害和临床严重性,如果个体的症状同时符合躁狂和抑郁发作的全部诊断标准,则应诊断为躁狂发作,伴混合特征。
D. 混合症状不能归因于某种物质(例如,滥用的毒品、药物或其他的治疗)的生理效应。

抑郁发作,伴混合特征:

A. 符合重性抑郁发作的全部诊断标准,在目前或最近的抑郁发作的大多数日子里,存在下列躁狂/轻躁狂症状中的至少3项:
   1. 心境高涨、膨胀。
   2. 自尊心膨胀或夸大。
   3. 比平时更健谈或有持续讲话的压力感。
   4. 意念飘忽或主观感受到思维奔逸。

5. 精力旺盛或有目标的活动增多(工作或上学时的社交,或性活动)。
   6. 增加或过度地参与那些痛苦的结果可能性高的活动(例如,无节制的购物,轻率的性行为,或愚蠢的商业投资)。
   7. 睡眠的需求减少(与失眠相比,尽管睡眠比平时少,仍感觉休息好了)。
B. 混合症状表现出与个体的平常行为相比的变化,且能够被他人观察到。
C. 如果个体的症状同时符合躁狂和抑郁发作的全部诊断标准,则应诊断为躁狂发作,伴混合特征。
D. 混合症状不能归因于某种物质(例如,滥用的毒品、药物或其他的治疗)的生理效应。
   注: 与重性抑郁发作有关的混合特征,已被发现是发展成双相Ⅰ型障碍或双相Ⅱ型障碍的一个明显风险因素。因此,注明"伴混合特征",在临床上对于治疗计划和治疗反应的监控是有用的。

伴快速循环(适用于双相Ⅰ型或双相Ⅱ型障碍):在先前的 12 个月内至少有 4 次符合躁狂、轻躁狂或重性抑郁发作诊断标准的心境发作。
   注: 各次发作被至少 2 个月的部分或完全缓解区隔,或转换到相反极性的发作(例如,从抑郁发作到躁狂发作)。
   注: 快速循环的双相障碍的基本特征是在先前的 12 个月内出现至少 4 次心境发作。这些发作可以以任何的组合或顺序出现。这些发作必须符合重性抑郁、躁狂或轻躁狂发作的病程或症状数量的诊断标准,必须被一段时间的完全缓解或转换到相反极性的发作区隔。躁狂和轻躁狂发作被作为同一极性。除了出现更频繁,这些发作在快速循环模式和非快速循环模式中并没有区别。确定为快速循环模式的心境发作,应排除由物质(例如,可卡因、皮质类固醇)或其他躯体疾病直接导致的发作。

伴忧郁特征：

A. 在目前发作最严重的病程中，存在下列其中 1 项症状：
   1. 对全部或几乎全部的活动失去愉悦感。
   2. 对于平常的快乐刺激源失去反应（当好事情发生时也感觉不到好，即使是暂时的）。

B. 存在下列 3 项（或更多）症状：
   1. 以明显的极度沮丧、绝望和／或郁闷或所谓空虚的心境为特征的不同性质的抑郁心境。
   2. 抑郁通常在早晨加重。
   3. 早醒（即比通常睡醒提前至少 2 小时）。
   4. 明显的精神运动性激越或迟滞。
   5. 明显厌食或体重减轻。
   6. 过度或不适当的内疚。

注： 如果这些特征存在于发作的最严重阶段，则适用此"伴忧郁特征"的标注。几乎完全丧失快乐的能力，而不仅仅是减少。评估缺少心境反应的准则是：即使非常渴求的事件也不再伴有明显的情绪开朗。或是心境完全不再开朗，或只是部分开朗（例如，每次仅仅有几分钟能够达到常态的 20%～40%）。"伴忧郁特征"的心境与非忧郁性抑郁发作存在质量上的不同。仅仅被描述为更严重、更持久或没有原因就存在的抑郁心境，不能被考虑为质量上的不同。精神运动的改变几乎总是存在，且可以被他人观察到。

在同一个体的多个发作期中，忧郁特征仅仅表现为有限的重复。与门诊个体相比，忧郁特征更频繁地出现在住院个体中；与重度重性抑郁发作相比，更少地出现在轻度重性抑郁发作中；更多地出现于伴精神病性特征的个体中。

伴非典型特征： 在目前或最近的重性抑郁发作的多数日子里，如下特征占主导地位时适用此标注。

A. 存在心境反应能力（例如：对实际发生的或潜在发生的正性事件有正性情绪反应）。

B. 有下列 2 项(或更多)症状：
 1. 明显的体重增加或食欲增加。
 2. 睡眠过多。
 3. 灌铅样麻痹(即,上肢或下肢有沉重的、灌铅样的感觉)。
 4. 长期存在人际关系的被拒敏感(不限于心境障碍发作期)，导致社交或职业功能明显损害。
C. 在同一次发作中，不符合"伴忧郁特征"或"伴紧张症"的诊断标准。

 注："非典型抑郁"具有历史性的意义(即非典型是相对于常见的更典型的激越和"内源性"的抑郁表现而言，在当时，抑郁症很少在门诊患者、几乎从没有在青少年和年轻人中被诊断)，不像它的名字所暗示的那样，今天它不代表着不常见或不平常的临床表现。

 　心境反应是指，当存在正性事件时(例如，子女来访、他人的表扬)，有能力高兴起来。如果外部环境保持良好，心境会变得愉快(不悲伤)，并且可以持续相当长的时间。增加食欲可以表现为明显的食物摄入量或体重增加。睡眠增加可以包括较长时间的夜间睡眠和白天打盹，至少每天总计 10 个小时的睡眠(或比不抑郁的时候至少多睡 2 小时以上)。灌铅样麻痹被定义为感觉沉重、灌铅样或负重感，通常出现在上肢或下肢，这种感觉至少一天存在一个小时，但经常一次持续几个小时。不像其他的非典型特征，对于人际关系被拒的病理性敏感的一个特质是早期发生和贯穿于绝大部分的成人生活。被拒敏感在个体抑郁或不抑郁时都有，尽管它可能会在抑郁期加重。

伴精神病性特征：妄想或幻觉存在于发作中的任何时间。如果存在精神病性特征，则标注是心境协调或心境不协调。

 伴心境协调的精神病性特征：在躁狂发作期，所有的妄想和幻觉的内容均与夸大、不会受伤害等典型的躁狂主题相符，但也会包括怀疑或偏执的主题，尤其是他人怀疑个体的能力、成就等。

伴心境不协调的精神病性特征：妄想和幻觉的内容与上文描述的发作的极性的主题不符，或其内容是心境协调和心境不协调主题的混合型。

伴紧张症：如果紧张症的特征在大部分发作期里存在，则此紧张症的标注可以适用于躁狂或抑郁发作。参见"精神分裂症谱系及其他精神病性障碍"一章中"与精神障碍有关的紧张症"的诊断标准。

伴围产期发生：如果心境症状的发生出现在孕期或产后4周，此标注可适用于当前的心境发作，或者如果当前不符合心境发作的全部诊断标准，但最近的发作是双相Ⅰ型或双相Ⅱ型障碍中躁狂、轻躁狂或重性抑郁的发作，亦可适用此标注。

注：心境发作可以发生于孕期或产后。根据产后跟踪时间，尽管估算有所不同，约3%～6%的女性在孕期或在产后的数周或数月会经历一次重性抑郁发作。50%的"产后"重性抑郁发作实际发生于产前。因此，这些发作被统称为围产期发作。伴围产期重性抑郁发作的女性经常有重度焦虑甚至惊恐发作。前瞻性研究已经证明，孕期的心境、焦虑症状和"产后忧郁"增加了产后重性抑郁发作的风险。

围产期发生的心境发作可以伴有或没有精神病性特征。杀婴现象常伴随产后精神病发作，其特征性表现是通过命令性幻觉杀死婴儿或妄想这个婴儿着魔了，但精神障碍的症状也可发生于无此种特定的幻觉或妄想的重度产后心境发作。

伴精神病性特征的产后心境发作（重性抑郁或躁狂）发生于1/500～1/1,000的分娩，更常见于初产妇。有先前产后心境发作，有抑郁或双相障碍（尤其是双相Ⅰ型障碍）的既往史，有双相障碍家族史的女性，其产后伴精神病性特征的发作风险会明显增加。

一旦一个女性有产后伴精神病性特征的发作，其每一次后续分娩的复发风险为30%～50%。产后发作必须与产后期发生的伴意识或注意水平波动的谵妄鉴别。考虑到神经内分泌改变的程度和社会心理的适应，母乳喂养对于治疗计划的潜在影响，和产后心境障碍史对于后续生育的长期影响，所以产后期是独一无二的。

伴季节性模式：此标注适用于心境发作的一生的模式。其基本特征是至少有1种类型的发作是规律性的季节模式（即，躁狂、轻躁狂或抑郁）。其他类型的发作可以不符合这一模式。例如，个体有季节性发作的躁狂，但其抑郁可以不在一年的特定时间规律地出现。

A. 在双相Ⅰ型和双相Ⅱ型障碍中，躁狂、轻躁狂或重性抑郁发作的发生与一年中的特定时间之间，存在规律性的时间关系（例如，秋季或冬季）。

   注：不包括与季节性相关的明显受心理社会应激源影响的案例（例如，每年冬天都规律性地失业）。

B. 完全缓解（或从重性抑郁到躁狂或轻躁狂的改变，反之亦然）也发生于一年中的特定时间（例如，抑郁在春季消失）。

C. 在过去的2年中，个体的躁狂、轻躁狂或重性抑郁发作证明了上述的时间季节性关系，且在同一个2年的周期内，没有非季节性的极性发作出现。

D. 在个体的一生中，季节性的躁狂、轻躁狂或抑郁（如上所述）的出现显著地超过了任何非季节性的躁狂、轻躁狂或抑郁。

   注：此标注适用于双相Ⅰ型障碍、双相Ⅱ型障碍的重性抑郁发作模式，或反复发作的重性抑郁障碍。其基本特征是重性抑郁发作的发生和缓解发生于一年中的特定时间。在大多数案例中发生始于秋季或冬季，缓解于春季。少数情况下，可以有反复的夏季抑郁发作。这种发生和缓解的模式必须发生在至少2年的时间内，在此期间没有任何非季节性的发作。此外，在个体的一生中，季节性的抑郁发作明显多于非季节性的抑郁发作。

此标注不适用于那些可以更好地被季节性相关的心理社会应激源解释的情况（例如，季节性失业或学校的假期）。出现在季节性模式的重性抑郁发作经常具备的特征为：能量减低、睡眠过多、暴食、体重增加和渴求碳水化合物。尚不清楚季节性模式是否更易出现在反复发作的重性抑郁障碍或双相障碍中。然而，在双相障碍人群中，季节性模式更多地出现在双相Ⅱ型障碍而不是双相Ⅰ型障碍中。一些个体的躁狂或轻躁狂的发作可能也与特定的季节相关联。

冬季型的季节性模式的患病率似乎随着不同的纬度、年龄和性别而改变。高纬度地区的患病率会增加，年龄也是季节性的一个强力的预测指标，年轻人在冬季抑郁发作的风险较高。

标注如果是：

部分缓解： 上一次躁狂、轻躁狂或重性抑郁发作的症状还存在，但目前不符合全部诊断标准；或在躁狂、轻躁狂或重性抑郁发作结束后，有一段持续少于 2 个月的没有任何明显症状的时间。

完全缓解： 在过去的 2 个月内，没有任何明显的该障碍的体征或症状存在。

标注目前的躁狂发作的严重程度：

严重程度是基于诊断标准症状的数目，症状的严重程度和功能损害的程度。

轻度： 存在符合躁狂发作的最少的症状数目。

中度： 非常显著的活动增加或判断力受损。

重度： 需要几乎持续的监管，为了避免对自己或他人的躯体损害。

标注目前的重性抑郁发作的严重程度：

严重程度是基于诊断标准症状的数目，症状的严重程度和功能障碍的程度。

轻度：存在非常少的超出诊断所需的症状数量，症状的严重程度是痛苦但可控的，并导致社交或职业功能的轻微损伤。

中度：症状的数量，症状的严重程度和/或功能损害程度是介于"轻度"和"重度"的指标之间。

重度：存在大大超出诊断所需的症状数量，症状的严重程度是严重的、痛苦的和不可控的，且症状明显干扰了社交或职业功能。

抑郁障碍

破坏性心境失调障碍
F34.8

A. 严重的反复的脾气爆发,表现为言语(例如,言语暴力)和/或行为(例如,以肢体攻击他人或财物),其强度或持续时间与所处情况或所受的挑衅完全不成比例。

B. 脾气爆发与其发育阶段不一致。

C. 脾气爆发平均每周 3 次或 3 次以上。

D. 几乎每天和每天的大部分时间,脾气爆发之间的心境是持续性的易激惹或发怒,且可被他人观察到(例如,父母、老师、同伴)。

E. 诊断标准 A—D 的症状已经持续存在 12 个月或更长时间,在此期间,个体从未有过连续 3 个月或更长时间诊断标准 A—D 中的全部症状都没有的情况。

F. 诊断标准 A 和 D 至少在下列三种(即在家、在学校、与同伴在一起)的两种场景中存在,且至少在其中一种场景中是严重的。

G. 首次诊断不能在 6 岁前或 18 岁后。

H. 根据病史或观察,诊断标准 A—E 的症状出现的年龄在 10 岁前。

I. 从未有超过持续 1 天的特别时期,在此期间,除了持续时间以外,符合了躁狂或轻躁狂发作的全部诊断标准。

注: 与发育阶段相符的情绪高涨,例如遇到或预期到一个非常积极的事件发生,则不能被视为躁狂或轻躁狂的症状。

J. 这些行为不仅仅出现在重性抑郁障碍的发作期,且不能用其他精神障碍来更好地解释(例如,孤独症[自闭症]谱系障碍、创伤后应激障碍、分离焦虑障碍、持续性抑郁障碍[心境恶劣])。

 注：此诊断不能与对立违抗障碍、间歇性暴怒障碍或双相障碍并存，但可以与其他精神障碍并存，包括重性抑郁障碍、注意缺陷/多动障碍、品行障碍和物质使用障碍。若个体的症状同时符合破坏性心境失调障碍和对立违抗障碍的诊断标准，则只能诊断为破坏性心境失调障碍。如果个体曾有过躁狂或轻躁狂发作，则不能再诊断为破坏性心境失调障碍。

K. 这些症状不能归因于某种物质的生理效应，或其他躯体疾病或神经疾病。

重性抑郁障碍

A. 在同一个 2 周时期内，出现 5 个以上的下列症状，表现出与先前功能相比不同的变化，其中至少 1 项是心境抑郁或丧失兴趣或愉悦感。

 注：不包括那些能够明确归因于其他躯体疾病的症状。

1. 几乎每天大部分时间都心境抑郁，既可以是主观的报告（例如，感到悲伤、空虚、无望），也可以是他人的观察（例如，表现流泪）（**注**：儿童和青少年，可能表现为心境易激惹）。
2. 几乎每天或每天的大部分时间，对于所有或几乎所有活动的兴趣或乐趣都明显减少（既可以是主观体验，也可以是观察所见）。
3. 在未节食的情况下体重明显减轻，或体重增加（例如，一个月内体重变化超过原体重的 5%），或几乎每天食欲都减退或增加（**注**：儿童则可表现为未达到应增体重）。
4. 几乎每天都失眠或睡眠过多。
5. 几乎每天都精神运动性激越或迟滞（由他人观察所见，而不仅仅是主观体验到的坐立不安或迟钝）。
6. 几乎每天都疲劳或精力不足。

7. 几乎每天都感到自己毫无价值,或过分的、不适当的感到内疚(可以达到妄想的程度),(并不仅仅是因为患病而自责或内疚)。
8. 几乎每天都存在思考或注意力集中的能力减退或犹豫不决(既可以是主观的体验,也可以是他人的观察)。
9. 反复出现死亡的想法(而不仅仅是恐惧死亡),反复出现没有特定计划的自杀意念,或有某种自杀企图,或有某种实施自杀的特定计划。

B. 这些症状引起有临床意义的痛苦,或导致社交、职业或其他重要功能方面的损害。

C. 这些症状不能归因于某种物质的生理效应,或其他躯体疾病。

注: 诊断标准 A—C 构成了重性抑郁发作。

注: 对于重大丧失(例如,丧痛、经济破产、自然灾害的损失、严重的躯体疾病或伤残)的反应,可能包括诊断标准 A 所列出的症状:如强烈的悲伤,沉浸于丧失,失眠、食欲缺乏和体重减轻,这些症状可以类似抑郁发作。尽管此类症状对于丧失来说是可以理解的或反应恰当的,但除了对于重大丧失的正常反应之外,也应该仔细考虑是否还有重性抑郁发作的可能。这个决定必须要基于个人史和在丧失的背景下表达痛苦的文化常模来作出临床判断。[①]

[①] 悲痛反应的主要表现是空虚和失去的感受,而重性抑郁发作(MDE)是持续的抑郁心境和无力预见幸福或快乐,这样的考虑对于鉴别 MDE 和悲痛反应是有用的。悲痛反应中的不快乐可能随着天数或周数的增加而减弱,并且呈波浪式出现,所谓是一阵阵的悲痛。这种波浪式的悲痛往往与想起逝者或提示逝者有关。MDE 的抑郁情绪更加持久,并且不与这些特定的想法或担忧相关联。悲痛反应的痛苦可能伴随着正性的情绪或幽默,而以广泛的不快乐和不幸为特点的 MDE 则不是这样的。与悲痛反应相关的思考内容通常以关于思念逝者和回忆逝者为主,而不是在 MDE 中所见的自责或悲观的沉思。悲痛反应中通常保留了自尊,然而在 MDE 中,毫无价值感或自我憎恨的感觉则是常见的。如果悲痛反应中存在自我贬低性思维,通常涉及到意识到对不起逝者(例如,没有足够频繁地探望,没有告诉逝者对他的爱有多深)。如果丧失亲人的个体考虑死亡和垂死,这种想法通常聚焦于逝者和可能关于跟逝者"一起死";然而在 MDE 中,这种想法则聚焦于因为自认毫无价值,不配活着,或无力应对抑郁的痛苦而想结束自己的生命。

D. 这种重性抑郁发作的出现不能用分裂情感性障碍、精神分裂症、精神分裂症样障碍、妄想障碍或其他特定的或未特定的精神分裂症谱系及其他精神病性障碍来更好地解释。

E. 从无躁狂发作或轻躁狂发作。

注:若所有躁狂样或轻躁狂样发作都是由物质滥用所致的,或归因于其他躯体疾病的生理效应,则此排除条款不适用。

编码与记录步骤

重性抑郁障碍的诊断编码是基于单次发作或反复发作,目前的严重程度,是否存在精神病性特征,及缓解状态。其中,只有目前符合重性抑郁障碍发作的全部诊断标准时,才能表明目前的严重程度和精神病性特征。若目前没有符合重性抑郁发作的全部诊断标准,才能标明缓解的标注。编码如下:

严重程度/类别说明	单次发作	反复发作*
轻度(p.95)	F32.0	F33.0
中度(p.95)	F32.1	F33.1
重度(p.95)	F32.2	F33.2
伴精神病性特征**(p.92)	F32.3	F33.3
部分缓解(pp.94—95)	F32.4	F33.41
完全缓解(p.95)	F32.5	F33.42
未特定	F32.9	F33.9

* 对于考虑为反复发作,则发作的间歇期必须至少连续2个月,且间歇期达不到重性抑郁发作的诊断标准。标注的定义可在提示的页面找到。

** 如果精神病性特征存在,则编码"伴精神病性特征"的标注,而不考虑发作的严重程度。

记录诊断的名称应按以下顺序:重性抑郁障碍,单次或反复发作,严重程度/精神病性/缓解标注,接着再记录下述适用于当前发作的没有编码的标注,需要几个就用几个。

标注:

伴焦虑痛苦(pp.89)

抑郁障碍

伴混合特征(pp.90)
伴忧郁特征(pp.90-91)
伴非典型特征(pp.91-92)
伴心境协调的精神病性特征(pp.92)
伴心境不协调的精神病性特征(pp.92)
伴紧张症(pp.92),编码备注:使用额外的编码 F06.1
伴围产期发生(pp.92-93)
伴季节性模式(仅仅用于反复发作类型)(pp.93-94)

持续性抑郁障碍(心境恶劣)
F34.1

此障碍由 DSM-IV 所定义的慢性重性抑郁障碍与心境恶劣障碍合并而来。

A. 至少在 2 年内的多数日子里,一天中的多数时间中出现抑郁心境,既可以是主观的体验,也可以是他人的观察。

   注: 儿童和青少年的心境可以表现为易激惹,且持续至少 1 年。

B. 抑郁状态时,有下列 2 项(或更多)症状存在:

   1. 食欲不振或过度进食。
   2. 失眠或睡眠过多。
   3. 缺乏精力或疲劳。
   4. 自尊心低。
   5. 注意力不集中或犹豫不决。
   6. 感到无望。

C. 在 2 年的病程中(儿童或青少年为 1 年),个体从来没有一次不存在诊断标准 A 和 B 的症状超过 2 个月的情况。

D. 重性抑郁障碍的诊断可以连续存在 2 年。

E. 从未有过躁狂或轻躁狂发作,且从不符合环性心境障碍的诊断标准。

F. 这种障碍不能用一种持续性的分裂情感性障碍、精神分裂症、妄想障碍、其他特定的或未特定的精神分裂症谱系及其他精神病性障碍来更好地解释。

G. 这些症状不能归因于某种物质(例如,滥用的毒品、药物)的生理效应,或其他躯体疾病(例如,甲状腺功能低下)。

H. 这些症状引起有临床意义的痛苦,或导致社交、职业或其他重要功能方面的损害。

注:因为在持续性抑郁障碍(心境恶劣)的症状列表中,缺乏重性抑郁发作的诊断标准所含的 4 项症状,所以只有极少数个体持续存在抑郁症状超过 2 年却不符合持续性抑郁障碍的诊断标准。如果在当前发作病程中的某一个时刻,符合了重性抑郁发作的全部诊断标准,则应该给予重性抑郁障碍的诊断。否则,有理由诊断为其他特定的抑郁障碍或未特定的抑郁障碍。

标注如果是:

伴焦虑痛苦(p.89)

伴混合特征(p.90)

伴忧郁特征(pp.90-91)

伴非典型特征(pp.91-92)

伴心境协调的精神病的特征(p.92)

伴心境不协调的精神病的特征(p.92)

伴围产期发生(pp.92-93)

标注如果是:

部分缓解(pp.94-95)

完全缓解(p.95)

标注如果是:

早期发生:若在 21 岁前发生;

晚期发生:若在 21 岁或之后发生。

标注如果是(在持续性抑郁障碍最近的 2 年内):

伴纯粹的心境恶劣综合征:在此前至少 2 年内,不符合重性抑郁发作的诊断标准。

伴持续性重性抑郁发作：在此前 2 年的时间内，始终符合重性抑郁发作的诊断标准。

伴间歇性重性抑郁发作，目前为发作状态：当前符合重性抑郁发作的诊断标准，但此前至少 2 年内，至少有 8 周达不到重性抑郁发作的诊断标准。

伴间歇性重性抑郁发作，目前为未发作状态：目前达不到重性抑郁发作的诊断标准，但在之前至少 2 年中，至少有一次或多次重性抑郁发作。

标注目前的严重程度：

轻度(p.95)

中度(p.95)

重度(p.95)

经前期烦躁障碍

N94.3

A. 在大多数的月经周期中，下列症状中至少有 5 个在月经开始前 1 周出现；在月经开始后几天内症状开始改善，在月经 1 周后症状变得轻微或不存在。

B. 必须存在下列 1 个(或更多)症状。
  1. 明显的情绪不稳定(例如，情绪波动、突然感到悲伤或流泪，或对拒绝的敏感性增强)。
  2. 明显的易激惹或愤怒或人际冲突增多。
  3. 明显的抑郁心境、无望感或自我贬低的想法。
  4. 明显的焦虑、紧张和/或感到烦躁或有站在悬崖边的感觉。

C. 必须另外存在下列 1 个(更多)症状，结合诊断标准 B 的症状累计符合 5 个症状。
  1. 对日常活动的兴趣下降(例如，工作、学校、朋友、爱好)。
  2. 主观感觉注意力难以集中。
  3. 嗜睡、易疲劳或精力明显不足。
  4. 明显的食欲改变，进食过多或对特定食物的渴求。

5. 睡眠过多或失眠。
6. 感到被压垮或失去控制。
7. 躯体症状,例如乳房疼痛和肿胀,关节或肌肉疼痛,感觉"肿胀"或体重增加。

注:在过去 1 年绝大多数的月经周期中,必须符合诊断标准 A—C 的症状。

D. 这些症状与临床上明显的痛苦有关,或干扰了工作、学习、平常的社交活动或与他人的关系(例如,回避社交活动,在工作、学校或家庭中的效率下降)。
E. 这种障碍不仅仅是其他障碍症状的加重,例如重性抑郁障碍、惊恐障碍、持续性抑郁障碍(心境恶劣),或某种人格障碍(尽管它可以与这些障碍中的任一种共同出现)。
F. 诊断标准 A 应该在未来至少 2 个症状周期的每日评估中得以确认(**注**:在确认之前可以临时作出诊断)。
G. 这些症状不能归因于某种物质(例如,滥用的毒品、药物,或其他治疗)的生理效应或其他躯体疾病(例如,甲状腺功能亢进)。

记录步骤

如果症状不能在未来至少 2 个症状周期的每日评估中得以确认,则应在诊断的名称后备注"临时"(即:"经前期烦躁障碍,临时")。

物质/药物所致的抑郁障碍

A. 一种突出的持续性的心境障碍,主要临床表现为抑郁心境或对所有或几乎所有活动的兴趣或乐趣明显减少。
B. 来自病史、躯体检查或实验室的证据显示存在下列 2 种情况:
  1. 诊断标准 A 的症状是在物质中毒或戒断中或不久后,或接触某种药物之后出现。
  2. 所涉及的物质/药物能够产生诊断标准 A 的症状。
C. 这种心境障碍不能用非物质/药物所致的抑郁障碍来更好地解释。独立的抑郁障碍的证据包括如下:

症状的发作是在开始使用物质/药物之前;在急性戒断或重度中毒结束之后,症状仍持续相当长的时间(例如,约1个月);或有其他证据表明存在一种独立的、非物质/药物所致的抑郁障碍(例如,有反复出现的与非物质/药物相关的发作的病史)。

D. 这种障碍并非仅仅出现于谵妄时。

E. 这种障碍引起具有临床意义的痛苦,或导致社交、职业或其他重要功能方面的损害。

注: 仅当诊断标准 A 的症状在临床表现中非常明显且已经严重到足以引起临床关注时,才应该作出这种诊断以代替物质中毒或戒断的诊断。

编码备注: 下表是 ICD-10-CM 中[特定的物质/药物]所致的抑郁障碍的编码。注意 ICD-10-CM 的编码取决于是否存在一个合并的对同一物质的使用障碍。如果一个轻度的物质使用障碍合并物质所致的抑郁障碍,则第 4 位的数码为"1",临床工作者应该在物质所致的抑郁障碍之前记录"轻度[物质]使用障碍"(例如,"轻度的可卡因使用障碍和可卡因所致的抑郁障碍")。如果一个中度或重度的物质使用障碍合并物质所致的抑郁障碍,则第 4 位的数码为"2",临床工作者应该根据共病的物质使用障碍的严重程度来记录"中度[物质]使用障碍"或"重度[物质]使用障碍"。如果未合并物质使用障碍(例如,仅仅一次高剂量物质使用后),则第 4 位数码为"9",且临床工作者应该仅仅记录物质所致的抑郁障碍。

	ICD-10-CM		
	伴轻度使用障碍	伴中或重度使用障碍	无使用障碍
酒精	F10.14	F10.24	F10.94
苯环利定	F16.14	F16.24	F16.94

	ICD-10-CM		
	伴轻度使用障碍	伴中或重度使用障碍	无使用障碍
其他致幻剂	F16.14	F16.24	F16.94
吸入剂	F18.14	F18.24	F18.94
阿片类物质	F11.14	F11.24	F11.94
镇静剂、催眠药或抗焦虑药	F13.14	F13.24	F13.94
苯丙胺(或其他兴奋剂)	F15.14	F15.24	F15.94
可卡因	F14.14	F14.24	F14.94
其他(或未知)物质	F19.14	F19.24	F19.94

标注如果是: (参见第192页表1:"物质相关及成瘾障碍"一章中与物质种类有关的诊断)

于中毒期间发生: 如果物质中毒和在中毒过程中产生的症状都符合诊断标准。

于戒断期间发生: 如果物质戒断和在戒断过程中或不久后产生的症状都符合诊断标准。

记录步骤

ICD-10-CM. 物质/药物所致的抑郁障碍的名称由假设能导致抑郁障碍症状的特定物质(例如,可卡因、地塞米松)开始。诊断编码筛选自包括物质种类和存在或缺乏合并的物质使用障碍的表格。不符合任何种类的物质(例如,地塞米松),应使用"其他物质"的编码;某种物质被判断为病因,但该物质的特定种类是未知的,在这种情况下应使用"未知物质"的编码。

当记录疾病名称时,合并的物质使用障碍(若有)应列在前面,接着"和"这个字,后面接着物质所致的抑郁障碍的名称,再接着起病的标注(即:于中毒期间发生,于戒断期间发生)。例如,在某人重度可卡因使用障碍的戒断中出现抑郁的情况下,其诊断为F14.24重度可卡因使用障碍和可卡因所致的抑郁障碍,于戒断期间发生。不再给予一个分别的合并重度可卡因使用障碍的诊断。如果物质所致的抑郁障碍出现在未伴发的物质使用障碍时(例如,仅仅一次高剂量物质使用后),则无需注明合并的物质使用障碍(例如,F16.94 苯环利定所致的抑郁障碍,于中毒期间发生)。当一种以上的物质被判断在抑郁心境障碍的发展过程中起到重要作用时,应分别列出(例如,F15.24 重度盐酸哌甲酯使用障碍和盐酸哌甲酯所致的抑郁障碍,于戒断期间发生;F19.94 地塞米松所致的抑郁障碍,于中毒期间发生)。

由于其他躯体疾病所致的抑郁障碍

A. 主要临床表现为突出的持续性的抑郁心境,或对所有或几乎所有活动的兴趣或乐趣明显减少。
B. 从病史、躯体检查或实验室发现的证据表明,该障碍是其他躯体疾病的直接的病理生理性结果。
C. 这种障碍不能用其他精神障碍来更好地解释(例如,适应障碍伴抑郁心境,其应激源是一种严重的躯体疾病)。
D. 这种障碍并非仅仅出现于谵妄时。
E. 这种障碍引起有临床意义的痛苦,或导致社交、职业或其他重要功能方面的损害。

编码备注: 无论其标注如何,由于其他躯体疾病所致的抑郁障碍的 ICD-10-CM 中的编码取决于其标注(如下)。

标注如果是:

  F06.31 伴抑郁特征: 达不到一次重性抑郁发作的全部诊断标准。
  F06.32 伴重性抑郁发作: 除诊断标准 C 外,符合重性抑郁发作的全部诊断标准。
  F06.34 伴混合特征: 目前还存在躁狂或轻躁狂的症状,但在临床表现中不占主导地位。

编码备注: 将其他躯体疾病的名字包含在此精神障碍的名称之内(例如,F06.31 由于甲状腺功能低下所致的抑郁障碍,伴抑郁特征)。在由于其他躯体疾病所致的抑郁障碍之前,其他躯体疾病应该被编码和单独列出(例如,E03.9 甲状腺功能低下;F06.31由于甲状腺功能低下所致的抑郁障碍,伴抑郁特征)。

其他特定的抑郁障碍
F32.8

此类型适用于那些临床表现,它们具备抑郁障碍的典型症状,且引起有临床意义的痛苦,或导致社交、职业或其他重要功能方面的损害,但未能完全符合抑郁障碍任一种疾病的诊断标准的情况。可在下列情况使用其他特定的抑郁障碍这一诊断:临床工作者选择用它来交流未能符合任一种特定的抑郁障碍的诊断标准的特定原因。通过记录"其他特定的抑郁障碍",接着记录其特定原因(例如,"短暂性抑郁发作")来表示。

能够归类为"其他特定的抑郁障碍"的示例如下。

1. **反复发作的短期抑郁**:在至少连续的 12 个月内,至少每月 1 次持续 2~13 天(与月经周期无关),同时存在抑郁心境和至少 4 种其他的抑郁症状,个体的临床表现从不符合任何其他抑郁障碍或双相障碍的诊断标准,且目前不符合任何精神病性障碍活动期或残留期的诊断标准。

2. **短暂性抑郁发作(4~13 天)**:存在抑郁情绪和重性抑郁发作的其他 8 种症状中的至少 4 种,伴有明显的临床痛苦或损害,持续 4 天以上,但少于 14 天,个体的临床表现从不符合任何其他抑郁障碍或双相障碍的诊断标准,且目前不符合任何精神病性障碍活动期或残留期的诊断标准,也不符合反复发作的短期抑郁发作的诊断标准。

3. **症状不足的抑郁发作**:抑郁情绪和重性抑郁发作的其他 8 种症状中的至少 1 种,与明显的临床痛苦或损害有关,至少持续 2 周,个体的临床表现从不符合任何其他抑郁障碍或双相障碍的诊断标准,且目前不符合任何精神病性障碍活动期或残留期的诊断标准,也不符合混合性焦虑抑郁障碍的症状标准。

未特定的抑郁障碍
F32.9

此类型适用于那些临床表现，它们具备抑郁障碍的典型症状，且引起有临床意义的痛苦，或导致社交、职业或其他重要功能方面的损害，但未能完全符合抑郁障碍任一种疾病的诊断标准。此种未特定的抑郁障碍可在下列情况使用：临床工作者选择不标注未能符合任一种特定的抑郁障碍的诊断标准的原因及包括因信息不足而无法作出更特定的诊断（例如，在急诊室的环境下）。

抑郁障碍的标注

标注如果是：

伴焦虑痛苦： 在重性抑郁发作或持续性抑郁障碍（心境恶劣）的大部分日子里，存在下列症状中的至少 2 个，则被定义为焦虑痛苦：

1. 感到激动或紧张。
2. 感到异常的坐立不安。
3. 因担心而难以集中注意力。
4. 害怕可能发生可怕的事情。
5. 感觉可能失去自我控制。

标注目前的严重程度：

轻度： 2 个症状；
中度： 3 个症状；
中—重度： 4 或 5 个症状；
重度： 4 或 5 个症状，伴运动性激越。

注： 在初级保健和专业精神卫生场所中，焦虑痛苦被观察到是双相和重性抑郁障碍的突出特征。高焦虑程度与更高的自杀风险，更长的疾病病程和治疗无效的可能性有关。因此，准确地标注焦虑痛苦的存在和严重程度，在临床上对于治疗计划和治疗反应的监控是非常有用的。

伴混合特征：

A. 在重性抑郁发作的大部分日子里，存在下列至少 3 个躁狂 / 轻躁狂症状：

 1. 心境高涨、膨胀。
 2. 自尊心膨胀或夸大。
 3. 比平时更健谈或有持续讲话的压力感。
 4. 意念飘忽或主观感受到思维奔逸。
 5. 精力旺盛或有目标的活动增多（社交、工作或上学，或性活动）。
 6. 增加或过度地参与那些结果痛苦的可能性高的活动（例如，无节制的购物，轻率的性行为，愚蠢的商业投资）。
 7. 睡眠的需求减少（与失眠相反，尽管睡眠比平时少，仍感觉休息好了）。

B. 混合性症状与个体的日常行为不一样，且能够被他人观察到。

C. 如果症状符合躁狂或轻躁狂的全部诊断标准，则应诊断为双相Ⅰ型障碍或双相Ⅱ型障碍。

D. 混合性症状不能归因于某种物质（例如，滥用的毒品、药物或其他的治疗）的生理效应。

 注： 与重性抑郁发作相关的混合特征，已被发现是发展成双相Ⅰ型障碍或双相Ⅱ型障碍的一个明显风险因素。因此，注明"伴混合特征"的标注，在临床上对于治疗计划和治疗反应的监控是有用的。

伴忧郁特征：

A. 在本次发作最严重的发作期内，至少存在下列其中 1 项症状：

 1. 对全部或几乎全部的活动失去乐趣。
 2. 对于平常的快乐刺激源失去反应（当好事情发生时，也感觉不到好，即使是暂时的）。

B. 存在下列 3 项（或更多症状）：

 1. 以明显的极度沮丧、绝望和 / 或郁闷或所谓空虚的心境

抑郁障碍

为特征的不同性质的抑郁心境。

2. 抑郁通常在早晨加重。
3. 早醒(即比通常睡醒提前至少 2 小时)。
4. 明显的精神运动性激越或迟滞。
5. 明显厌食或体重减轻。
6. 过度或不适当的内疚。

注: 如果这些特征存在于发作的最严重阶段,则适用此"伴忧郁特征"的标注。几乎完全丧失快乐的能力,而不仅仅是减少。评估缺少心境反应的准则是:即使非常渴求的事件也不再伴有明显的情绪开朗。或是心境完全不再开朗,或只是部分开朗(例如,每次仅仅有几分钟能够达到常态的 20%~40%)。"伴忧郁特征"的心境与非忧郁性抑郁发作存在性质上的不同。仅仅被描述为更严重、更持久、或没有原因就存在的抑郁心境,不能被考虑为性质上的不同。精神运动的改变几乎总是存在,且可以被他人观察到。

在同一个体的多个发作期中,忧郁特征仅仅表现为有限的重复。忧郁特征更频繁地出现在住院患者而不是门诊患者中;与重度重性抑郁发作相比,更少地出现在轻度重性抑郁发作中;更多地出现于伴精神病性特征的个体中。

伴非典型特征: 在目前或最近的重性抑郁发作或持续性抑郁障碍的多数日子里,如下特征占主导地位时适用此标注。

A. 心境反应(例如:对实际发生的或潜在发生的积极事件所作出的心境开朗的反应)。

B. 有下列 2 项(或更多症状):

1. 显著的体重增加或食欲增加。
2. 睡眠增加。
3. 灌铅样麻痹(即上肢或下肢有沉重的、灌铅样的感觉)。
4. 长期存在人际关系的被拒敏感(不限于心境障碍发作期),导致社交或职业功能明显损害。

C. 在同一次发作中,不符合"伴忧郁特征"或"伴紧张症"的诊断标准。

注:"非典型抑郁"具有历史性的意义(即非典型是相对于常见的更典型的激越和"内源性"的抑郁表现而言,在当时,抑郁症很少在门诊患者、几乎从没有在青少年和年轻人中被诊断),不像它的名字所暗示的那样,今天它不代表着不常见或不平常的临床表现。

心境反应是指,当存在正性事件时(例如,子女来访、他人的表扬),有能力高兴起来。如果外部环境保持良好,心境会变得愉快(不悲伤),并且可以持续相当长的时间。增加食欲可以表现为明显的食物摄入量或体重增加。睡眠增加可以包括较长时间的夜间睡眠和白天打盹,至少每天总计10个小时的睡眠(或比不抑郁的时候至少多睡2小时)。灌铅样麻痹被定义为感觉沉重、灌铅样或负重感,通常出现在上肢或下肢。这种感觉至少一天存在1小时,但经常一次持续几个小时。不像其他的非典型特征,对于人际关系被拒的病理性敏感的一个特质是早期发生和贯穿于绝大部分的成人生活。被拒绝感出现在个体抑郁或不抑郁时,尽管它可能会在抑郁期加重。

伴精神病性特征:存在妄想和/或幻觉。

伴心境协调的精神病性特征:妄想和幻觉的内容均与个体不完美、内疚、疾病、死亡、虚无主义或应受惩罚的重性抑郁的主题相符。

伴心境不协调的精神病性特征:妄想和幻觉的内容均不涉及个体不完美、内疚、疾病、死亡、虚无主义或应受惩罚的重性抑郁的主题,或其内容是心境协调和心境不协调的混合体。

伴紧张症:如果紧张症的特征在大部分发作期里存在,则紧张症的标注可以适用于抑郁发作。紧张症的诊断标准参见"精神分裂症谱系及其他精神病性障碍"一章中"与精神障碍有关的紧张症"的诊断标准。

伴围产期发生:如果心境症状的发生出现在孕期或产后4周,此标注可适用于目前的重性抑郁发作,或者如果当前不符合重性抑郁发作的全部诊断标准，但最近的发作是重性抑郁，亦可适用此标注。

注：心境发作可以发生于孕期或产后。根据产后跟踪时间，尽管估算有所不同，约3%~6%的女性在孕期或在产后的数周或数月会经历一次重性抑郁发作的发生。50%的"产后"重性抑郁发作实际上发生于产前。因此，这些发作被统称为围产期发作。伴围产期重性抑郁发作的女性经常有重度焦虑甚至惊恐发作。前瞻性研究已经证明，孕期的心境、焦虑症状和"产后忧郁"增加了产后重性抑郁发作的风险。

围产期发生的心境发作可以伴有或没有精神病性特征。杀婴现象最常与产后精神病性发作有关，其特征性表现是通过命令性幻觉杀死婴儿或妄想这个婴儿着魔了，但精神病性症状也可发生于没有这种特定的幻觉或妄想的重度产后心境发作中。

伴精神病性特征的产后心境（重性抑郁或躁狂）的发作发生于1/500~1/1,000的分娩，更常见于初产妇。有先前产后心境发作，有抑郁或双相障碍（尤其是双相Ⅰ型障碍）的既往史，有双相障碍家族史的女性，其产后伴有精神病性特征的发作的风险会明显增加。

一旦一个女性有产后伴精神病性特征的发作，其每一次后续分娩的复发风险为30%~50%。产后发作必须与产后期发生的伴有意识或注意水平波动的谵妄鉴别。考虑到神经内分泌改变的程度和社会心理的适应，母乳喂养对于治疗计划的潜在影响，产后心境障碍史对于后续生育的长期影响，所以，围产期是独一无二的。

伴季节性模式：此标注适用于反复发作的重性抑郁障碍。

A. 重性抑郁障碍的重性抑郁发作的发生与一年中的特定时间之间，存在规律性的时间关系（例如，秋季或冬季）。

注：不包括与季节性相关的明显的心理社会压力影响的案

例(例如,每年冬天都规律性地失业)。

B. 完全缓解(或从重性抑郁到躁狂或轻躁狂的改变)也发生于一年中的特定时间(例如,抑郁在春季消失)。

C. 在过去的 2 年中,两次重性抑郁发作的出现能够证明时间的季节性关系,并且在同一时期内没有非季节性的重性抑郁发作出现。

D. 在个体的一生中,季节性的重性抑郁发作(如上所述)明显多于非季节性的重性抑郁发作。

注:"伴季节性模式"的标注适用于反复发作的重性抑郁障碍的重性抑郁发作模式。其必要特征是重性抑郁发作的发生和缓解发生于一年中的特定时间。在大多数案例中,发作始于秋季或冬季,缓解于春季。少数的情况下,可以有反复的夏季抑郁发作。这种发生和缓解的模式必须发生在至少 2 年的时间内,在此期间没有任何非季节性的发作。此外,在个体的一生中,季节性的重性抑郁发作明显多于非季节性的重性抑郁的发作。

此标注不适用于那些可以更好地被季节性相关的心理社会压力解释的情况(例如,季节性失业或学校放假)。出现在季节性模式的重性抑郁发作经常具备的特征为:能量减低、睡眠增加、暴食、体重增加和渴求碳水化合物。尚不清楚季节性模式是否更易出现在反复发作的重性抑郁障碍或双相障碍中。然而,在双相障碍人群中,季节性模式更多地出现在双相 II 型障碍而不是双相 I 型障碍中。在一些个体中,躁狂或轻躁狂的发作可能也与特定的季节相关联。

冬季型的季节性模式的患病率似乎随着不同的纬度、年龄和性别而改变。高纬度地区的患病率会增加,年龄也是季节性的一个强力的预测指标,年轻人在冬季抑郁发作的风险较高。

标注如果是:

部分缓解:存在上一次重性抑郁发作的症状,但目前不符合全部诊断标准,或在一次发作结束之后,有一段持续时间少于 2 个月的没有重性抑郁障碍发作的任何显著症状的情况。

完全缓解：在过去的 2 个月内，没有任何明显的该障碍的体征或症状存在。

标注目前的严重程度：

严重程度是基于诊断标准症状的数目，症状的严重程度和功能损害的程度。

轻度：存在非常少的超出诊断所需的症状数量，症状的严重程度是痛苦但可控的，并导致社交或职业功能的轻微损伤。

中度：症状的数量，症状的严重程度和／或功能害害程度是介于"轻度"和"重度"的指标之间。

重度：存在非常多的超出诊断所需的症状数量，症状的严重程度是严重的痛苦的和不可控的，且症状明显干扰了社交或职业功能。

焦虑障碍

分离焦虑障碍
F93.0

A. 个体与其依恋对象离别时,会产生与其发育阶段不相称的、过度的害怕或焦虑,至少符合以下表现中的3种:
   1. 当预期或经历与家庭或与主要依恋对象离别时,产生反复的、过度的痛苦。
   2. 持续性和过度地担心会失去主要依恋对象,或担心他们可能受到诸如疾病、受伤、灾难或死亡的伤害。
   3. 持续地、过度地担心会经历导致与主要依恋对象离别的不幸事件(例如,走失、被绑架、事故、生病)。
   4. 因害怕离别,持续表现不愿或拒绝出门、离开家、去上学、去工作或去其他地方。
   5. 持续和过度地害怕或不愿独处或不愿在家或其他场所与主要依恋对象不在一起。
   6. 持续性地不愿或拒绝在家以外的地方睡觉或不愿在家或其主要依恋对象不在身边时睡觉。
   7. 反复做内容与离别有关的噩梦。
   8. 当与主要依恋对象离别或预期离别时,反复地抱怨躯体性症状(例如,头疼、胃疼、恶心、呕吐)。

B. 这种害怕、焦虑或回避是持续性的,儿童和青少年至少持续4周,成人则至少持续6个月。

C. 这种障碍引起有临床意义的痛苦,或导致社交、学业、职业或其他重要功能方面的损害。

D. 这种障碍不能用其他精神障碍来更好地解释,例如,像孤独症(自闭症)谱系障碍中的因不愿过度改变而导致拒绝离家,像精神病性障碍中的因妄想或幻觉而忧虑分别,像场所恐怖症中的因没有一个信任的同伴陪伴而拒绝出门,像广泛性焦虑障碍中的担心疾病或伤害会降临到其他重要的人身上,或像疾病焦虑障碍中的担心会患病。

选择性缄默症
F94.0

A. 在被期待讲话的特定的社交情况(例如,在学校)中持续地不能讲话,尽管在其他情况中能够讲话。
B. 这种障碍妨碍了教育或职业成就或社交沟通。
C. 这种障碍的持续时间至少1个月(不能限于入学的第1个月)。
D. 这种不能讲话不能归因于缺少社交情况下所需的口语知识或对所需口语有不适感所致。
E. 这种障碍不能用一种交流障碍来更好地解释(例如,儿童期发生的流畅性障碍),且不能仅仅出现在孤独症(自闭症)谱系障碍、精神分裂症或其他精神病性障碍的病程中。

特定恐怖症

A. 对于特定的事物或情况(例如,飞行、高处、动物、接受注射,看见血液)产生显著的害怕或焦虑。
   注: 儿童的害怕或焦虑也可能表现为哭闹、发脾气、惊呆或依恋他人。
B. 恐惧的事物或情况几乎总是能够促发立即的害怕或焦虑。
C. 对恐惧的事物或情况主动地回避,或是带着强烈的害怕或焦虑去忍受。
D. 这种害怕或焦虑与特定事物或情况所引起的实际危险以及所处的社会文化环境不相称。
E. 这种害怕、焦虑或回避通常持续至少6个月。
F. 这种害怕、焦虑或回避引起有临床意义的痛苦,或导致社交、职业或其他重要功能方面的损害。

焦虑障碍

G. 这种障碍不能用其他精神障碍的症状来更好地解释,包括:(如,在场所恐怖症中的)惊恐样症状或其他功能丧失症状;(如,在强迫症中的)与强迫思维相关的事物或情况;(如,在创伤后应激障碍中的)与创伤事件相关的提示物;(如,在分离焦虑障碍中的)离家或离开依恋者;或(如,在社交恐怖症中的)社交情况等所致的害怕、焦虑和回避。

标注如果是:

根据恐惧刺激源编码:

F40.218 动物型(例如,蜘蛛、昆虫、狗)

F40.228 自然环境型(例如,高处、暴风雨、水)

F40.23x 血液-注射-损伤型(例如,针头、侵入性医疗操作)

编码备注: 选择特别的 ICD-10-CM 编码如下:F40.230 害怕血液;F40.231 害怕注射和输液;F40.232 害怕其他医疗服务;或 F40.233 害怕受伤。

F40.248 情境性(例如,飞机、电梯、封闭空间)

F40.298 其他(例如,可能导致哽噎或呕吐的情况;儿童则可能表现为对巨响或化妆人物的恐惧)

编码备注: 当存在超过一种的恐惧刺激源时,需要列出所有适合的 ICD-10-CM 编码(例如,害怕蛇和飞行,其编码为 F40.218 特定恐怖症、动物型和 F40.248 特定恐怖症、情境性)。

社交焦虑障碍(社交恐怖症)
F40.10

A. 个体由于面对可能被他人审视的一种或多种社交情况时而产生显著的害怕或焦虑。例如,社交互动(对话、会见陌生人),被观看(吃、喝的时候),以及在他人面前表演(演讲时)。

注: 儿童的这种焦虑必须出现在与同伴交往时,而不仅仅是与成人互动时。

B. 个体害怕自己的言行或呈现的焦虑症状会导致负性的评价

(即:被羞辱或尴尬;导致被拒绝或冒犯他人)。
C. 社交情况几乎总是能够促发害怕或焦虑。

注:儿童的害怕或焦虑也可能表现为哭闹、发脾气、惊呆、依恋他人、畏缩或不敢在社交情况中讲话。

D. 主动回避社交情况,或是带着强烈的害怕或焦虑去忍受。
E. 这种害怕或焦虑与社交情况和社会文化环境所造成的实际威胁不相称。
F. 这种害怕、焦虑或回避通常持续至少6个月。
G. 这种害怕、焦虑或回避引起有临床意义的痛苦,或导致社交、职业或其他重要功能方面的损害。
H. 这种害怕、焦虑或回避不能归因于某种物质(例如,滥用的毒品、药物)的生理效应,或其他躯体疾病。
I. 这种害怕、焦虑或回避不能用其他精神障碍的症状来更好地解释,例如惊恐障碍、躯体变形障碍或孤独症(自闭症)谱系障碍。
J. 如果其他躯体疾病(例如,帕金森氏病、肥胖症、烧伤或外伤造成的畸形)存在,则这种害怕、焦虑或回避是明确与其不相关或是过度的。

标注如果是:

仅仅限于表演状态:如果这种害怕仅出现在公共场所的演讲或表演。

惊恐障碍

F41.0

A. 反复出现不可预期的惊恐发作。一次惊恐发作是突然发生的强烈的害怕或强烈的不适感,并在几分钟内达到高峰,发作期间出现下列4项及以上症状:

注:这种突然发生的惊恐可以出现在平静状态或焦虑状态。

  1. 心悸、心慌或心率加速。

2. 出汗。
3. 震颤或发抖。
4. 气短或窒息感。
5. 哽噎感。
6. 胸痛或胸部不适。
7. 恶心或腹部不适。
8. 感到头昏、脚步不稳、头重脚轻或昏厥。
9. 发冷或发热感。
10. 感觉异常(麻木或针刺感)。
11. 现实解体(感觉不真实)或人格解体(感觉脱离了自己)。
12. 害怕失去控制或"发疯"。
13. 濒死感。

注: 可能观察到与特定文化有关的症状(例如,耳鸣、颈部酸痛、头疼、无法控制的尖叫或哭喊),此类症状不可作为诊断所需的4个症状之一。

B. 至少在1次发作之后,出现下列症状中的1~2种,且持续1个月(或更长)时间:

1. 持续地担忧或担心再次的惊恐发作或其结果(例如,失去控制、心肌梗死、"发疯")。
2. 在与惊恐发作相关的行为方面出现显著的不良变化(例如,设计某些行为以回避惊恐发作,如回避锻炼或回避不熟悉的情况)。

C. 这种障碍不能归因于某种物质(例如,滥用毒品、药物)的生理效应,或其他躯体疾病(例如,甲状腺功能亢进、心肺疾病)。

D. 这种障碍不能用其他精神障碍来更好地解释(例如,像未特定的焦虑障碍中,惊恐发作不仅仅出现于对害怕的社交情况的反应;像特定恐怖症中,惊恐发作不仅仅出现于对有限的恐惧对象或情况的反应;像强迫症中,惊恐发作不仅仅出现于对强迫思维的反应;像创伤后应激障碍中,惊恐发作不仅仅出现于对创伤事件的提示物的反应;或像分离焦虑障碍中,惊恐发作不仅仅出现于对与依恋对象分离的反应)。

惊恐发作的标注

注:症状的呈现是为了确认一次惊恐发作,然而,惊恐发作不是精神障碍,也不能被编码。惊恐发作可出现于任一种焦虑障碍的背景下,也可出现于其他精神障碍(例如,抑郁障碍、创伤后应激障碍、物质使用障碍)中以及某些躯体疾病(例如,心脏的、呼吸系统的、前庭的、胃肠的)之中。当惊恐发作被确认后,应该被记录为标注(例如,"创伤后应激障碍伴惊恐发作")。但对于惊恐障碍而言,惊恐发作已包含在该疾病的诊断标准中,故惊恐发作不能被用作标注。

这种突然发生的强烈的害怕或强烈的不适感,在几分钟内达到高峰,在此期间至少出现下列 4 项及以上症状:

注:这种突然发生的惊恐可以出现在平静状态或焦虑状态。

1. 心悸、心慌或心率加速。
2. 出汗。
3. 震颤或发抖。
4. 气短或窒息。
5. 哽噎感。
6. 胸痛或胸部不适。
7. 恶心或腹部不适。
8. 感到头昏、脚步不稳、头重脚轻或昏厥。
9. 发冷或发热感。
10. 皮肤感觉异常(麻木或针刺感)。
11. 现实解体(感觉不真实)或人格解体(感觉脱离了自己)。
12. 害怕失去控制或"发疯"。
13. 濒死感。

注:可能观察到与特定文化有关的症状(例如,耳鸣、颈部

酸痛、头疼、无法控制的尖叫或哭喊),此类症状不可作为诊断所需的 4 个症状之一。

场所恐怖症
F40.00

A. 对下列 5 种情况中的 2 种及以上感到显著的恐惧或焦虑:
   1. 乘坐公共交通工具(例如,汽车、公共汽车、火车、轮船、飞机)。
   2. 处于开放的空间(例如,停车场、集市、桥梁)。
   3. 处于封闭的空间(例如,商店、剧院、电影院)。
   4. 排队或处于人群之中。
   5. 独自离家。
B. 个体恐惧或回避这些情况是因为想到一旦出现惊恐样症状时或其他失去功能或窘迫的症状(例如,老年人害怕摔倒,害怕大小便失禁)时害怕难以逃离或得不到帮助。
C. 广场恐惧情况几乎总是促发害怕或焦虑。
D. 个体总是主动回避广场恐惧情况,需要人陪伴或带着强烈的害怕或焦虑去忍受。
E. 这种害怕或焦虑与广场恐惧情况和社会文化环境所造成的实际危险不相称。
F. 这种害怕、焦虑或回避通常持续至少 6 个月。
G. 这种害怕、焦虑或回避引起有临床意义的痛苦,或导致社交、职业或其他重要功能方面的损害。
H. 即使有其他躯体疾病(例如,炎症性肠病、帕金森氏病)存在,这种害怕、焦虑或回避也是明显过度的。
I. 这种害怕、焦虑或回避不能用其他精神障碍的症状来更好地解释——例如,不能仅限于特定恐怖症,情境性的症状;不能只涉及(社交焦虑障碍)中的社交情况;不仅与(强迫症)中的强迫思维,(躯体变形障碍)感受到的躯体外形缺陷或瑕疵,(创伤后应激障碍)中创伤性事件的提示物,或(分离焦虑障碍)的害怕离别等相关。

注：无论是否存在惊恐障碍都可以诊断为场所恐怖症。如果个体的表现符合惊恐障碍和场所恐怖症的诊断标准，则可同时给予两个诊断。

广泛性焦虑障碍
F41.1

A. 在至少 6 个月的多数日子里，对于诸多事件或活动(例如工作或学校表现)，表现出过分的焦虑和担心(焦虑性期待)。

B. 个体难以控制这种担心。

C. 这种焦虑和担心与下列 6 种症状中至少 3 种有关(在过去 6 个月中，至少一些症状在多数日子里存在)。

　　注：儿童只需 1 项。

　　1. 坐立不安或感到激动或紧张。
　　2. 容易疲倦。
　　3. 注意力难以集中或头脑一片空白。
　　4. 易怒。
　　5. 肌肉紧张。
　　6. 睡眠障碍(难以入睡或保持睡眠状态，或休息不充分、质量不满意的睡眠)。

D. 这种焦虑、担心或躯体症状引起有临床意义的痛苦，或导致社交、职业或其他重要功能方面的损害。

E. 这种障碍不能归因于某种物质(例如，滥用的毒品、药物)的生理效应，或其他躯体疾病(例如，甲状腺功能亢进)。

F. 这种障碍不能用其他精神障碍来更好地解释(例如，像惊恐障碍中的焦虑或担心发生惊恐发作，像社交焦虑障碍[社交恐怖症]中的负性评价，像强迫症中的被污染或其他强迫思维，像分离焦虑障碍中的与依恋对象的离别，像创伤后应激障碍中的创伤性事件的提示物，像神经性厌食症中的体重增加，像躯体症状障碍中的躯体不适，像躯体变形障碍中的感

焦虑障碍

到外貌存在瑕疵,像疾病焦虑障碍中的感到有严重的疾病,或像精神分裂症或妄想障碍中的妄想信念的内容)。

物质/药物所致的焦虑障碍

A. 以惊恐发作或焦虑为主要的临床表现。
B. 来自病史、躯体检查或实验室检验显示存在下列 2 项证据:
   1. 诊断标准 A 的症状是在物质中毒过程中或中毒不久后出现,或物质戒断,或接触某种药物后出现。
   2. 所涉及的物质/药物能够产生诊断标准 A 的症状。
C. 这种障碍不能更好地用一种非物质/药物所致的焦虑障碍来解释。独立的焦虑障碍的证据包括如下:
   症状的发作是在开始使用物质/药物之前;在急性戒断或严重中毒结束之后,症状仍持续相当长的时间(例如,约 1 个月);或有其他证据表明存在一种独立的、非物质/药物所致的焦虑障碍(例如,有反复出现的与非物质/药物相关的发作病史)。
D. 这种障碍并非仅仅出现于谵妄时。
E. 这种障碍引起有临床意义的痛苦,或导致社交、职业或其他重要功能方面的损害。

注: 只有当诊断标准 A 的症状在临床表现中非常显著且已经严重到足以引起临床关注时,才应该作出这种诊断以代替物质中毒或戒断的诊断。

编码备注: 下表是 ICD-10-CM 中[特定的物质/药物]所致的焦虑障碍的编码。注意 ICD-10-CM 的编码是取决于是否存在一个合并对同一物质的使用障碍。如果一个轻度的物质使用障碍合并物质所致的焦虑障碍,则第 4 位的数码为"1",临床工作者应该在物质所致的焦虑障碍之前记录"轻度[物质]使用障碍"(例如,"轻度的可卡因使用障碍和可卡因所致的焦虑障碍")。如果一个中度或重度的物质使用障碍合并物质所致的焦虑障碍,则第 4 位的数码为"2",临床工作者应该根据合并的物质使用障碍的严重程度来记录"中度[物质]使用障碍"或"重度[物质]使用障碍"。如果没有合并物质使用障碍(例如,仅仅一次高剂量物质使用后),则第4位数码为"9",且临床工作者应该仅仅记录物质所致的焦虑障碍。

	ICD-10-CM		
	伴轻度使用障碍	伴中或重度使用障碍	无使用障碍
酒精	F10.180	F10.280	F10.980
咖啡因 F15.180	F15.280	F15.980	
大麻	F12.180	F12.280	F12.980
苯环利定	F16.180	F16.280	F16.980
其他致幻剂	F16.180	F16.280	F16.980
吸入剂	F18.180	F18.280	F18.980
阿片类物质	F11.188	F11.288	F11.988
镇静剂、催眠药或抗焦虑药	F13.180	F13.280	F13.980
苯丙胺(或其他兴奋剂)	F15.180	F15.280	F15.980
可卡因	F14.180	F14.280	F14.980
其他(或未知)物质	F19.180	F19.280	F19.980

标注如果是(参见第192页表1:"物质相关及成瘾障碍"一章中与物质种类有关的诊断)

于中毒期间发生:如果物质中毒和在中毒过程中产生的症状都符合诊断标准,则适用于此项说明。

于戒断期间发生:如果物质戒断和在戒断过程中或不久后产生的症状都符合诊断标准,则适用于此项说明。

于药物使用后发生:症状既可能出现在药物使用初期,也可能出现在药物调整或改变之后。

记录步骤

ICD-10-CM. 物质/药物所致的焦虑障碍的名称由假设能导致焦虑症状的特定物质(例如,可卡因、沙丁胺醇)开始。诊断编码筛选自包括物质种类和存在或缺乏合并的物质使用障碍的表格。不符合任何种类的物质(例如,沙丁胺醇),应使用"其他物质"的编码;某种物质被判断为病因,但该物质的特定种类是未知的,在这种情况下应使用"未知物质"的编码。

当记录疾病名称时,合并的物质使用障碍(若有)应列在前面,接着"和"这个字,后面接着物质所致的焦虑障碍的名称,再接着发生的注解(即:于中毒期间发生,于戒断期间发生,于药物使用中发生)。例如,在某人重度劳拉西泮使用障碍的戒断期间出现焦虑的情况下,其诊断为 F13.280 重度劳拉西泮使用障碍和劳拉西泮所致的焦虑障碍,于戒断期间发生。不再给予一个分别的合并重度劳拉西泮使用障碍的诊断。如果物质所致的焦虑障碍出现在没有合并物质使用障碍时(例如,仅仅一次高剂量物质使用后),则无需注明合并物质使用障碍(例如,F16.980 裸头草碱所致的焦虑障碍,于中毒期间发生)。当一种以上的物质被判断在焦虑症状的发展过程中起到重要作用时,应分别列出(例如,F15.280 重度盐酸哌甲酯使用障碍和盐酸哌甲酯所致的焦虑障碍,于中毒期间发生;F19.280 沙丁胺醇所致的焦虑障碍,于药物使用后发生)。

由于其他躯体疾病所致的焦虑障碍
F06.4

A. 惊恐发作或焦虑为主要的临床表现。

B. 来自病史、躯体检查或实验室检验的证据显示,该障碍是其他躯体疾病的直接的病理生理性结果。

C. 这种障碍不能用其他精神障碍来更好地解释。

D. 这种障碍并非仅仅出现于谵妄时。

E. 这种障碍引起有临床意义的痛苦,或导致社交、职业或其他重要功能方面的损害。

编码备注: 将其他躯体疾病的名字包含在此精神障碍的名称之内(例如,F06.4 由于嗜铬细胞瘤所致的焦虑障碍)。在此称其他躯体疾病所致的焦虑障碍之前,其他躯体疾病应该被编码和单

其他特定的焦虑障碍
F41.8

此类型适用于那些临床表现,它们具备焦虑障碍的典型症状,且引起有临床意义的痛苦,或导致社交、职业或其他重要功能方面的损害,但未能符合焦虑障碍类别中任何一种疾病的诊断标准。可在下列情况使用其他特定的焦虑障碍这一诊断:临床工作者选择它来交流未能符合任何一种特定的焦虑障碍的诊断标准的特定原因。通过记录"其他特定的焦虑障碍",接着记录其特定原因(例如,"广泛性焦虑障碍,不符合足够天数")来表示。

能够归类为"其他特定的焦虑障碍"的示例如下:

1. **有限症状的发作。**
2. **广泛性焦虑障碍,不符合足够天数。**
3. *Khyal cap* (wind attacks):参见 DSM-5 附录中"痛苦的文化概念词汇表"。
4. *Ataque de nervios* (attack of nerves):参见 DSM-5 附录中"痛苦的文化概念词汇表"。

未特定的焦虑障碍
F41.9

此类型适用于那些临床表现,它们具备焦虑障碍的典型症状,且引起有临床意义的痛苦,或导致社交、职业或其他重要功能方面的损害,但未能符合焦虑障碍类别中任何特定的疾病的诊断标准。此种未特定的焦虑障碍可在这种情况下使用:临床工作者对未能符合任何一种特定的焦虑障碍的诊断标准的个体选择不给出特定的原因,包括因信息不足而无法作出更特定诊断的情况(例如,在急诊室的环境下)。

强迫及相关障碍

强迫症

F42

A. 具有强迫思维、强迫行为,或两者皆有。

强迫思维被定义为如下:

1. 在该障碍的某些时间段内,感受到反复的、持续性的、侵入性的和不必要的想法、冲动或意向,大多数个体会引起显著的焦虑或痛苦。
2. 个体试图忽略或压抑此类想法、冲动或意向,或用其他一些想法或行为来中和它们(例如,通过某种强迫行为)。

强迫行为被定义为如下:

1. 重复行为(例如,洗手、排序、核对)或精神活动(例如,祈祷、计数、反复默诵字词)。个体感到重复行为或精神活动是作为应对强迫思维或根据必须严格执行的规则而被迫执行的。
2. 重复行为或精神活动的目的是防止或减少焦虑或痛苦,或防止某些可怕的事件或情况;然而,这些重复行为或精神活动与所设计的中和或预防的事件或情况缺乏现实的连接,或者明显是过度的。

   注: 幼儿可能不能明确地表达这些重复行为或精神活动的目的。

B. 强迫思维或强迫行为是耗时的(例如,每天消耗 1 小时以上)或这些症状引起具有临床意义的痛苦,或导致社交、职业或其他重要功能方面的损害。

C. 此强迫症状不能归因于某种物质(例如,滥用的毒品、药物)的生理效应或其他躯体疾病。

D. 该障碍不能用其他精神障碍的症状来更好地解释[例如,像广泛性焦虑障碍中的过度担心,像躯体变形障碍中的外貌先占观念,像囤积障碍中的难以丢弃或放弃物品,像拔毛障碍中的拔毛发,像抓痕[皮肤搔抓]障碍中的皮肤搔抓,像刻板运动障碍中的刻板行为,像进食障碍中的仪式化进食行为,像物质相关及成瘾障碍中物质或赌博的先占观念,像疾病焦虑障碍中患有某种疾病的先占观念,像性欲倒错障碍中的性冲动或性幻想,像破坏性、冲动控制及品行障碍中的冲动,像重性抑郁障碍中的内疚性沉思,像精神分裂症谱系及其他精神病性障碍中的思维插入或妄想性的先占观念,或像孤独症(自闭症)谱系障碍中的重复性行为模式]。

标注如果是:

伴良好或一般的自知力: 个体意识到强迫症的信念肯定或可能不是真的,或者它们可以是或可以不是真的。

伴差的自知力: 个体意识到强迫症的信念可能是真的。

缺乏自知力/妄想信念: 个体完全确信强迫症的信念是真的。

标注如果是:

与抽动症相关: 个体目前有或过去有抽动障碍史。

躯体变形障碍
F45.22

A. 具有一个或多个感知到的或他人看起来微小或观察不到的外貌方面的缺陷或瑕疵的先占观念。
B. 在此障碍病程的某些时间段内,作为对关注外貌的反应,个体表现出重复行为(例如,照镜子、过度修饰、皮肤搔抓、寻求肯定)或精神活动(例如,对比自己和他人的外貌)。
C. 这种先占观念引起具有临床意义的痛苦,或导致社交、职业或其他重要功能方面的损害。

D. 外貌先占观念不能用符合进食障碍诊断标准的个体对身体脂肪和体重的关注的症状来更好地解释。

标注如果是：

伴肌肉变形：个体有自己的体格太小或肌肉不够发达的先占观念。即使个体也有身体其他部位的先占观念，这种情况经常有，此标注也应被使用。

标注如果是：

表明关于躯体变形障碍的信念的自知力的程度（例如，"我看起来很丑陋"或"我看起来是畸形的"）。

伴良好或一般的自知力：个体意识到躯体变形障碍的信念肯定或可能不是真的，或者它们可以是或可以不是真的。

伴差的自知力：个体意识到躯体变形障碍的信念可能是真的。

缺乏自知力/妄想信念：个体完全确信躯体变形障碍的信念是真的。

囤积障碍
F42

A. 持续地难以丢弃或放弃物品，不管它们的实际价值如何。
B. 这种困难是由于感到积攒物品的需要及与丢弃它们有关的痛苦。
C. 难以丢弃物品导致了物品的堆积，以至使用中的生活区域拥挤和杂乱，且显著地影响了其用途。如果生活区域不杂乱，则只是因为第三方的干预（例如，家庭成员、清洁工、权威人士）。
D. 这种囤积引起具有临床意义的痛苦，或导致社交、职业或其他重要功能方面的损害（包括为自己和他人保持一个安全的环境）。
E. 这种囤积不能归因于其他躯体疾病（例如，脑损伤、脑血管疾病、Prader-Willi 综合征)。

F. 这种囤积症状不能用其他精神障碍[像强迫症中的强迫思维,像重性抑郁障碍中的能量减少,像精神分裂症或其他精神病性障碍中的妄想,像重度神经认知障碍中的认知缺陷,像孤独症(自闭症)谱系障碍中的兴趣受限]来更好地解释。

标注如果是:

伴过度收集:如果难以丢弃物品伴随在没有可用空间的情况下过度收集不需要的物品。

标注如果是:

伴良好或一般的自知力:个体意识到与囤积相关的信念和行为(与难以丢弃物品、杂乱物或过度收集有关)是有问题的。

伴差的自知力:尽管存在相反的证据,个体仍几乎确信与囤积相关的信念和行为(与难以丢弃物品、杂乱物或过度收集有关)没有问题。

缺乏自知力/妄想信念:尽管存在相反的证据,个体仍完全确信与囤积有关的信念和行为(与难以丢弃物品、杂乱物或过度收集有关)没有问题。

拔毛障碍

F63.3

A. 反复拔自己的毛发而导致脱发。
B. 重复性地试图减少或停止拔毛发。
C. 拔毛发引起具有临床意义的痛苦,或导致社交、职业或其他重要功能方面的损害。
D. 拔毛发或脱发不能归因于其他躯体疾病(例如,皮肤病)。
E. 拔毛发不能用其他精神障碍的症状来更好地解释(例如,像躯体变形障碍中的试图改进感受到的外貌方面的缺陷或瑕疵)。

抓痕(皮肤搔抓)障碍
L98.1

A. 反复搔抓皮肤而导致皮肤病变。
B. 重复性地试图减少或停止搔抓皮肤。
C. 搔抓皮肤引起具有临床意义的痛苦,或导致社交、职业或其他重要功能方面的损害。
D. 搔抓皮肤不能归因于某种物质(例如,可卡因)的生理效应或其他躯体疾病(例如,疥疮)。
E. 搔抓皮肤不能用其他精神障碍的症状来更好地解释(例如,像精神病性障碍中的妄想或触幻觉,像躯体变形障碍中的试图改进外貌方面感受到的缺陷或瑕疵,像刻板运动障碍中的刻板行为,或像非自杀性自我伤害中的自我伤害意图)。

物质/药物所致的强迫及相关障碍

A. 强迫及相关障碍的主要临床表现为强迫思维、强迫行为、皮肤搔抓、拔毛发及其他聚焦于躯体的重复性行为或其他症状。
B. 来自病史、躯体检查或实验室的证据显示存在下列2项症状:
    1. 诊断标准A的症状是在物质中毒的过程中或不久后,或物质戒断或接触某种药物之后出现。
    2. 所涉及的物质/药物能够产生诊断标准A的症状。
C. 该障碍不能用一种非物质/药物所致的强迫及相关障碍来更好地解释。独立的强迫及相关障碍的证据包括如下:
    症状的发作是在开始使用物质/药物之前;在急性戒断或重度中毒结束之后,症状仍持续相当长的时间(例如,约1个月);或有其他证据表明存在一种独立的、非物质/药物所致的强迫及相关障碍(例如,有反复出现的与非物质/药物相关的发作病史)。

D. 这种障碍并非仅仅出现于谵妄时。
E. 这种障碍引起具有临床意义的痛苦,或导致社交、职业或其他重要功能方面的损害。

注:仅当诊断标准 A 的症状在临床表现中非常明显且已经严重到足以引起临床关注时,除了作出物质中毒或戒断的诊断以外,还应该作出此诊断。

编码备注:下表是 ICD-10-CM 中[特定的物质／药物]所致的强迫及相关障碍的编码。注意 ICD-10-CM 的编码取决于是否存在一个合并的对同一物质的使用障碍。如果一个轻度的物质使用障碍合并物质所致的强迫及相关障碍,则第 4 位的数码为"1",临床工作者应该在物质所致的强迫及相关障碍之前记录"轻度[物质]使用障碍"(例如,"轻度的可卡因使用障碍和可卡因所致的强迫及相关障碍")。如果一个中度或重度的物质使用障碍合并物质所致的强迫及相关障碍,则第 4 位的数码为"2",临床工作者应该根据合并物质使用障碍的严重程度来记录"中度[物质]使用障碍"或"重度[物质]使用障碍"。如果没有合并物质使用障碍(例如,仅仅一次高剂量物质使用后),则第 4 位数码为"9",且临床工作者应该仅仅记录物质所致的强迫及相关障碍。

	ICD-10-CM		
	伴有轻度使用障碍	伴有中或重度使用障碍	无使用障碍
苯丙胺(或其他兴奋剂)	F15.188	F15.288	F15.988
可卡因	F14.188	F14.288	F14.988
其他(或未知)物质	F19.188	F19.288	F19.988

标注如果是:(参见第 192 页表 1:"物质相关及成瘾障碍"一章中与物质种类有关的诊断)

于中毒期间发生:如果物质中毒和在中毒过程中产生的症

状都符合诊断标准。

于戒断期间发生：如果物质戒断和在戒断过程中或不久后产生的症状都符合诊断标准。

于药物使用后发生：症状既可能出现在药物使用初期，也可能出现在药物调整或改变之后。

记录步骤

ICD-10-CM. 物质/药物所致的强迫及相关障碍的名称由假设能导致强迫及相关症状的特定物质（例如，可卡因）开始。诊断编码筛选自包括物质种类和存在或缺乏合并的物质使用障碍的表格。不符合任何种类的物质，应使用"其他物质"的编码，无合并的物质使用；某种物质被判断为病因，但该物质的特定种类是未知的，在这种情况下应使用"未知物质"的编码，无合并的物质使用。

当记录疾病名称时，合并的物质使用障碍（若有）应列在前面，接着"和"这个字，后面接着物质所致的强迫及相关障碍的名称，再接着发生的标注（即：于中毒期间发生，于戒断期间发生，于药物使用后发生）。例如，在某人重度可卡因使用障碍的中毒时出现重复性行为的情况下，其诊断为 F14.288 重度可卡因使用障碍和可卡因所致的强迫及相关障碍，于中毒期间发生。不再给予一个分别的合并重度可卡因使用障碍的诊断。如果物质所致的强迫及相关障碍出现在未合并物质使用障碍时（例如，仅仅一次高剂量物质使用后），则无需注明合并的物质使用障碍（例如，F15.988 苯丙胺所致的强迫及相关障碍，于中毒期间发生）。当一种以上的物质被判断在强迫及相关障碍的发展过程中起到重要作用时，应分别列出。

由于其他躯体疾病所致的强迫及相关障碍
F06.8

A. 强迫及相关障碍的主要临床表现为强迫思维、强迫行为、外貌的先占观念、囤积、皮肤搔抓、拔毛发及其他聚焦于躯体的重复性行为或其他症状。
B. 来自病史、躯体检查或实验室检验的证据显示,该障碍是其他躯体疾病的直接的病理生理性结果。
C. 这种障碍不能用其他精神障碍来更好地解释。
D. 这种障碍并非仅仅出现于谵妄时。
E. 这种障碍引起具有临床意义的痛苦,或导致社交、职业或其他重要功能方面的损害。

标注如果是:

伴强迫症样症状: 如果主要临床表现为强迫症样症状。

伴外貌先占观念: 如果主要临床表现为感知到的外貌方面的缺陷或瑕疵的先占观念。

伴囤积症状: 如果主要临床表现为囤积。

伴拔毛症状: 如果主要临床表现为拔毛发。

伴搔抓皮肤症状: 如果主要临床表现为搔抓皮肤。

编码备注: 将其他躯体疾病的名字包含在此精神障碍的名称之内(例如 F06.8 由于脑梗塞所致的强迫及相关障碍)。在此由于其他躯体疾病所致的强迫及相关障碍之前,其他躯体疾病应该被编码和单独列出(例如,169.398 脑梗塞;F06.8 由于脑梗塞所致的强迫及相关障碍)。

其他特定的强迫及相关障碍

F42

此类型适用于那些临床表现,它们具备强迫及相关障碍的典型症状,且引起具有临床意义的痛苦,或导致社交、职业或其他重要功能方面的损害,但未能符合强迫及相关障碍任一种疾病的诊断标准的情况。可在下列情况下使用其他特定的强迫及相关障碍这一诊断:临床工作者选择用它来交流未能符合任一种特定的强迫及相关障碍的诊断标准的特定原因。通过记录"其他特定的强迫及相关障碍",接着记录其特定原因(例如,"聚焦于躯体的重复性行为障碍")来表示。

能够归类为"其他特定的强迫及相关障碍"的示例如下。

1. **伴实际缺陷的躯体变形样障碍**：类似于躯体变形障碍，除了外貌方面的缺陷或瑕疵能够被他人明显地观察到(即，它们比"轻微"更加容易被注意到)。在此类案例中，对这些瑕疵的先占观念明显是过度的，且导致显著的损害或痛苦。

2. **无重复行为的躯体变形样障碍**：其表现符合躯体变形障碍，除了个体没有基于对外貌担心的重复行为或精神活动。

3. **聚焦于躯体的重复性行为障碍**：其特征为反复的聚焦于躯体的重复性行为(例如，咬指甲、咬嘴唇、咬颊)和重复性地试图减少或停止这些行为。这些症状引起具有临床意义的痛苦，或导致社交、职业或其他重要功能方面的损害，且不能用拔毛障碍、抓痕(皮肤搔抓)障碍、刻板运动障碍或非自杀性自我伤害来更好地解释。

4. **强迫性嫉妒**：其特征为非妄想地感受到配偶不忠的先占观念。作为对关注不忠的反应，此先占观念可能导致重复性的行为或精神活动；它们引起具有临床意义的痛苦，或导致社交、职业或其他重要功能方面的损害，且不能用其他精神障碍来更好地解释，例如妄想障碍嫉妒型或偏执型人格障碍。

5. ***Shubo-kyofu***：*taijin kyofusho* 的变异型(参见 DSM-5 附录中"痛苦的文化概念词汇表")，类似于以过度害怕躯体变形为特征的躯体变形障碍。

6. ***Koro***：与 *dhat* 综合征相关(参见 DSM-5 附录中"痛苦的文化概念词汇表")，突发性地强烈地焦虑阴茎(或女性的外阴和乳头)会缩回到体内，且可能会导致死亡。

7. ***Jikoshu-kyofu***：*taijin kyofusho* 的变异型(参见 DSM-5 附录中"痛苦的文化概念词汇表")，其特征为害怕有冒犯性的体味(也被命名为*嗅觉牵涉综合征*)。

未特定的强迫及相关障碍
F42

此类型适用于那些临床表现,它们具备强迫及相关障碍的典型症状,且引起具有临床意义的痛苦,或导致社交、职业或其他重要功能方面的损害,但未能符合强迫及相关障碍任一种疾病的诊断标准的情况。此种未特定的强迫及相关障碍可在下列情况下使用:临床工作者选择不标注未能符合任一种特定的强迫及相关障碍的诊断标准的原因及包括因信息不足而无法作出更特定的诊断(例如,在急诊室的环境下)。

创伤及应激相关障碍

反应性依恋障碍
F94.1

A. 对成人照料者表现出持续的抑制性的情感退缩行为模式,有以下 2 种情况:
   1. 儿童痛苦时很少或最低限度地寻求安慰。
   2. 儿童痛苦时对安慰很少有反应或反应程度很低。
B. 持续性的社交和情绪障碍,至少有下列 2 项特征:
   1. 对他人很少有社交和障碍反应。
   2. 有限的正性情感。
   3. 即使在与成人照料者非威胁性的互动过程中,原因不明的激惹、悲伤、害怕的发作也非常明显。
C. 儿童经历了一种极度不充足的照顾模式,至少有下列 1 项情况:
   1. 社交忽视或剥夺,以持续地缺乏由成人照料者提供的以安慰、激励和喜爱等为表现形式的基本情绪;
   2. 反复变换主要照料者从而限制了形成稳定依恋的机会(例如,寄养家庭的频繁变换)。
   3. 成长在不寻常的环境下,严重限制了形成选择性依恋的机会(例如,儿童多、照料者少的机构)。
D. 假设诊断标准 A 的行为障碍是由于诊断标准 C 的照料情况所致(例如,诊断标准 A 的障碍开始于诊断标准 C 的缺乏充足的照料之后)。
E. 不符合孤独症(自闭症)谱系障碍的诊断标准。
F. 这种障碍在 5 岁前已明显出现。
G. 儿童的发育年龄至少为 9 个月。

标注如果是:

持续性: 此障碍已存在 12 个月以上。

标注目前的严重程度:

当儿童表现出此障碍的全部症状,且每一个症状呈现在相对高的水平上,则此反应性依恋障碍需被标注为**重度**。

脱抑制性社会参与障碍
F94.2

A. 儿童主动地与陌生成年人接近和互动的行为模式,至少表现为以下 2 种情况:
  1. 在与陌生成年人接近和互动中很少或缺乏含蓄。
  2. "自来熟"的言语或肢体行为(与文化背景认可的及适龄的社交界限不一致)。
  3. 即使在陌生的场所中,冒险离开之后,也会很少或缺乏向成人照料者知会。
  4. 很少或毫不犹豫地与一个陌生成年人心甘情愿地离开。
B. 诊断标准 A 的行为不局限于冲动(如注意缺陷/多动障碍),而要包括社交去抑制行为。
C. 儿童经历了一种极度不充足的照料模式,至少有以下 1 项情况证明:
  1. 社交忽视或剥夺,以持续地缺乏由成人照料者提供的以安慰、激励和喜爱等为表现形式的基本情绪需求。
  2. 反复变换主要照料者从而限制了形成稳定依恋的机会(例如,寄养家庭的频繁变换)。
  3. 成长在不寻常的环境下,严重限制了形成选择性依恋的机会(例如,儿童多、照料者少的机构)。
D. 假设诊断标准 A 的行为障碍是由于诊断标准 C 的照料情况所致(例如,诊断标准 A 的障碍开始于诊断标准 C 的缺乏充足的照料之后)。
E. 儿童的发育年龄至少为 9 个月。

创伤及应激相关障碍

标注如果是：

持续性： 此障碍已存在 12 个月以上。

标注目前的严重程度：

当儿童表现出此障碍的全部症状，且每一个症状呈现在相对高的水平上，则此去抑制性社会参与障碍需被标注为**重度**。

创伤后应激障碍

F43.10

创伤后应激障碍

注： 下述诊断标准适用于成人、青少年和 6 岁以上儿童。对于 6 岁及以下儿童，参见下述相应的诊断标准。

A. 以下述 1 种（或多种）方式接触于实际的或被威胁的死亡、严重的创伤或性暴力：

 1. 直接经历创伤事件。

 2. 亲眼目睹发生在他人身上的创伤事件。

 3. 获悉亲密的家庭成员或亲密的朋友身上发生了创伤事件，在实际的或被威胁死亡的案例中，创伤事件必须是暴力的或事故。

 4. 反复经历或极端接触于创伤事件的令人作呕的细节中（例如，急救员收集人体遗骸；警察反复接触虐待儿童的细节）。

 注： 诊断标准 A4 不适用于通过电子媒体、电视、电影或图片的接触，除非此接触与工作相关。

B. 在创伤事件发生后，存在以下 1 个（或多个）与创伤事件有关的侵入性症状：

 1. 创伤事件反复的、非自愿的和侵入性的痛苦记忆。

 注： 6 岁以上儿童，可能通过反复玩与创伤事件有关的主题或某方面内容来表达。

2. 反复做内容和/或情感与创伤事件相关的痛苦的梦。

注：儿童可能做可怕但不认识内容的梦。

3. 分离性反应(例如闪回)，个体的感觉或举动好像创伤事件重复出现(这种反应可能连续出现，最极端的表现是对目前的环境完全丧失意识)。

注：儿童可能在游戏中重演特定的创伤。

4. 接触于象征或类似创伤事件某方面的内在或外在线索时，产生强烈或持久的心理痛苦。
5. 对象征或类似创伤事件某方面的内在或外在线索，产生显著的生理反应。

C. 创伤事件后开始持续地回避与创伤事件有关的刺激，具有以下 1 项或 2 项情况：

1. 回避或尽量回避关于创伤事件或与其高度密切相关的痛苦记忆、思想或感觉。
2. 回避或尽量回避能够唤起关于创伤事件或与其高度相关的痛苦记忆、思想或感觉的外部提示(人、地点、对话、活动、物体、情景)。

D. 与创伤事件有关的认知和心境方面的负性改变，在创伤事件发生后开始或加重，具有以下 2 项(或更多)情况：

1. 无法记住创伤事件的某个重要方面(通常是由于分离性遗忘症，而不是诸如脑损伤、酒精、毒品等其他因素所致)。
2. 对自己、他人或世界持续性放大的负性信念和预期(例如，"我很坏""没有人可以信任""世界是绝对危险的""我的整个神经系统永久性地毁坏了")。
3. 由于对创伤事件的原因或结果持续性的认知歪曲，导致个体责备自己或他人。
4. 持续性的负性情绪状态(例如，害怕、恐惧、愤怒、内疚、羞愧)。
5. 显著地减少对重要活动的兴趣或参与。

6. 与他人脱离或疏远的感觉。
7. 持续地不能体验到正性情绪(例如,不能体验快乐、满足或爱的感觉)。

E. 与创伤事件有关的警觉或反应性有显著的改变,在创伤事件发生后开始或加重,具有以下 2 项(或更多)情况:
1. 激惹的行为和愤怒的爆发(在很少或没有挑衅的情况下),典型表现为对人或物体的言语或身体攻击。
2. 不计后果或自我毁灭的行为。
3. 过度警觉。
4. 过分的惊跳反应。
5. 注意力有问题。
6. 睡眠障碍(例如,难以入睡或难以保持睡眠,或休息不充分的睡眠)。

F. 这种障碍的持续时间(诊断标准 B、C、D、E)超过 1 个月。

G. 这种障碍引起临床上明显的痛苦,或导致社交、职业或其他重要功能方面的损害。

H. 这种障碍不能归因于某种物质(例如,药物或酒精)的生理效益或其他躯体疾病。

标注是否是:

伴分离症状: 个体的症状符合创伤后应激障碍的诊断标准。此外,作为对应激源的反应,个体经历了持续性或反复的下列症状之一:

1. **人格解体:** 持续地或反复地体验到自己的精神过程或躯体脱离感,似乎自己是一个旁观者(例如,感觉自己在梦中;感觉自我或身体的非现实感或感觉时间过得非常慢)。
2. **现实解体:** 持续地或反复地体验到环境的不真实感(例如,个体感觉周围的世界是虚幻的、梦幻般的、遥远的或扭曲的)。

注: 使用这一亚型,其分离症状不能归因于某种物质(例

如,黑晕,酒精中毒的行为)的生理效应或其他躯体疾病(例如,颞叶癫痫)。

标注如果是:

伴延迟性表达:如果直到事件后至少 6 个月才符合全部诊断标准(尽管有一些症状的发生和表达可能是立即的)。

6 岁及以下儿童的创伤后应激障碍

A. 6 岁及以下儿童,以下述一种(或多种)方式接触于实际的或被威胁的死亡、严重的创伤或性暴力:

1. 直接经历创伤事件。
2. 亲眼目睹发生在他人身上的创伤事件,特别是主要的照料者。

   注:这些目睹的事件不适用于通过电子媒体、电视、电影或图片的接触。

3. 知道创伤事件发生在父母或照料者的身上。

B. 在创伤事件发生后,存在以下 1 个(或多个)与创伤事件有关的侵入性症状:

1. 创伤事件反复的、非自愿的和侵入性的痛苦记忆。

   注:自发的和侵入性的记忆看起来不一定很痛苦,也可以在游戏中重演。

2. 反复做内容和(或)情感与创伤事件相关的痛苦的梦。

   注:很可能无法确定可怕的内容与创伤事件相关。

3. 分离性反应(例如闪回),儿童的感觉或举动类似创伤事件重复出现(这种反应可能连续出现,最极端的表现是对目前的环境完全丧失意识),此类特定的创伤事件可能在游戏中重演。

4. 接触于象征或类似创伤事件某方面的内在或外在线索时,会产生强烈或持久的心理痛苦;

5. 对创伤事件的线索产生显著的生理反应。

C. 至少存在 1 个(或更多)代表持续地回避与创伤事件有关的刺激或与创伤事件有关的认知和心境方面的负性改变的下

列症状,且在创伤事件发生后开始或加重:

持续地回避刺激

1. 回避或尽量回避能够唤起创伤事件回忆的活动、地点或物质的提示物。
2. 回避或尽量回避能够唤起创伤事件回忆的人、对话或人际关系的情况。

认知上的负性改变

3. 负性情绪状态的频率(例如,恐惧、内疚、悲痛、羞愧、困惑)显著增加。
4. 显著地减少对重要活动的兴趣和参与,包括减少玩耍。
5. 社交退缩行为。
6. 持续地减少正性情绪的表达。

D. 与创伤事件有关的警觉和反应性的改变,在创伤事件发生后开始或加重,具有以下2项(或更多)情况:

1. 激惹的行为和愤怒的爆发(很少或没有挑衅的情况下),典型表现为对人或物体的言语或身体攻击(包括大发雷霆)。
2. 过度警觉。
3. 过分的惊跳反应。
4. 注意力有问题。
5. 睡眠障碍(例如,难以入睡或难以保持睡眠,或休息不充分的睡眠)。

E. 这种障碍的持续时间超过1个月。

F. 这种障碍引起临床上明显的痛苦,或导致与父母、同胞、同伴或其他照料者的关系或学校行为损害。

G. 这种障碍不能归因于某种物质(例如,药物或酒精)的生理效应或其他躯体疾病。

标注是否是:

伴分离症状:个体的症状符合创伤后应激障碍的诊断标

准,且个体持续地或反复出现下列 2 种症状之一:

1. **人格解体**:持续地或反复地体验到自己的精神过程或躯体脱离感,似乎自己是一个旁观者(例如,感觉自己在做梦;感觉自我或身体的非现实感或感觉时间过得非常慢);
2. **现实解体**:持续地或反复地体验到环境的不真实感(例如,个体感觉周围的世界是虚幻的、梦幻般的、遥远的或扭曲的)。

注:使用这一亚型,其分离症状不能归因于某种物质的生理效应(例如,黑晕)或其他躯体疾病(例如,复杂部分性癫痫)。

标注如果是:

伴延迟性发作:如果直到事件后至少 6 个月才符合全部诊断标准(尽管一些症状的发生和发作可能是立即的)。

急性应激障碍

F43.0

A. 以下述一种(或多种)方式接触于实际的或被威胁的死亡、严重的创伤或性暴力:
  1. 直接经历创伤事件。
  2. 亲眼目睹发生在他人身上的创伤事件。
  3. 获悉亲密的家庭成员或亲密的朋友身上发生了创伤事件。**注**:在实际的或被威胁死亡的案例中,创伤事件必须是暴力的或事故。
  4. 反复经历或极端接触于创伤事件的令人作呕的细节中(例如,急救员收集人体遗骸;警察反复接触虐待儿童的细节)。

  注:此标准不适用于通过电子媒体、电视、电影或图片的接触,除非这种接触与工作相关。

B. 在属于侵入性、负性心境、分离、回避和唤起这 5 个类别的任一类别中,有下列 9 个(或更多)症状,在创伤事件发生后开始或加重：

侵入性症状

1. 创伤事件的反复的、非自愿的和侵入性的痛苦记忆。

注：儿童可能通过反复玩与创伤事件有关的主题或某方面来内容表达。

2. 反复做内容和(或)情感与创伤事件相关的痛苦的梦。

注：儿童可能做可怕但不认识内容的梦。

3. 分离性反应(例如，闪回)，个体的感觉或举动好像创伤事件重复出现(这种反应可能连续地出现，最极端的表现是对目前的环境完全丧失意识)。

注：儿童可能在游戏中重演特定的创伤。

4. 对象征或类似创伤事件某方面的内在或外在线索，产生强烈或长期的心理痛苦或显著的生理反应。

负性心境

5. 持续地不能体验到正性的情绪(例如，不能体验到快乐、满足或爱的感觉)。

分离症状

6. 个体的环境或自身的真实感的改变(例如，从旁观者的角度来观察自己，处于恍惚之中、时间过得非常慢)。

7. 不能想起创伤事件的某个重要方面(通常由于分离性遗忘症，而不是由于诸如脑损伤、酒精、毒品等其他因素)。

回避症状

8. 尽量回避关于创伤事件或与其高度有关的痛苦记忆、思想或感觉。

9. 尽量回避能够唤起关于创伤事件或与其高度有关的痛苦记忆、思想或感觉的外部提示(人、地点、对话、活动、物体、情景)。

唤起症状

10. 睡眠障碍(例如，难以入睡或难以保持睡眠或休息不充分的睡眠)。
11. 激惹的行为和愤怒的爆发(在很少或没有挑衅的情况下),典型表现为对人或物体的言语或身体攻击。
12. 过度警觉。
13. 注意力有问题。
14. 过分的惊跳反应。

C. 这种障碍的持续时间(诊断标准 B 的症状)为创伤后的 3 天至 1 个月。

注：症状通常于创伤后立即出现,但符合障碍的诊断标准需持续至少 3 天至 1 个月。

D. 这种障碍引起临床上明显的痛苦,或导致社交、职业或其他重要功能方面的损害。

E. 这种障碍不能归因于某种物质(例如,药物或酒精)的生理效应或其他躯体疾病(例如,轻度的创伤性脑损伤),且不能用"短暂精神病性障碍"来更好地解释。

适应障碍

A. 在可确定的应激源出现的 3 个月内,对应激源出现情绪的反应或行为的变化。

B. 这些症状或行为具有显著的临床意义,具有以下 1 项或 2 项情况:
  1. 即使考虑到可能影响症状严重度和表现的外在环境和文化因素,个体显著的痛苦与应激源的严重程度或强度也是不成比例的。
  2. 社交、职业或其他重要功能方面的明显损害。

C. 这种与应激相关的症状不符合其他精神障碍的诊断标准,且不仅是先前存在的某种精神障碍的加重。

D. 此症状并不代表正常的丧痛。

E. 一旦应激源或其结果终止,这些症状不会持续超过随后的 6 个月。

标注是否是：

F43.21 伴抑郁心境： 主要表现为心境低落、流泪或无望感。

F43.22 伴焦虑： 主要表现为紧张、担心、神经过敏或分离焦虑。

F43.23 伴混合性焦虑和抑郁心境： 主要表现为抑郁和焦虑的混合。

F43.24 伴行为紊乱： 主要表现为行为紊乱。

F43.25 伴混合性情绪和行为紊乱： 主要表现为情绪症状（例如，抑郁、焦虑）和行为紊乱。

F43.20 未特定的： 不能归类为任一种适应障碍特定亚型的适应不良反应。

其他特定的创伤及应激相关障碍
F43.8

此类型适用于那些临床表现，它们具备创伤及应激相关障碍的典型症状，且引起临床上明显的痛苦，或导致社交、职业或其他重要方面的损害，但未能符合创伤及应激相关障碍任一种疾病的诊断标准的情况。此种其他特定的创伤及应激相关障碍可在这种情况下被使用：临床工作者选择用它来交流未能符合任一种特定的创伤及应激相关障碍的诊断标准的特定原因。通过记录"其他特定的创伤及应激相关障碍"，接着记录其特定原因（例如，"持续性复杂丧痛障碍"）来表示。

能够归类为"其他特定"的示例如下。

1. **适应样障碍，伴症状延迟发作，** 其症状出现于应激源后 3 个月以上。
2. **适应样障碍，伴超过 6 个月的过长病程，** 且无过长时间的应激源。
3. *Ataque de nervios*：参见 DSM-5 附录中"痛苦的文化概念词汇表"。
4. **其他文化类症状：** 参见 DSM-5 附录中"痛苦的与文化概

念词汇表"。
5. **持续性复杂丧痛障碍:** 此障碍以严重的和持续性的悲痛和哀伤反应为特征(参见 DSM-5 第三部分"需要进一步研究的状况"一章)。

未特定的创伤及应激相关障碍

F43.9

此类型适用于那些临床表现,它们具备创伤及应激相关障碍的典型症状,且引起临床上明显的痛苦,或导致社交、职业或其他重要方面的损害,但未能符合创伤及应激相关障碍任一种疾病的诊断标准的情况。此种未特定的创伤及应激相关障碍可在这种情况下使用:临床工作者选择不给出未能符合任一种特定的创伤及应激相关障碍的诊断标准的特定原因,包括因信息不足而无法作出更特定的诊断(例如,在急诊室的环境下)。

分离障碍

分离性身份障碍
F44.81

A. 存在2个或更多的以截然不同的人格状态为特征的身份瓦解,这可能在某些文化中被描述为一种被(超自然的力量)占有的经验。身份的瓦解涉及明显的自我感和自我控制感的中断,伴随与情感、行为、意识、记忆、感知、认知和/或感觉运动功能相关的改变。这些体征和症状可以被他人观察到或由个体报告。

B. 回忆日常事件,重要的个人信息和/或创伤事件时,存在反复的空隙,它们与普通的健忘不一致。

C. 这些症状引起有临床意义的痛苦,或导致社交、职业或其他重要功能方面的损害。

D. 该障碍并非一个广义的可接受的文化或宗教实践的一部分。

注: 对于儿童,这些症状不能用假想玩伴或其他幻想的游戏来更好地解释。

E. 这些症状不能归因于某种物质的生理效应(例如,在酒精中毒过程中的黑晕或混乱行为)或其他躯体疾病(例如,复杂部分性癫痫)。

分离性遗忘症
F44.0

A. 不能回忆起重要的个人信息,通常具有创伤或应激性质,且与普通的健忘不一致。

注: 分离性遗忘症通常具有对特定事件的局部或选择性遗忘;或对身份和生活史的普遍性遗忘。

B. 这些症状引起有临床意义的痛苦,或导致社交、职业或其他重要功能方面的损害。

C. 这些症状不能归因于某种物质(例如,酒精或其他滥用的毒品、药物)的生理效应或神经病性或其他躯体疾病(例如,复杂部分性癫痫、短暂性全面遗忘症、闭合性脑损伤／创伤性脑损伤后遗症、其他神经疾病)。

D. 该障碍不能用分离性身份障碍,创伤后应激障碍,急性应激障碍,躯体症状障碍,或重度的,轻度的神经认知障碍来更好地解释。

编码备注: 无分离性漫游的分离性遗忘症的编码是 F44.0。分离性遗忘症伴分离性漫游的编码是 F44.1。

标注如果是:

F44.1 伴分离性漫游: 似乎有目的地旅行或与遗忘身份或其他重要个人信息有关的困惑的流浪。

人格解体／现实解体障碍

F48.1

A. 存在持续的或反复的人格解体或现实解体的体验或两者兼有:

1. **人格解体:** 对个体的思维、情感、感觉、躯体或行动的不真实的、分离的或作为旁观者的体验(例如,感知的改变、时间感的扭曲、自我的不真实或缺失、情感和／或躯体的麻木)。

2. **现实解体:** 对环境的不真实的或分离的体验(例如感觉个体或物体是不真实的、梦幻的、模糊的、无生命的或视觉上扭曲的)。

B. 在人格解体或现实解体的体验中,其现实检验仍然是完整的。

C. 这些症状引起有临床意义的痛苦,或导致社交、职业或其他重要功能方面的损害。

D. 该障碍不能归因于某种物质(例如,滥用的毒品、药物)的生理效应或其他躯体疾病(例如,癫痫)。
E. 该障碍不能用其他精神障碍来更好地解释,例如,精神分裂症、惊恐障碍、重性抑郁障碍、急性应激障碍、创伤后应激障碍或其他分离障碍。

其他特定的分离障碍
F44.89

此类型适用于那些临床表现,它们具备分离障碍的典型症状,且引起有临床意义的痛苦,或导致社交、职业或其他重要功能方面的损害,但未能符合分离障碍类别中任何一种疾病的诊断标准。可在下列情况使用其他特定的分离障碍这一诊断:临床工作者选择用它来交流未能符合任何一种特定的分离障碍的诊断标准的特定原因。通过记录"其他特定的分离障碍",接着记录其特定原因(例如,"分离性恍惚症")来表示。

能够归类为"其他特定的分离障碍"的示例如下。

1. **混合性分离症状的慢性和反复综合征**:此类别包括与不那么明显的自我感和自我控制感的中断有关的身份紊乱或身份改变或被占有的发作,个体报告没有分离性遗忘。
2. **由于长期的和强烈的胁迫性说服所致的身份紊乱**:个体一直受到强烈的胁迫性说服(例如,洗脑、思想改造、当俘虏时被教化,长期的政治性监禁,酷刑、被教派/邪教或恐怖组织招募),可以表现为长期的身份改变或有意识地质疑自己的身份。
3. **对应激事件的急性分离性反应**:此类别适用于通常持续少于 1 个月,有时只有几个小时或几天的急性、短暂性状态。这些状况以意识受限、人格解体、现实解体、感知紊乱(例如,时间减速、视物显大)、轻微失忆、短暂性木僵和/或感觉运动功能的改变(例如,痛觉缺失、麻痹)为特征。

4. **分离性恍惚症**：这种状态是以急性的缩窄或完全丧失对直接环境的感知为特征，表现为对环境刺激极度地反应迟钝或不敏感。反应迟钝可伴有轻微的刻板行为（例如，移动手指），个体自己不知道和/或无法控制，并出现短暂性麻痹或意识丧失。分离性恍惚症并非一个广义的可接受的集体文化或宗教实践的一部分。

未特定的分离障碍
F44.9

此类型适用于那些临床表现，它们具备分离障碍的典型症状，且引起有临床意义的痛苦，或导致社交、职业或其他重要功能方面的损害，但未能符合分离障碍类别中任何一种特定的疾病的诊断标准。此种未特定的分离障碍可在这种情况下使用：临床工作者对未能符合任何一种特定的分离障碍的诊断标准的个体选择不给出特定的原因，包括因信息不足而无法作出更特定诊断的情况（例如，在急诊室的环境下）。

躯体症状及相关障碍

躯体症状障碍
F45.1

A. 1个或多个的躯体症状,使个体感到痛苦或导致其日常生活受到显著破坏。

B. 与躯体症状相关的过度的想法、感觉或行为,或与健康相关的过度担心,表现为下列至少1项:

  1. 与个体症状严重性不相称的和持续的想法。
  2. 有关健康或症状的持续高水平的焦虑。
  3. 投入过多的时间和精力到这些症状或健康的担心上。

C. 虽然任何一个躯体症状可能不会持续存在,但有症状的状态是持续存在的(通常超过6个月)。

标注如果是:

主要表现为疼痛(先前的疼痛障碍):此标注适用于那些躯体症状主要为疼痛的个体。

标注如果是:

持续性: 以严重的症状,显著的损害和病期长为特征的持续病程(超过6个月)。

标注目前的严重程度:

轻度: 只有1项符合诊断标准B的症状。
中度: 2项或更多符合诊断标准B的症状。
重度: 2项或更多符合诊断标准B的症状,加上有多种躯体主述(或1个非常严重的躯体症状)。

疾病焦虑障碍
F45.21

A. 患有或获得某种严重疾病的先占观念。
B. 不存在躯体症状,如果存在,其强度是轻微的。如果存在其他躯体疾病或有发展为某种躯体疾病的高度风险(例如,存在明确的家族史),其先占观念显然是过度的或不成比例的。
C. 对健康状况有明显焦虑,个体容易对个人健康状况感到警觉。
D. 个体有过度的与健康相关的行为(例如,反复检查他/她的躯体疾病的体征)或表现出适应不良的回避(例如,回避与医生的预约和医院)。
E. 疾病的先占观念已经存在至少 6 个月,但所害怕的特定疾病在那段时间内可以变化。
F. 与疾病相关的先占观念不能用其他精神障碍来更好地解释,如躯体症状障碍、惊恐障碍、广泛性焦虑障碍、躯体变形障碍、强迫症或妄想障碍躯体型。

标注是否是:

寻求照顾型: 经常使用医疗服务,包括就医或接受检查和医疗操作。

回避照顾型: 很少使用医疗服务。

转换障碍(功能性神经症状障碍)

A. 1 个或多个自主运动或感觉功能改变的症状。
B. 临床检查结果提供了其症状与公认的神经疾病或躯体疾病之间不一致的证据。
C. 其症状或缺陷不能用其他躯体疾病或精神障碍来更好地解释。
D. 其症状或缺陷引起有临床意义的痛苦,或导致社交、职业或其他重要功能方面的损害或需要医学评估。

编码备注: 转换障碍,不分症状类型,ICD-10-CM 的编码基于症状类型(如下)。

标注症状类型:

F44.4 伴无力或麻痹

F44.4 伴不自主运动(例如,震颤、肌张力障碍运动,肌阵挛、步态障碍)

F44.4 伴吞咽症状

F44.4 伴言语症状(例如,发声障碍、言语含糊不清)

F44.5 伴癫痫样发作或抽搐

F44.6 伴麻痹或感觉丧失

F44.6 伴特殊的感觉症状(例如,视觉、嗅觉,或听力异常)

F44.7 伴混合性症状

标注如果是:

急性发作: 症状出现少于6个月。

持续性: 症状出现超过6个月或更长。

标注如果是:

伴心理应激源(*标注应激源*)

无心理应激源

影响其他躯体疾病的心理因素
F54

A. 存在一种躯体症状或疾病(而不是精神障碍)。

B. 心理或行为因素通过下列方式之一负性地影响躯体疾病:

1. 心理因素影响了躯体疾病的病程,表现为心理因素和躯体疾病的发展、加重或延迟康复之间,在时间上高度有关。

2. 这些因素干扰了躯体疾病的治疗(例如,不良的依从性)。

3. 这些因素对个体构成了额外的明确的健康风险。

4. 这些因素影响了潜在的病理生理,促发或加重症状或需要医疗关注。

C. 诊断标准 B 中的心理和行为因素不能用其他精神障碍来更好地解释(例如,惊恐障碍、重性抑郁障碍、创伤后应激障碍)。

标注目前的严重程度:

轻度:增加医疗风险(例如,对降压治疗的不持续的依从性)。

中度:加重潜在的躯体疾病(例如,焦虑加重哮喘)。

重度:导致住院或急诊。

极重度:导致严重的危及生命的风险(例如,忽略心肌梗塞症状)。

做作性障碍

F68.10

对自身的做作性障碍

A. 假装心理上或躯体上的体征或症状,或自我诱导损伤或疾病,与确定的欺骗有关。

B. 个体在他人面前表现出自己是有病的,受损害的,或者受伤害的。

C. 即使没有明显的外部犒赏,欺骗行为也是显而易见的。

D. 该行为不能用其他精神障碍来更好地解释,如妄想障碍或其他精神病性障碍。

标注:

单次发作

反复发作(2 次或更多次的假装疾病和/或自我诱导损伤)

对他人的做作性障碍(先前的代理做作性障碍)

A. 使他人假装心理上或躯体上的体征或症状,或者诱导产生损伤或疾病,与确定的欺骗有关。
B. 个体让另一个人(受害者)在他人面前表现出有病的,受损害的,或者受伤害的。
C. 即使没有明显的外部犒赏,欺骗行为也是显而易见的。
D. 该行为不能用其他精神障碍来更好地解释,如妄想障碍或其他精神病性障碍。

注:是施虐者,而不是受害者接受这个诊断。

标注:
> **单次发作**
> **反复发作**(2次或更多次使他人假装疾病和/或诱导损伤)

记录步骤

当个体使他人(例如,儿童、成人、宠物)假装疾病,诊断为对他人的做作性障碍。给予施虐者而不是受害者这个诊断。受害者可以给一个虐待的诊断(例如,T74.12X;参见"可能成为临床关注焦点的其他状况"一章)。

其他特定的躯体症状及相关障碍
F45.8

此类型适用于那些临床表现,它们具备躯体症状及相关障碍的典型症状,且引起有临床意义的痛苦,或导致社交、职业或其他重要功能方面的损害,但未能符合躯体症状及相关障碍类别中任一种疾病的诊断标准。

能够归类为"其他特定的躯体症状及相关障碍"的示例如下。

1. **短暂躯体症状障碍**:症状的病程少于6个月。
2. **短暂疾病焦虑障碍**:症状的病程少于6个月。
3. **疾病焦虑障碍,无与健康相关的过度行为**:不符合疾病焦虑障碍的诊断标准D。
4. **假孕**:与怀孕的客观体征和报告症状有关的错误的怀孕信念。

未特定的躯体症状及相关障碍
F45.9

此类型适用于那些临床表现,它们具备躯体症状及相关障碍的典型症状,且引起有临床意义的痛苦,或导致社交、职业或其他重要功能方面的损害,但未能符合躯体症状及相关障碍类别中任一种疾病的诊断标准。除非存在明确的不寻常状况,如因信息不足而无法作出更特定的诊断,否则不能使用未特定的躯体症状及相关障碍这一诊断类别。

喂食及进食障碍

异食障碍

A. 持续进食非营养性、非食用性的物质至少1个月。
B. 进食非营养性、非食用性的物质与个体的发育水平不相符。
C. 这种进食行为并非文化支持的或正常社会实践的一部分。
D. 如果进食行为出现在其他精神障碍(例如,智力障碍[智力发育障碍]、孤独症[自闭症]谱系障碍、精神分裂症)或躯体疾病(包括怀孕)的背景下,则它要严重到需要额外的临床关注,才作出异食障碍的诊断。

编码备注: 异食障碍。儿童异食障碍,ICD-10-CM 的编码为 F98.3,成人异食障碍,ICD-10-CM 的编码为 F50.8。

标注如果是:
    缓解: 在先前符合异食障碍的全部诊断标准后,持续一段时间不符合诊断标准。

反刍障碍
F98.21

A. 反复的反流食物至少1个月。反流的食物可能会被再咀嚼、再吞咽或吐出。
B. 反复的反流不能归因于有关的胃肠疾病或其他躯体疾病(例如,胃食管反流、幽门狭窄)。
C. 这种进食障碍不能仅仅出现在神经性厌食、神经性贪食、暴食障碍或回避性/限制性摄食障碍的病程中。
D. 如果症状出现在其他精神障碍的背景下(例如,智力障碍[智力发育障碍]或其他神经发育障碍),则它要严重到需要额外的临床关注,才作出反刍障碍的诊断。

标注如果是:

缓解：在先前符合反刍障碍的全部诊断标准之后,持续一段时间不符合诊断标准。

回避性/限制性摄食障碍
F50.8

A. 进食或喂食障碍(例如,明显缺乏对饮食或食物的兴趣,基于食物的感官特征来回避食物,担心进食的不良后果)表现为持续地未能满足适当的营养和/或能量需求,与下列 1 项(或更多)有关:
  1. 体重明显减轻(或未能达到预期的体重增加或儿童期增长缓慢)。
  2. 显著的营养缺乏。
  3. 依赖胃肠道喂养或口服营养补充剂。
  4. 显著地干扰了心理社会功能。
B. 该障碍不能用缺乏可获得的食物或有关的文化认可的实践来更好地解释。
C. 这种进食障碍不能仅仅出现在神经性厌食、神经性贪食的病程中,也没有证据表明个体存在对自己体重或体型的体验障碍。
D. 这种进食障碍不能归因于并发的躯体疾病或用其他精神障碍来更好地解释。当此进食障碍出现在其他疾病或障碍的背景下,则进食障碍的严重程度超过了有关疾病或障碍的常规进食表现和需要额外的临床关注。

标注如果是:

缓解：在先前符合回避性/限制性摄食障碍的全部诊断标准之后,持续一段时间不符合诊断标准。

神经性厌食

A. 相对于需求而言,在年龄、性别、发育轨迹和身体健康的背景下,因限制能量的摄取而导致显著的低体重。*显著的低体重*被定义为低于正常体重的最低值或低于儿童和青少年的最低预期值。
B. 即使处于显著的低体重,仍然强烈害怕体重增加或变胖或有持续的影响体重增加的行为。
C. 对自己的体重或体型的体验障碍,体重或体型对自我评价的不当影响,或持续地缺乏对目前低体重的严重性的认识。

编码备注: 神经性厌食,ICD-10-CM 的编码取决于亚型(参见如下)。

标注是否是:

F50.01 限制型: 在过去的 3 个月内,个体没有反复的暴食或清除行为(即自我引吐或滥用泻药、利尿剂或灌肠)。此亚型所描述的体重减轻的临床表现主要是通过节食、禁食和 / 或过度锻炼来实现。

F50.02 暴食/ 清除型: 在过去的 3 个月内,个体有反复的暴食或清除行为(即自我引吐或滥用泻药、利尿剂或灌肠)。

标注如果是:

部分缓解: 在先前符合神经性厌食的全部诊断标准之后,持续一段时间不符合诊断标准 A(低体重),但诊断标准 B(强烈害怕体重增加或变胖或有影响体重增加的行为)或诊断标准 C(对体重或体型的自我感知障碍)则仍然符合。

完全缓解: 在先前符合神经性厌食的全部诊断标准之后,持续一段时间不符合任何诊断标准。

标注目前的严重程度:

对于成人而言,严重性的最低水平基于目前的体重指数(BMI)(参见如下),对于儿童和青少年而言,则基于 BMI 百分比。

以下是来自世界卫生组织的成人消瘦程度的范围;儿童和青少年应使用对应的 BMI 百分比。严重程度的水平可以增加到反映临床症状,功能障碍的程度和指导的需要。

轻度: BMI$\geqslant$17 kg/m^2
中度: BMI 16—16.99 kg/m^2
重度: BMI 15—15.99 kg/m^2
极重度: BMI$<$15 kg/m^2

神经性贪食
F50.2

A. 反复发作的暴食。暴食发作以下列 2 项为特征:
   1. 在一段固定的时间内进食(例如,在任何 2 小时内),食物量大于大多数人在相似时间段内和相似场合下的进食量。
   2. 发作时感到无法控制进食(例如,感觉不能停止进食或控制进食品种或进食数量)。
B. 反复出现不适当的代偿行为以预防体重增加,如自我引吐,滥用泻药,利尿剂或其他药物,禁食,或过度锻炼。
C. 暴食和不适当的代偿行为同时出现,在 3 个月内平均每周至少 1 次。
D. 自我评价过度地受身体的体型和体重影响。
E. 该障碍并非仅仅出现在神经性厌食的发作期。

标注如果是:

部分缓解: 在先前符合神经性贪食的全部诊断标准之后,持续一段时间符合部分的诊断标准。

完全缓解: 在先前符合神经性贪食的全部诊断标准之后,持续一段时间不符合任何诊断标准。

标注目前的严重程度:

严重程度的最低水平基于不适当的代偿行为的频率(参见如下),严重程度的水平可以增加到反映其他症状和功能障碍的程度。

轻度：每周平均有 1~3 次不适当的代偿行为的发作。
中度：每周平均有 4~7 次不适当的代偿行为的发作。
重度：每周平均有 8~13 次不适当的代偿行为的发作。
极重度：每周平均有 14 次或更多不适当的代偿行为的发作。

暴食障碍

F50.8

A. 反复发作的暴食。暴食发作以下列 2 项为特征:
  1. 在一段固定的时间内进食(例如,在任何 2 小时内),食物量大于大多数人在相似时间段内和相似场合下的进食量。
  2. 发作时感到无法控制进食(例如,感觉不能停止进食或控制进食品种或进食数量)。
B. 暴食发作与下列 3 项(或更多)有关:
  1. 进食比正常情况快得多。
  2. 进食直到感到不舒服的饱腹感。
  3. 在没有感到身体饥饿时进食大量食物。
  4. 因进食过多感到尴尬而单独进食。
  5. 进食之后感到厌恶自己、抑郁或非常内疚。
C. 对暴食感到显著的痛苦。
D. 在 3 个月内平均每周至少出现 1 次暴食。
E. 暴食与神经性贪食中反复出现的不适当的代偿行为无关,也并非仅仅出现在神经性贪食或神经性厌食的病程中。

标注如果是:
  部分缓解：在先前符合暴食障碍的全部诊断标准之后,在持续的一段时间内,暴食出现的平均频率少于每周 1 次。
  完全缓解：在先前符合暴食障碍的全部诊断标准之后,持续一段时间不符合任何诊断标准。

标注目前的严重程度：

严重程度的最低水平基于暴食障碍的发作频率（参见如下），严重程度的水平可以增加到反映其他症状和功能障碍的程度。

轻度： 每周有 1~3 次暴食发作。
中度： 每周有 4~7 次暴食发作。
重度： 每周有 8~13 次暴食发作。
极重度： 每周有 14 次或更多暴食发作。

其他特定的喂食或进食障碍
F50.8

此类型适用于那些临床表现，它们具备喂食及进食障碍的典型症状，且引起有临床意义的痛苦，或导致社交、职业或其他重要功能方面的损害，但未能符合喂食及进食障碍类别中任一种疾病的诊断标准。可在下列情况使用其他特定的喂食或进食障碍这一诊断：临床工作者选择用它来交流未能符合任一种特定的喂食及进食障碍的诊断标准的特定原因。通过记录"其他特定的喂食或进食障碍"，接着记录其特定原因（例如，"低频率神经性贪食"）来表示。

能够归类为"其他特定的喂食或进食障碍"的示例如下。

1. **非典型神经性厌食：** 符合神经性厌食的全部诊断标准，除了尽管有显著的体重减轻，个体的体重仍处在或高于正常范围。
2. **神经性贪食（低频率和/或有限的病程）：** 符合神经性贪食的全部诊断标准，除了暴食和不适当的代偿行为少于平均每周 1 次和/或少于 3 个月。
3. **暴食障碍（低频率和/或有限的病程）：** 符合暴食障碍的全部诊断标准，除了暴食的出现少于平均每周 1 次和/或少于 3 个月。
4. **清除障碍：** 在不存在暴食的情况下，有反复的清除行为以影响体重或体型(例如,自我引吐;滥用泻药、利尿剂或其他药物)。

5. **夜间进食综合征**:反复发作的夜间进食,表现为从睡眠中觉醒后进食或晚餐后过度的进食。能够知道和回忆起进食行为。夜间进食不能用外源性影响来更好地解释,如个体睡眠－觉醒周期的改变或当地的社会规范。夜间进食引起了显著的痛苦和/或功能性损害。此混乱的进食模式不能用暴食障碍或其他精神障碍来更好地解释,包括物质使用,也不能归因于其他躯体障碍或药物的影响。

未特定的喂食或进食障碍
F50.9

此类型适用于那些临床表现,它们具备喂食及进食障碍的典型症状,且引起有临床意义的痛苦,或导致社交、职业或其他重要功能方面的损害,但未能符合喂食及进食障碍类别中任一种疾病的诊断标准。此种未特定的喂食或进食障碍可在这种情况下使用:临床工作者对未能符合特定的喂食及进食障碍的诊断标准的个体选择不给出特定的原因,包括因信息不足而无法作出更特定诊断的情况(例如,在急诊室的环境下)。

排泄障碍

遗尿症
F98.0

A. 不管是否非自愿或有意识,反复在床上或衣服上排尿。
B. 此行为具有临床意义,表现为至少连续 3 个月每周 2 次的频率,或引起有临床意义的痛苦,或导致社交、学业(职业)或其他重要功能方面的损害。
C. 实际年龄至少 5 岁(或相当的发育水平)。
D. 此行为不能归因于某种物质(例如,利尿剂、抗精神病性药物)的生理效应或其他躯体疾病(例如,糖尿病、脊柱裂、抽搐障碍)。

标注是否是:

仅在夜间: 仅在夜间睡眠时排尿。
仅在日间: 仅在觉醒时排尿。
在夜间和日间: 兼有上述两种亚型的组合。

遗粪症
F98.1

A. 不管是否非自愿或有意识,反复在不适当的地方排粪(例如,衣服上、地板上)。
B. 至少 3 个月内,每月至少发生 1 次这样的事件。
C. 实际年龄至少 4 岁(或相当的发育水平)。
D. 此行为不能归因于某种物质(例如,泻药)的生理效应或其他躯体疾病,除非涉及了便秘的调节机制。

标注是否是:

伴便秘和溢出性失禁: 在躯体检查或病史中有便秘的

证据。

无便秘和溢出性失禁：在躯体检查或病史中无便秘的证据。

其他特定的排泄障碍

此类型适用于那些临床表现,它们具备排泄障碍的典型症状,且引起有临床意义的痛苦,或导致社交、职业或其他重要功能方面的损害,但未能符合排泄障碍类别中任一种疾病的诊断标准。可在下列情况下使用其他特定的排泄障碍这一诊断：临床工作者选择用它来交流未能符合任一种特定的排泄障碍的诊断标准的特定原因。通过记录"其他特定的排泄障碍",接着记录其特定原因(例如,"低频率遗尿症")来表示。

编码备注：其他特定的排泄障碍伴排尿症状,编码为 N39.498;其他特定的排泄障碍伴排便症状,编码为 R15.9。

未特定的排泄障碍

此类型适用于那些临床表现,它们具备排泄障碍的典型症状,且引起有临床意义的痛苦,或导致社交、职业或其他重要功能方面的损害,但未能符合排泄障碍类别中任一种疾病的诊断标准。此种未特定的排泄障碍可在这种情况下使用：临床工作者对未能符合任一种特定的排泄障碍的临床诊断标准的个体选择不给出特定的原因,包括因信息不足而无法作出更特定诊断的情况(例如,在急诊室的环境下)。

编码备注：未特定的排泄障碍伴泌尿症状,编码为 **R32**;未特定的排泄障碍伴排便症状,编码为 **R15.9**。

睡眠-觉醒障碍

失眠障碍

F51.01

A. 主诉对睡眠数量或质量不满意,伴有下列1项(或更多)相关症状:
   1. 入睡困难(儿童可以表现为在没有照料者的干预下入睡困难)。
   2. 维持睡眠困难,其特征表现为频繁地觉醒或醒后再入睡困难(儿童可以表现为在没有照料者的干预下再入睡困难)。
   3. 早醒,且不能再入睡。
B. 该睡眠障碍引起有临床意义的痛苦,或导致社交、职业、教育、学业、行为或其他重要功能方面的损害。
C. 每周至少出现3晚睡眠困难。
D. 至少3个月存在睡眠困难。
E. 尽管有充足的睡眠机会,仍出现睡眠困难。
F. 失眠不能用其他睡眠-觉醒障碍来更好地解释,也不仅仅出现在其他睡眠-觉醒障碍的病程中(例如,发作性睡病、与呼吸相关的睡眠障碍、昼夜节律睡眠-觉醒障碍、异常睡眠)。
G. 失眠不能归因于某种物质(例如,滥用的毒品、药物)的生理效应。
H. 共存的精神障碍和躯体疾病不能充分解释失眠的主诉。

标注如果是:
   伴非睡眠障碍的精神合并症,包括物质使用障碍
   伴其他躯体合并症
   伴其他睡眠障碍
   编码备注: 编码 G47.00 适用于所有3个标注。在失眠障碍的编码之后,也应给有关的精神障碍、躯体疾病或其他睡眠障碍编码,以表明其关联性。

标注如果是:

阵发性: 症状持续至少 1 个月但少于 3 个月。

持续性: 症状持续 3 个月或更长。

复发性: 1 年内发作 2 次(或更多)。

注: 急性和短期失眠(即症状持续少于 3 个月,但符合关于频率、强度、痛苦和 / 或损害的全部诊断标准)应被编码为其他特定的失眠障碍。

嗜睡障碍
F51.11

A. 尽管主要睡眠周期持续至少 7 小时,自我报告的过度睡眠(嗜睡)至少有下列 1 项症状:
   1. 在同一天内反复睡眠或陷入睡眠之中。
   2. 过长的主要的睡眠周期每天超过 9 小时,仍然感到休息不好(即感到精力不足)。
   3. 突然觉醒后难以完全清醒。
B. 过度嗜睡每周至少出现 3 次,持续至少 3 个月。
C. 过度嗜睡伴有显著的痛苦,或导致认知、社交、职业或其他重要功能方面的损害。
D. 过度嗜睡不能用其他睡眠障碍来更好地解释,也不仅仅出现在其他睡眠障碍的病程中(例如,发作性睡病、与呼吸相关的睡眠障碍、昼夜节律睡眠-觉醒障碍或异常睡眠)。
E. 该过度嗜睡不能归因于某种物质(例如,滥用的毒品、药物)的生理效应。
F. 共存的精神和躯体障碍不能充分解释过度嗜睡的主诉。

标注如果是:

伴精神障碍,包括物质使用障碍

伴躯体疾病

伴其他睡眠障碍

编码备注：编码 G47.10 适用于所有 3 个标注。在嗜睡障碍的编码之后，也应给有关的精神障碍、躯体疾病或其他睡眠障碍编码，以表明其关联性。

标注如果是：

急性：病程少于 1 个月。

亚急性：病程 1~3 个月。

持续性：病程超过 3 个月。

标注目前的严重程度：

标注严重程度基于维持日间清醒的困难程度，表现为在任何一天内，出现多次不可抗拒的睡眠发作，例如，当久坐、驾驶、拜访朋友或工作时。

轻度：1~2 天 / 周难以维持日间清醒。

中度：3~4 天 / 周难以维持日间清醒。

重度：5~7 天 / 周难以维持日间清醒。

发作性睡病

A. 在同一天内反复地不可抗拒地需要睡眠、陷入睡眠或打盹。在过去 3 个月内必须每周出现至少 3 次。

B. 存在下列至少 1 项症状：

1. 猝倒发作，定义为下面的(a)或(b)，每月至少出现几次：

    a. 长期患病的个体中，短暂(数秒到数分钟)发作性双侧肌张力丧失，但维持清醒状态，可以通过大笑或开玩笑诱发；

    b. 儿童或个体在发生的 6 个月内，自发地扮鬼脸或下颌脱落发作，伴吐舌或全面肌张力减退，且无任何明显的情绪诱因。

2. 下丘脑分泌素缺乏，采用脑脊液(CSF)测定下丘脑分泌素-1免疫反应值(使用相同的测定法,小于或等于健康受试者三分之一的数值,或者小于或等于110皮克/毫升)。脑脊液的下丘脑分泌素-1测试水平低,不是在急性脑损伤、炎性反应或感染的背景下观察到。

3. 夜间多导睡眠图呈现出快速眼动(REM)睡眠潜伏期小于或等于15分钟,或多次睡眠潜伏期测试显示平均睡眠潜伏期小于或等于8分钟,以及2次或更多次的睡眠发作REM期。

标注是否是:

G47.419 无猝倒发作性睡病但伴下丘脑分泌素缺乏(发作性睡病,无猝倒症但有下丘脑分泌素缺乏):符合诊断标准B要求需要低脑脊液下丘脑分泌素-1的水平和阳性多导睡眠图/多次睡眠潜伏期测试,但不存在猝倒(不符合诊断标准B1)。

G47.411 猝倒发作性睡病但无下丘脑分泌素缺乏(发作性睡病,有猝倒症但无下丘脑分泌素缺乏):这种罕见的亚型(小于5%的发作性睡病案例),符合诊断标准B要求的猝倒和阳性多导睡眠图/多次睡眠潜伏期测试,但脑脊液下丘脑分泌素-1的水平是正常的(不符合诊断标准B2)。

G47.419 常染色体显性小脑共济失调、耳聋和发作性睡病:这种亚型是由外显子21的DNA(胞嘧啶-5)-转甲基酶-1突变引起,其特征为晚期发生(30~40岁)的发作性睡病(伴低或中度脑脊液下丘脑分泌素-1水平),耳聋、小脑共济失调,最终痴呆。

G47.419 常染色体显性发作性睡病、肥胖症和2型糖尿病:在罕见的案例中,发作性睡病、肥胖症和2型糖尿病以及低脑脊液下丘脑分泌素-1水平,与髓鞘少突胶质细胞糖蛋白基因的突变有关。

G47.429 继发于其他躯体疾病的发作性睡病:这种亚型是继发于那些下丘脑分泌素神经元感染(例如,Whipple病、结节病)、创伤或肿瘤破坏等躯体疾病的发作性睡病。

编码备注:首先编码潜在的躯体疾病。

标注目前的严重程度：

轻度： 不频繁地猝倒（每周少于 1 次），每天只需 1 次或 2 次打盹，较小地干扰夜间睡眠。

中度： 每天或几天猝倒 1 次，每天需要多次打盹，干扰夜间睡眠。

重度： 每天多次耐药性猝倒发作，几乎持续存在睡意，干扰夜间睡眠（即运动、失眠、生动的梦）。

与呼吸相关的睡眠障碍

阻塞性睡眠呼吸暂停低通气
G47.33

A. 存在下列 1 或 2 症状：

1. 由多导睡眠图提供的每小时睡眠至少有 5 次阻塞性呼吸暂停或低通气的证据，以及下列睡眠障碍之一：

   a. 夜间呼吸障碍：打鼾、打鼾／喘息，或在睡眠时呼吸暂停；

   b. 日间有睡意，疲劳或尽管有充足的睡眠机会，但睡眠仍不能让人精力充沛，且不能用其他精神障碍来更好地解释（包括睡眠障碍），也不能归因于其他躯体疾病。

2. 由多导睡眠图提供的每小时睡眠至少有 15 次阻塞性呼吸暂停和／或低通气的证据，无论伴随症状如何。

标注目前的严重程度：

轻度： 呼吸暂停低通气指数少于 15。

中度： 呼吸暂停低通气指数为 15—30。

重度： 呼吸暂停低通气指数大于 30。

中枢性睡眠呼吸暂停

A. 由多导睡眠图提供的每小时睡眠至少有 5 次中枢性呼吸暂停的证据。

B. 此障碍不能用目前的其他睡眠障碍来更好地解释。

标注是否是:

G47.31 原发性中枢性睡眠呼吸暂停:其特征为睡眠中反复发作的由呼吸努力的变化引起的呼吸暂停和低通气,但无呼吸道阻塞的证据。

R06.3 潮式呼吸:一种周期性的潮气量渐强渐弱的变异模式,导致每小时至少出现 5 次的中枢性呼吸暂停和低通气,伴随频繁地觉醒。

G47.37 中枢性睡眠呼吸暂停合并阿片类物质使用:这种亚型的病理机制归因于阿片类物质对延髓呼吸节律产生的影响,和对低氧和高碳酸血症的呼吸驱动的差别效应。

编码备注(仅编码 G47.37):如果存在阿片类物质使用障碍,首先编码阿片类物质使用障碍:F11.10 轻度阿片类物质使用障碍,或者 F11.20 中度或重度阿片类物质使用障碍;然后编码 G47.37 中枢性睡眠呼吸暂停伴阿片类物质使用。如果不存在阿片类物质使用障碍(例如,一次高剂量的物质使用后),仅编码 G47.37 中枢性睡眠呼吸暂停合并阿片类物质使用。

标注目前的严重程度:

中枢性睡眠呼吸暂停的严重程度是根据呼吸紊乱的频率,氧不饱和度以及睡眠片段化作为反复呼吸障碍的结果来分级。

睡眠相关的通气不足

A. 多导睡眠图证明阵发性的与 CO_2 水平升高有关的呼吸减少(**注**:在缺乏客观的 CO_2 测量的情况下,与呼吸暂停/低通气无关的持续低水平的血红蛋白氧饱和度,可能表明通气不足)。

B. 此障碍不能用目前的其他睡眠障碍来更好地解释。

标注是否是:

> **G47.34 原发性通气不足:** 这种亚型不能归因于任何已确认的疾病。
>
> **G47.35 先天中枢性肺泡通气不足:** 这种亚型是一种罕见的先天性障碍,个体典型地表现为围产期浅呼吸,或睡眠中紫绀和呼吸暂停。
>
> **G47.36 合并睡眠相关的通气不足:** 这种亚型是一种躯体疾病的结果,如肺部障碍(例如,间质性肺疾病、慢性阻塞性肺疾病)或神经肌肉或胸壁障碍(例如,肌营养不良、脊髓灰质炎后综合征、颈椎脊髓损伤、脊柱侧凸)或药物(例如,苯二氮䓬类药物、阿片类物质)。它也出现在肥胖症中(肥胖症通气不足障碍),反映了由胸壁顺应性减少、通气灌注不匹配导致的呼吸工作增加和通气驱动减少的组合。这类个体通常的特点为身体质量指数大于30,以及清醒状态下的高碳酸血症(pCO_2 大于 45),且无其他通气不足的证据。

标注目前的严重程度:

> 严重程度根据睡眠中低氧和高碳酸血症存在的程度,以及由于这些异常所致的靶器官损害的证据来分级(例如,右心衰竭)。在清醒时存在血气异常是一个更为严重的标志。

昼夜节律睡眠-觉醒障碍

A. 一种持续的或反复的睡眠中断模式,主要是由于昼夜节律系统的改变,或在内源性昼夜节律与个体的躯体环境或社交或工作时间表所要求的睡眠-觉醒周期之间的错位。

B. 睡眠中断导致过度有睡意或失眠,或两者兼有。

C. 该睡眠障碍引起有临床意义的痛苦,或导致社交、职业和其他重要功能方面的损害。

编码备注：ICD-10-CM 的编码基于亚型。

标注是否是：

G47.21 延迟睡眠时相型：一种延迟的睡眠起始和觉醒时间的模式，且不能在期望的或常规可接受的较早时间入睡和觉醒。

标注如果是：

家族性：存在延迟睡眠时相的家族史。

标注如果是：

与非 24 小时睡眠-觉醒重叠型：延迟睡眠时相型可能与其他昼夜节律睡眠-觉醒障碍、非 24 小时睡眠-觉醒型重叠。

G47.22 提前睡眠时相型：一种提前的睡眠起始和觉醒时间的模式，且不能保持觉醒或睡眠，或直到期望的或常规可接受的较晚时间睡眠或觉醒。

标注如果是：

家族性：存在提前睡眠时相的家族史。

G47.23 不规则的睡眠-觉醒型：一种暂时的混乱的睡眠-觉醒模式，如睡眠和觉醒周期的时间在 24 小时内是变化的。

G47.24 非 24 小时的睡眠-觉醒型：一种睡眠-觉醒周期与 24 小时的环境不同步的模式，伴持续的每日睡眠起始和觉醒时间的漂移(通常为越来越晚)。

G47.26 倒班工作型：与倒班工作时间表(即需要非常规的工作时间)有关的在主要睡眠周期中失眠和／或在主要觉醒周期中过度有睡意(包括不经意的睡眠)。

G47.20 未特定型

标注如果是：

阵发性：症状持续至少 1 个月但少于 3 个月。
持续性：症状持续 3 个月或更长。
复发性：1 年内发作 2 次(或更多)。

异态睡眠

非快速眼动睡眠唤醒障碍

A. 反复发作的从睡眠中不完全觉醒,通常出现在主要睡眠周期的前三分之一,伴有下列任 1 项症状。

 1. **睡行**:反复发作的睡觉时从床上起来和走动。睡行时,个体面无表情、目不转睛;对于他人与他/她沟通的努力相对无反应;唤醒个体存在巨大的困难。

 2. **夜惊**:反复发作的从睡眠中突然惊醒,通常始于恐慌的尖叫。每次发作时有强烈的恐惧感和自主唤醒的体征,如瞳孔散大、心动过速、呼吸急促、出汗。发作时个体对于他人安慰的努力相对无反应。

B. 没有或很少(例如,只有一个视觉场景)梦境能被回忆起来。

C. 存在对发作的遗忘。

D. 此发作引起有临床意义的痛苦,或导致社交、职业或其他重要功能方面的损害。

E. 该障碍不能归因于某种物质(例如,滥用的毒品、药物)的生理效应。

F. 共存的精神和躯体障碍不能解释睡行或夜惊的发作。

编码备注:ICD-10-CM 的编码基于亚型。

标注是否是:

 F51.3 睡行型

 标注如果是:

  伴与睡眠相关的进食

  伴与睡眠相关的性行为(睡眠性交症)

 F51.4 睡惊型

梦魇障碍

F51.5

A. 反复出现的延长的极端烦躁和能够详细记忆的梦,通常涉及努力避免对生存、安全或躯体完整性的威胁,且一般发生在主要睡眠期的后半程。
B. 从烦躁的梦中觉醒,个体能够迅速恢复定向和警觉。
C. 该睡眠障碍引起有临床意义的痛苦,或导致社交、职业或其他重要功能方面的损害。
D. 梦魇症状不能归因于某种物质(例如,滥用的毒品、药物)的生理效应。
E. 共存的精神和躯体障碍不能充分地解释烦躁梦境的主诉。

标注如果是:

在睡眠开始时

标注如果是:

与非睡眠障碍相关,包括物质使用障碍
与其他躯体疾病相关
与其他睡眠障碍相关

编码备注:编码 F51.5 适用于所有 3 个标注。在梦魇障碍的编码之后,也应给有关的精神障碍、躯体疾病或其他睡眠障碍编码,以表明其关联性。

标注如果是:

急性:梦魇病程为 1 个月或更短。
亚急性:梦魇病程大于 1 个月少于 6 个月。
持续性:梦魇病程为 6 个月或更长。

标注目前的严重程度:

严重程度是根据梦魇发生的频率来分级:
轻度:平均每周发作少于 1 次。
中度:每周发作 1 次或更多,但并非每晚发作。
重度:每晚发作。

快速眼动睡眠行为障碍
G47.52

A. 睡眠中反复发作的与发声和/或复杂的运动行为有关的唤醒。
B. 在快速眼动(REM)睡眠期出现这些行为,因此通常出现在睡眠开始超过90分钟后,且在睡眠周期的后期更频繁,在白天打盹时不常出现。
C. 一旦从这些发作中觉醒,个体会完全清醒、警觉,而不是意识模糊或失定向。
D. 下列任1项:
   1. 在多导睡眠图记录中,快速眼动睡眠期无张力缺乏。
   2. 病史提示有快速眼动睡眠行为障碍和已明确的共核蛋白病的诊断(例如,帕金森氏病、多系统萎缩)。
E. 此行为引起有临床意义的痛苦,或导致社交、职业或其他重要功能方面的损害(可能包括伤害自己或同床的伴侣)。
F. 该障碍不能归因于某种物质(例如,滥用的毒品、药物)的生理效应或其他躯体疾病。
G. 共存的精神和躯体障碍不能解释此发作。

不安腿综合征
G25.81

A. 移动双腿的冲动,通常伴有对双腿不舒服和不愉快的感觉反应,表现为下列所有特征:
   1. 移动双腿的冲动,在休息或不活动时开始或加重。
   2. 移动双腿的冲动,通过运动可以部分或完全缓解。
   3. 移动双腿的冲动,在傍晚或夜间比日间更严重,或只出现在傍晚或夜间。
B. 诊断标准A的症状每周至少出现3次,持续至少3个月。
C. 诊断标准A的症状引起显著的痛苦,或导致社交、职业、教育、学业、行为或其他重要功能方面的损害。

D. 诊断标准 A 的症状不能归因于其他精神障碍或躯体疾病(例如,关节炎、下肢水肿、周围缺血、下肢痉挛),也不能用行为状况来更好地解释(例如,体位性不适、习惯性脚打拍)。

E. 此症状不能归因于滥用的毒品、药物的生理效应(例如,静坐不能)。

物质/药物所致的睡眠障碍

A. 突出的、严重的睡眠障碍。

B. 来自病史、躯体检查或实验室检验显示存在下列 2 项证据:

 1. 诊断标准 A 的症状是在物质中毒的过程中或不久后或戒断后或接触某种药物后出现。

 2. 所涉及的物质/药物能够产生诊断标准 A 的症状。

C. 这种障碍不能用非物质/药物所致的睡眠障碍来更好地解释。独立的睡眠障碍的证据包括如下:

  症状的发作是在开始使用物质/药物之前;在急性戒断或严重中毒结束之后,症状仍持续相当长的时间(例如,约 1 个月);或有其他证据表明存在独立的、非物质/药物所致的睡眠障碍(例如,有反复出现的与非物质/药物相关的发作病史)。

D. 这种障碍并非仅仅出现于谵妄时。

E. 这种障碍引起有临床意义的痛苦,或导致社会、职业或其他重要功能方面的损害。

注:只有当诊断标准 A 的症状在临床表现中非常显著且已经严重到足以引起临床关注时,才应作出此诊断以代替物质中毒或戒断的诊断。

编码备注:下表是 ICD-10-CM 中[特定的物质/药物]所致的睡眠障碍的编码。注意 ICD-10-CM 的编码取决于是否存在一个合并对同一类物质的使用障碍。如果一个轻度的物质使用障碍合并物质所致的睡眠障碍,则第 4 位的数码为"1",临床工作者应在物质所致的睡眠障碍之前记录"轻度[物质]使用障碍"(例如,

"轻度的可卡因使用障碍和可卡因所致的睡眠障碍")。如果一个中度或重度的物质使用障碍合并物质所致的睡眠障碍,则第 4 位的数码为"2",临床工作者应根据合并物质使用障碍的严重程度来记录"中度[物质]使用障碍"或"重度[物质]使用障碍"。如果无合并物质使用障碍(例如,仅仅一次高剂量物质使用后),则第 4 位数码为"9",临床工作者应只记录物质所致的睡眠障碍。为编码烟草所致的睡眠障碍,需要有中度或重度的烟草使用障碍;不允许编码合并轻度烟草使用障碍或无烟草使用障碍和烟草所致的睡眠障碍。

	ICD-10-CM		
	伴有轻度使用障碍	伴有中或重度使用障碍	无使用障碍
酒精	F10.182	F10.282	F10.982
咖啡因	F15.182	F15.282	F15.982
大麻	F12.188	F12.288	F12.988
阿片类物质	F11.182	F11.282	F11.982
镇静剂、催眠药或抗焦虑药	F13.182	F13.282	F13.982
苯丙胺(或其他兴奋剂)	F15.182	F15.282	F15.982
可卡因	F14.182	F14.282	F14.982
烟草	NA	F17.208	NA
其他(或未知)物质	F19.182	F19.282	F19.982

标注是否是:

失眠型:其特征为入睡困难或维持睡眠困难,频繁地夜间觉醒,或非恢复性睡眠。

日间睡意型:其特征为主述觉醒时过度有睡意/疲劳,或不常见的、长时间的睡眠周期。

异常睡眠型:其特征为睡眠中有异常的行为事件。

混合型:其特征为物质/药物所致的睡眠问题,特征性地表现为多种类型的睡眠症状,但无明显占主导地位的症状。

标注如果是(与物质类别有关的诊断参见第 192 页"物质相关及成瘾障碍"一章的表 1):

于中毒期间发生:如果物质/药物中毒和在中毒过程中产生的症状都符合诊断标准,则适用此标注。

于撤药/戒断期间发生:如果物质/药物撤药/戒断和在物质/药物撤药过程中或不久后产生的症状都符合诊断标准,则适用此标注。

记录步骤

ICD-10-CM. 物质/药物所致的睡眠障碍的名称由假设能导致睡眠障碍的特定物质(例如,可卡因、安非他酮)开始。诊断编码筛选自包括物质种类和存在或缺乏合并的物质使用障碍的表格。不符合任何种类的物质(例如,安非他酮),应使用"其他物质"的编码;某种物质被判断为病因,但该物质的特定种类是未知的,在这种情况下应使用"未知物质"的编码。

当记录疾病名称时,合并物质使用障碍(若有)应列在前面,接着"和"这个字,后面接着物质所致的睡眠障碍的名称,再接着发生的注解(即于中毒期间发生,于撤药/戒断期间发生),接着是亚型的名称(即失眠型、日间睡意型、异常睡眠型、混合型)。例如,在某人重度劳拉西泮使用障碍的戒断期间出现失眠的情况下,其诊断为 F13.282 重度劳拉西泮使用障碍和劳拉西泮所致的睡眠障碍,于戒断期间发生,失眠型。不再给予一个分别的合并重度劳拉西泮使用障碍的诊断。如果物质所致的睡眠障碍出现在无合并物质使用障碍时(例如,伴有药物使用),则无需注明合并的物质使用障碍(例如,F19.982 安非他酮所致的睡眠障碍,于药物使用中发生,失眠型)。当一种以上的物质被判断在睡眠障碍的发展过程中起到重要作用时,应分别列出(例如,F10.280 重度酒精使用障碍和酒精所致的睡眠障碍,于中毒期间起病,失眠型;F14.282 重度可卡因使用障碍和可卡因所致的睡眠障碍,于药物使用后发生,失眠型）。

其他特定的失眠障碍
G47.09

此类型适用于这样一些临床表现，它们具备失眠障碍的典型症状，且引起有临床意义的痛苦，或导致社交、职业或其他重要功能方面的损害，但未能符合失眠障碍或睡眠-觉醒障碍类别中任一种疾病的诊断标准。可在下列情况下使用其他特定的失眠障碍这一诊断：临床工作者选择用它来交流未能符合失眠障碍或任何特定的睡眠-觉醒障碍的诊断标准的特定原因。通过记录"其他特定的失眠障碍"，接着记录其特定原因（例如，"短暂失眠障碍"）来表示。

能够归类为"其他特定的失眠障碍"的示例如下。

1. 短暂失眠障碍：病程少于 3 个月。
2. 局限于非恢复性睡眠：主诉为非恢复性睡眠，无其他睡眠障碍，如入睡困难或维持睡眠困难。

未特定的失眠障碍
G47.00

此类型适用于那些临床表现，它们具备失眠障碍的典型症状，且引起有临床意义的痛苦，或导致社交、职业或其他重要功能方面的损害，但未能符合失眠障碍或睡眠-觉醒障碍类别中任一种疾病的诊断标准。此种未特定的失眠障碍可在这种情况下使用：临床工作者对未能符合失眠障碍或特定的睡眠-觉醒障碍的诊断标准的个体选择不给出特定的原因，包括因信息不足而无法作出更特定诊断的情况。

其他特定的嗜睡障碍
G47.19

此类型适用于那些临床表现,它们具备嗜睡障碍的典型症状,且引起有临床意义的痛苦,或导致社交、职业或其他重要功能方面的损害,但未能符合嗜睡障碍或睡眠-觉醒障碍类别中任一种疾病的诊断标准。可在下列情况下使用其他特定的嗜睡障碍这一诊断:临床工作者选择用它来交流未能符合嗜睡障碍或任何特定的睡眠-觉醒障碍的诊断标准的特定原因。通过记录"其他特定的嗜睡障碍",接着记录其特定原因(例如,像在 Kleine-Levin 综合征中的"短暂过度嗜睡")来表示。

未特定的嗜睡障碍
G47.10

此类型适用于那些临床表现,它们具备嗜睡障碍的典型症状,且引起有临床意义的痛苦,或导致社交、职业或其他重要功能方面的损害,但未能符合嗜睡障碍或睡眠-觉醒障碍类别中任一种疾病的诊断标准。此种未特定的嗜睡障碍可在这种情况下使用:临床工作者对未能符合嗜睡障碍或特定的睡眠-觉醒障碍的诊断标准的个体选择不给出特定的原因,包括因信息不足而无法作出更特定诊断的情况。

其他特定的睡眠-觉醒障碍
G47.8

此类型适用于那些临床表现,它们具备睡眠-觉醒障碍的典型症状,且引起有临床意义的痛苦,或导致社交、职业或其他重要功能方面的损害,但未能符合睡眠-觉醒障碍类别中任一种疾病的诊断标准,且不符合其他特定的失眠障碍或其他特定的嗜睡障碍的诊断标准。可在下列情况使用其他特定的睡眠-觉醒障碍这一诊断:临床工作者选择用它来交流未能符合任何特定的睡眠-觉醒障碍的诊断标准的特定原因。通过记录"其他特定的睡眠-觉醒障碍",接着记录其特定原因(例如,"快速眼动睡眠期的反复唤醒,无多导睡眠图,或无帕金森氏病或其他共核蛋白病的病史")来表示。

未特定的睡眠-觉醒障碍
G47.9

此类型适用于那些临床表现,它们具备睡眠-觉醒障碍的典型症状,且引起有临床意义的痛苦,或导致社交、职业或其他重要功能方面的损害,但未能符合睡眠-觉醒障碍类别中任一种疾病的诊断标准,且不符合其他未特定的失眠障碍或其他未特定的嗜睡障碍的诊断标准。此种未特定的睡眠-觉醒障碍可在这种情况下使用:临床工作者对未能符合特定的睡眠-觉醒障碍的诊断标准的个体选择不给出特定的原因,包括因信息不足而无法作出更特定诊断的情况。

性功能失调

延迟射精
F52.32

A. 在所有或几乎所有情况下(约75%～100%)与伴侣的性活动中(在可确认的情况下,或广义而言,在所有情况下),个体没有延迟射精的欲望,且必须出现下列2项症状中的1项:
   1. 显著地射精延迟。
   2. 显著地减少或没有射精。
B. 诊断标准A的症状持续至少约6个月。
C. 诊断标准A的症状引起个体有临床意义的痛苦。
D. 该性功能失调不能用其他非性功能的精神障碍来更好地解释,或作为严重的关系困扰或其他显著应激源的结果,也不能归因于某种物质/药物的效应或其他躯体疾病。

标注是否是:
  终身性: 该障碍自个体有性活动起持续存在。
  获得性: 该障碍开始于一段时间的相对正常的性功能之后。

标注是否是:
  广泛性: 不局限于特定类型的刺激、情境或伴侣。
  情境性: 仅出现于特定类型的刺激、情境或伴侣。

标注目前的严重程度:
  轻度: 存在诊断标准A中症状所引起的轻度痛苦的证据。
  中度: 存在诊断标准A中症状所引起的中度痛苦的证据。
  重度: 存在诊断标准A中症状所引起的重度或极重度痛苦的证据。

勃起障碍
F52.21

A. 在所有或几乎所有情况下（约 75% ~ 100%）与伴侣的性活动中（在可确认的情况下，或广义而言，在所有情况下），必须出现下列 3 项症状中的至少 1 项：
　1. 性活动时获得勃起存在显著困难。
　2. 维持勃起直到完成性活动存在显著困难。
　3. 勃起的硬度显著降低。
B. 诊断标准 A 的症状持续至少约 6 个月。
C. 诊断标准 A 的症状引起个体有临床意义的痛苦。
D. 该性功能失调不能用其他非性功能的精神障碍来更好地解释，或作为严重的关系困扰或其他显著应激源的结果，也不能归因于某种物质/药物的效应或其他躯体疾病。

标注是否是：

终身性：该障碍自个体有性活动起持续存在。
获得性：该障碍开始于一段时间的相对正常的性功能之后。

标注是否是：

广泛性：不局限于特定类型的刺激、情境或伴侣。
情境性：仅出现于特定类型的刺激、情境或伴侣。

标注目前的严重程度：

轻度：存在诊断标准 A 中的症状所引起的轻度痛苦的证据。
中度：存在诊断标准 A 中的症状所引起的中度痛苦的证据。
重度：存在诊断标准 A 中的症状所引起的重度或极重度痛苦的证据。

女性性高潮障碍
F52.31

A. 在所有或几乎所有情况下（约 75% ~ 100%）与伴侣的性活

性功能失调

动中(在可确认的情况下,或广义而言,在所有情况下),必须出现下列 2 项症状中的 1 项:

1. 显著地延迟,显著地减少或没有性高潮。
2. 性高潮感觉的强度显著地降低。

B. 诊断标准 A 的症状持续至少约 6 个月。
C. 诊断标准 A 的症状引起个体有临床意义的痛苦。
D. 该性功能失调不能用其他非性功能的精神障碍来更好地解释,或作为严重的关系困扰(例如,性伴侣暴力)或其他显著的应激源的结果,也不能归因于某种物质/药物的效应或其他躯体疾病。

标注是否是:

终身性: 该障碍自个体有性活动起持续存在。
获得性: 该障碍开始于一段时间的相对正常的性功能之后。

标注如果是:

广泛性: 不局限于特定类型的刺激、情境或伴侣。
情境性: 仅出现于特定类型的刺激、情境或伴侣。

标准是否是:

在任何情况下从未体验过性高潮。

标注目前的严重程度:

轻度: 存在诊断标准 A 中的症状所引起的轻度痛苦的证据。
中度: 存在诊断标准 A 中的症状所引起的中度痛苦的证据。
重度: 存在诊断标准 A 中的症状所引起的重度或极重度痛苦的证据。

女性性兴趣/唤起障碍

F52.22

A. 性兴趣/性唤起缺乏或显著降低,表现为下列至少 3 项症状:

1. 缺乏／减少对性活动的兴趣。
2. 缺乏／减少性／情色的想法或幻想。
3. 没有／减少性活动的启动,通常不接受伴侣启动性活动的尝试。
4. 在所有或几乎所有(约75%～100%)的性接触(在可确认的情况下,或广义而言,在所有的情况下)中的性活动时缺乏／减少性兴奋／愉悦。
5. 对任何内在或外在的性或情色的线索(例如,书面的、口头的、视觉的)缺乏／减少性兴趣／性唤起。
6. 在所有或几乎所有(约75%～100%)的性接触(在可确认的情况下,或广义而言,在所有情况下)中,性活动时缺乏／减少对生殖器或非生殖器的感觉。

B. 诊断标准A的症状持续至少约6个月。
C. 诊断标准A的症状引起个体有临床意义的痛苦。
D. 该性功能失调不能用其他非性功能的精神障碍来更好地解释,或作为严重的关系困扰(例如,性伴侣暴力)或其他显著的应激源的结果,也不能归因于某种物质／药物的效应或其他躯体疾病。

标注是否是:

终身性: 该障碍自个体有性活动起持续存在。

获得性: 该障碍开始于一段时间的相对正常的性功能之后。

标注是否是:

广泛性: 不局限于特定类型的刺激、情境或伴侣。

情境性: 仅出现于特定类型的刺激、情境或伴侣。

标注目前的严重程度:

轻度: 存在诊断标准A中的症状所引起的轻度痛苦的证据。

中度: 存在诊断标准A中的症状所引起的中度痛苦的

证据。

重度: 存在诊断标准 A 中的症状所引起的重度或极重度痛苦的证据。

生殖器-盆腔痛 / 插入障碍

F52.6

A. 表现为下列 1 项(或更多)持续的或反复的困难:
   1. 性交时阴道插入。
   2. 在阴道性交或企图插入时,显著的外阴阴道或盆腔疼痛。
   3. 在阴道插入之前、期间或之后,对外阴阴道或盆腔疼痛的显著的害怕或焦虑。
   4. 企图插入阴道时,显著的紧张或盆底肌肉紧缩。
B. 诊断标准 A 的症状持续至少约 6 个月。
C. 诊断标准 A 的症状引起个体有临床意义的痛苦。
D. 该性功能失调不能用其他非性功能的精神障碍来更好地解释,或作为严重的关系困扰(例如,性伴侣暴力)或其他显著应激源的结果,也不能归因于某种物质 / 药物的效应或其他躯体疾病。

标注是否是:
   终身性: 该障碍自个体有性活动起持续存在。
   获得性: 该障碍开始于一段时间的相对正常的性功能之后。

标注目前的严重程度:
   轻度: 存在诊断标准 A 中的症状所引起的轻度痛苦的证据。
   中度: 存在诊断标准 A 中的症状所引起的中度痛苦的证据。
   重度: 存在诊断标准 A 中的症状所引起的重度或极重度痛苦的证据。

男性性欲低下障碍
F52.0

A. 持续地或反复地缺失(或缺乏)对性/情色的想法、幻想或对性活动的欲望。对于此缺少的判断由临床工作者作出,且考虑到那些影响性功能的因素,如年龄、个体生活中总体的和社会文化的背景。
B. 诊断标准 A 的症状持续至少约 6 个月。
C. 诊断标准 A 的症状引起个体有临床意义的痛苦。
D. 该性功能失调不能用其他非性功能的精神障碍来更好地解释,或作为严重的关系困扰或其他显著的应激源的结果,也不能归因于某种物质/药物的效应或其他躯体疾病。

标注是否是:
终身性:该障碍自个体有性活动起持续存在。
获得性:该障碍开始于一段时间的相对正常的性功能之后。

标注是否是:
广泛性:不局限于特定类型的刺激、情境或伴侣。
情境性:仅出现于特定类型的刺激、情境或伴侣。

标注目前的严重程度:
轻度:存在诊断标准 A 中的症状所引起的轻度痛苦的证据。
中度:存在诊断标准 A 中的症状所引起的中度痛苦的证据。
重度:存在诊断标准 A 中的症状所引起的重度或极重度痛苦的证据。

早泄
F52.4

A. 与伴侣的性活动中,在插入阴道约 1 分钟内,在个体的意愿之前出现的一种持续的或反复的射精模式。

注:尽管早泄的诊断可适用于非阴道性活动的个体,但尚

未建立针对这些活动的特定病程的诊断标准。
B. 诊断标准 A 的症状必须持续至少 6 个月,且必须在所有或几乎所有(约 75%~100%)的性活动中(在可确认的情况下,或广义而言,在所有的情况下)。
C. 诊断标准 A 的症状引起个体有临床意义的痛苦。
D. 该性功能失调不能用其他非性功能的精神障碍来更好地解释,或作为严重的关系困扰或其他显著的应激源的结果,也不能归因于某种物质/药物的效应或其他躯体疾病。

标注是否是:

终身性: 该障碍自个体有性活动起持续存在。
获得性: 该障碍开始于一段时间的相对正常的性功能之后。

标注是否是:

广泛性: 不局限于特定类型的刺激、情境或伴侣。
情境性: 仅出现于特定类型的刺激、情境或伴侣。

标注目前的严重程度:

轻度: 插入阴道后约 30 秒到 1 分钟内射精。
中度: 插入阴道后约 15 秒到 30 秒内射精。
重度: 在性活动之前,或在性活动之初,或插入阴道后约 15 秒内射精。

物质/药物所致的性功能失调

A. 主要临床表现为有临床意义的性功能障碍。
B. 来自病史、躯体检查或实验室检验显示存在下列 2 项证据:
   1. 诊断标准 A 的症状是在物质中毒的过程中或不久后或戒断后,或接触某种药物后出现。
   2. 所涉及的物质/药物能够产生诊断标准 A 的症状。
C. 这种障碍不能用非物质/药物所致的性功能失调来更好地解释。独立的性功能失调的证据包括如下:

   症状的发作是在开始使用物质/药物之前;在急性戒断

或严重中毒结束之后,症状仍持续相当长的时间(例如,约 1 个月);或有其他证据表明存在独立的、非物质/药物所致的性功能失调(例如,有反复出现的与非物质/药物相关的发作病史)。

D. 这种障碍并非仅出现于谵妄时。

E. 这种障碍引起个体有临床意义的痛苦。

注: 只有当诊断标准 A 的症状在临床表现中非常显著且已经严重到足以引起临床关注时,才应作出这种诊断以代替物质中毒或戒断的诊断。

编码备注: 下表是 ICD-10-CM 中[特定物质/药物]所致的性功能失调的编码。注意 ICD-10-CM 的编码取决于是否存在合并对同类物质的使用障碍。如果一个轻度的物质使用障碍合并物质所致的性功能失调,则第 4 位的数码为"1",临床工作者应在物质所致的性功能失调之前记录"轻度[物质]使用障碍"(例如,"轻度可卡因使用障碍和可卡因所致的性功能失调")。如果一个中度或重度的物质使用障碍合并物质所致的性功能失调,则第 4 位的数码为"2",临床工作者应根据合并物质使用障碍的严重程度来记录"中度[物质]使用障碍"或"重度[物质]使用障碍"。如果无合并物质使用障碍(例如,仅仅一次高剂量物质使用后),则第 4 位数码为"9",且临床工作者应仅仅记录物质所致的性功能失调。

	ICD-10-CM		
	伴有轻度使用障碍	伴有中或重度使用障碍	无使用障碍
酒精	F10.181	F10.281	F10.981
阿片类物质	F11.181	F11.281	F11.981
镇静剂、催眠药或抗焦虑药	F13.181	F13.281	F13.981
苯丙胺(或其他兴奋剂)	F15.181	F15.281	F15.981
可卡因	F14.181	F14.281	F14.981
其他(或未知)物质	F19.181	F19.281	F19.981

标注如果是（参见第 192 页表 1：DSM-5 中"物质相关及成瘾障碍"一章中与物质种类有关的诊断）。

于中毒期间发生：如果物质中毒和在中毒过程中产生的症状都符合诊断标准。

于戒断期间发生：如果物质戒断和在戒断过程中或不久后产生的症状都符合诊断标准。

于药物使用后发生：症状既可能出现在药物使用初期，也可能出现在药物调整或改变之后。

标注目前的严重程度：

轻度：出现于 25%～50% 的性活动中。
中度：出现于 50%～75% 的性活动中。
重度：出现于 75% 或以上的性活动中。

记录步骤

ICD-10-CM. 物质／药物所致的性功能失调的名称由假设能导致性功能失调的特定物质（例如，酒精、氟西汀）开始。诊断编码筛选自包括物质种类和存在或缺乏合并的物质使用障碍的表格。不符合任何种类的物质（例如，氟西汀），应使用"其他物质"的编码；某种物质被判断为病因，但该物质的特定种类是未知的，在这种情况下应使用"未知物质"的编码。

当记录疾病名称时，合并物质使用障碍（若有）应列在前面，接着"和"这个字，后面接着物质所致的性功能失调的名称，再接着发生的注解（即于中毒期间发生，于戒断期间发生，于药物使用后发生），接着标注严重程度（例如，轻度、中度、重度）。例如，在某人严重的酒精使用障碍的中毒期间出现勃起功能失调的情况下，其诊断为 F10.281 重度酒精使用障碍和酒精所致的性功能失调，于中毒期间发生，中度。不再给予一个分别的合并重度酒精使用障碍的诊断。如果物质所致的性功能失调出现在无合并物质使用障碍时（例如，仅仅一次高剂量物质使用后），则无需注明合并物质使用障碍（例如，F15.981 苯丙胺所致的性功能失调，于中毒期间发生）。当一种以上的物质被判断在性功能失调的发展过程中起到重要作用时,应分别列出(例如,F14.181 轻度可卡因使用障碍和可卡因所致的性功能失调,于中毒期间发生,中度;F19.981 氟西汀所致的性功能失调,于药物使用后发生,中度)。

其他特定的性功能失调
F52.8

此类型适用于那些临床表现,它们具备性功能失调的典型症状,且引起个体有临床意义的痛苦,但未能完全符合性功能失调类别中任一种疾病的诊断标准。可在下列情况下使用其他特定的性功能失调这一诊断:临床工作者选择它来交流未能符合任一种特定的性功能失调的诊断标准的特定原因。通过记录"其他特定的性功能失调",接着记录其特定原因(例如,"性厌恶")来表示。

未特定的性功能失调
F52.9

此类型适用于那些临床表现,它们具备性功能失调的典型症状,且引起个体有临床意义的痛苦,但未能完全符合性功能失调类别中任一种疾病的诊断标准。此种未特定的性功能失调可在这种情况下使用:临床工作者对未能符合任一种特定的性功能失调的诊断标准的个体选择不给出特定的原因,包括因信息不足而无法作出更特定诊断的情况。

性别烦躁

性别烦躁

儿童性别烦躁 F64.2

A. 个体体验/表达的性别与生理性别之间显著地不一致,持续至少6个月,表现为下列至少6项(其中1项必须为诊断标准 A1)症状:

1. 有强烈的成为另一种性别的欲望或坚持他/她就是另一种性别(或与生理性别不同的某种替代的性别)。
2. 男孩(生理性别)对变装的强烈偏好或模仿女性装扮;女孩(生理性别)对只穿典型的男性服装的偏好,以及对穿典型的女性服装的强烈抵抗。
3. 对在假装游戏或幻想游戏中扮演相反性别角色的强烈偏好。
4. 对被另一种性别通常使用或参与的玩具、游戏或活动的强烈偏好。
5. 对另一种性别的玩伴的强烈偏好。
6. 男孩(生理性别)强烈地排斥典型的男性化玩具、游戏和活动,以及强烈地回避打斗游戏;或女孩(生理性别)强烈地排斥典型的女性化玩具、游戏和活动。
7. 对自己的性生理特征的强烈厌恶。
8. 有希望第一和/或第二性特征与自己体验的性别相匹配的强烈欲望。

B. 该疾病与有临床意义的痛苦或社交、学校或其他重要功能方面的损害有关。

标注如果是:

伴某种性发育障碍(例如,先天性肾上腺生殖器障碍,如

E25.0 先天性肾上腺皮质增生症或 E34.50 雄激素不敏感综合征)。

编码备注：既编码性发育障碍，也编码性别烦躁。

青少年和成人的性别烦躁 F64.1

A. 个体体验/表达的性别与生理性别之间显著地不一致，持续至少 6 个月，表现为下列至少 2 项症状：
  1. 体验/表达的性别与第一和/或第二性特征之间显著地不一致(或在青少年早期，则为预期的第二性特征)。
  2. 由于与体验/表达的性别显著地不一致，因而产生去除自己第一和/或第二性特征的强烈欲望(或在青少年早期，防止预期的第二性特征发育的欲望)。
  3. 对拥有另一种性别的第一和/或第二性特征的强烈欲望。
  4. 成为另一种性别的强烈欲望(或与生理性别不同的某种替代性别)。
  5. 希望被视为另一种性别的强烈欲望(或与生理性别不同的某种替代性别)。
  6. 深信自己拥有另一种性别的典型感觉和反应(或与生理性别不同的某种替代性别)。
B. 该疾病与有临床意义的痛苦或社交、职业或其他重要功能方面的损害有关。

标注如果是：

伴某种性发育障碍(例如，先天性肾上腺生殖器障碍，如 E25.0 先天性肾上腺皮质增生症或 E34.50 雄激素不敏感综合征)。

编码备注：既编码性发育障碍，也编码性别烦躁。

标注如果是：

变性后：个体已经完全过渡到所渴求性别的全时的生活中(有或没有法律上的性别改变认定)，且经历过(或准备接受)至少一次变性的医学操作或治疗程序——即定期的变性激素治疗或符合所渴求性别的变性手术(例如,先天男性的阴茎切除术、阴道成形术;先天女性的乳房切除术或阴茎成形术)。

其他特定的性别烦躁
F64.8

此类型适用于那些临床表现,它们具备性别烦躁的典型症状,且引起有临床意义的痛苦,或导致社交、职业或其他重要功能方面的损害,但未能符合性别烦躁的全部诊断标准。可在下列情况下使用其他特定的性别烦躁这一诊断:临床工作者选择用它来交流未能符合性别烦躁的诊断标准的特定原因。通过记录"其他特定的性别烦躁",接着记录其特定原因(例如,"短暂性别烦躁")来表示。

能够使用此"其他特定的"名称的一个示例如下:

目前的障碍符合性别烦躁的症状标准,但病程少于 6 个月。

未特定的性别烦躁
F64.9

此类型适用于那些临床表现,它们具备性别烦躁的典型症状,且引起有临床意义的痛苦,或导致社交、职业或其他重要功能方面的损害,但未能符合性别烦躁的全部诊断标准。此种未特定的性别烦躁可在这种情况下使用:临床工作者对未能符合性别烦躁的诊断标准的个体选择不给出特定的原因,包括因信息不足而无法作出更特定诊断的情况。

破坏性、冲动控制及品行障碍

对立违抗障碍
F91.3

A. 一种愤怒的/易激惹的心境模式、争辩/对抗行为,或报复模式,持续至少6个月,以下列任意类别中至少4项症状为证据,并表现在与至少1个非同胞个体的互动中。

愤怒的/易激惹的心境

1. 经常发脾气。
2. 经常是敏感的或易被惹恼的。
3. 经常是愤怒和怨恨的。

争辩的/对抗的行为

4. 经常与权威人士辩论,或儿童和青少年与成人争辩。
5. 经常主动地对抗或拒绝遵守权威人士或规则的要求。
6. 经常故意惹恼他人。
7. 自己有错误或不当行为却经常指责他人。

报复

8. 在过去6个月内至少有2次是怀恨的或报复性的。

注:这些行为的持续性和频率应被用来区分那些在正常范围内的行为与有问题的行为。对于年龄小于5岁的儿童,此行为应出现在至少6个月内的大多数日子里,除非另有说明(诊断标准A8)。对于5岁或年龄更大的个体,此行为应每周至少出现1次,且持续至少6个月,除非另有说明(诊断标准A8)。这些频率的诊断标准提供了定义症状的最低频率的指南,其他因素也应被考虑,如此行为的频率和强度是否超出了个体的发育水平、性别和文化的正常范围。

B. 该行为障碍与个体或他人在他/她目前的社会背景下(例

如,家人、同伴、同事)的痛苦有关,或对社交、教育、职业或其他重要功能方面产生了负性影响。

C. 此行为不仅仅出现在精神病性、物质使用、抑郁或双相障碍的病程中。并且,也不符合破坏性心境失调障碍的诊断标准。

标注目前的严重程度:

轻度: 症状仅限于 1 种场合(例如,在家里、在学校、在工作中、与同伴在一起)。

中度: 症状出现在至少 2 种场合。

重度: 症状出现在 3 种或更多场合。

间歇性暴怒障碍
F63.81

A. 代表无法控制攻击性冲动的反复的行为暴发,表现为下列两项之一:

1. 言语攻击(例如,发脾气、长篇的批评性发言、口头争吵或打架)或对财产、动物或他人的躯体性攻击,平均每周出现 2 次,持续 3 个月。躯体性攻击没有导致财产的损坏或破坏,也没有导致动物或他人的躯体受伤。

2. 在 12 个月内有 3 次行为暴发,涉及财产的损坏或损毁,和/或导致动物或他人躯体受伤的躯体性攻击。

B. 反复暴发过程中所表达出的攻击性程度明显与被挑衅或任何诱发的心理社会应激源不成比例。

C. 反复的攻击性暴发是非预谋的(即它们是冲动的和/或基于愤怒的),而不是为了实现某些切实的目标(例如,金钱、权力、恐吓)。

D. 反复的攻击性暴发引起了个体显著的痛苦,或导致职业或人际关系的损害,或是与财务或法律的结果有关。

E. 实际年龄至少为 6 岁(或相当的发育水平)。

F. 反复的攻击性暴发不能用其他精神障碍(例如,重性抑郁障碍、双相障碍、破坏性心境失调障碍、精神病性障碍、反社会型人格障碍、边缘型人格障碍)来更好地解释,也不能归因于其他躯体疾病(例如,头部外伤、阿尔采末氏病)或某种物质(例如,滥用的毒品、药物)的生理效应。6~18岁的儿童,其攻击性行为作为适应障碍的一部分出现时,不应考虑此诊断。

注:在诊断注意缺陷/多动障碍、品行障碍、对立违抗障碍,或孤独症(自闭症)谱系障碍时,当反复的冲动的攻击性暴发超出这些障碍通常所见的程度且需要独立的临床关注时,需作出此诊断。

品行障碍

A. 侵犯他人的基本权利或违反与年龄匹配的主要社会规范或规则的反复的持续的行为模式,在过去的 12 个月内,表现为下列任意类别的 15 项标准中的至少 3 项,且在过去的 6 个月内存在下列标准中的至少 1 项:

攻击人和动物

1. 经常欺负、威胁或恐吓他人。
2. 经常挑起打架。
3. 曾对他人使用可能引起严重躯体伤害的武器(例如,棍棒、砖块、破瓶子、刀、枪)。
4. 曾残忍地伤害他人。
5. 曾残忍地伤害动物。
6. 曾当着受害者的面夺取(例如,抢劫、抢包、敲诈、持械抢劫)。
7. 曾强迫他人与自己发生性行为。

破坏财产

8. 曾故意纵火以意图造成严重的损失。
9. 曾蓄意破坏他人财产(不包括纵火)。

欺诈或盗窃

10. 曾破门闯入他人的房屋、建筑或汽车。
11. 经常说谎以获得物品或好处或规避责任(即"哄骗"他人)。
12. 曾盗窃值钱的物品,但没有当着受害者的面(例如,入店行窃,但没有破门而入;伪造)。

严重违反规则

13. 尽管父母禁止,仍经常夜不归宿,在 13 岁之前开始。
14. 生活在父母或父母的代理人家里时,曾至少 2 次离开家在外过夜,或曾 1 次长时间不回家。
15. 在 13 岁之前开始经常逃学。

B. 此行为障碍在社交、学业或职业功能方面引起有临床意义的损害。
C. 如果个体的年龄为 18 岁或以上,则需不符合反社会型人格障碍的诊断标准。

标注是否是:

F91.1 儿童期发生型: 在 10 岁以前,个体至少表现出品行障碍的 1 种特征性症状。

F91.2 青少年期发生型: 在 10 岁以前,个体没有表现出品行障碍的特征性症状。

F91.9 未特定发生型: 符合品行障碍的诊断标准,但是没有足够的可获得的信息来确定首次症状发作在 10 岁之前还是之后。

标注如果是:

伴有限的亲社会情感: 为符合此标注,个体必须表现出下列特征的至少 2 项,且在多种关系和场合持续至少 12 个月。这些特征反映了此期间个体典型的人际关系和情感功能的模式,而不只是偶尔出现在某些情况下。因此,为衡量此标注的诊断标准,需要多个信息来源。除了个体的自我报告,还有必要考虑对个体有长期了解的他人的报告(例如,父母、老师、同事、大家庭成员、同伴)。

缺乏悔意或内疚:当做错事时没有不好的感觉或内疚(不包括被捕获和/或面临惩罚时表示的悔意)。个体表现出普遍性地缺乏对他/她的行为可能造成的负性结果的考虑。例如,个体不后悔伤害他人或不在意违反规则的结果。

冷酷—缺乏共情:不顾及和不考虑他人的感受。个体被描述为冷血的和漠不关心的。个体似乎更关心他/她的行为对自己的影响,而不是对他人的影响,即使他/她对他人造成了显著的伤害。

不关心表现:不关心在学校、在工作中或在其他重要活动中的不良/有问题的表现。个体不付出必要的努力以表现得更好,即使有明确的期待,且通常把自己的不良表现归咎于他人。

情感表浅或缺失:不表达感受或向他人展示情感,除了那些看起来表浅的、不真诚的或表面的方式(例如,行为与表现出的情感相矛盾;能够快速地"打开"或"关闭"情感)或情感的表达是为了获取(例如,表现情感以操纵或恐吓他人)。

标注目前的严重程度:

轻度:对诊断所需的行为问题超出较少,且行为问题对他人造成较轻的伤害(例如,说谎、逃学、未经许可天黑后在外逗留,其他违规)。

中度:行为问题的数量和对他人的影响处在特定的"轻度"和"重度"之间(例如,没有面对受害者的偷窃、破坏)。

重度:存在许多超出诊断所需的行为问题,或行为问题对他人造成相当大的伤害(例如,强迫的性行为、躯体虐待、使用武器、强取豪夺、破门而入)。

反社会型人格障碍

F60.2

反社会型人格障碍的诊断标准参见"人格障碍"一章。因为此障碍与本章中"外源性"品行障碍谱系以及与相邻章中的"物质相关及成瘾障碍"联系密切,因而被列在这里,其诊断标准被列在"人格障碍"一章中。

纵火狂

F63.1

A. 不只一次故意和有目的地纵火。
B. 行动前感到紧张或情感唤起。
C. 对火及其具体场景(例如,工具、工具的使用、结果)感到迷恋、感兴趣、好奇或有吸引力。
D. 纵火或目击燃烧或参与善后时感到愉快、满足或解脱。
E. 纵火不是为了金钱收益,不是为了表达社会政治观点、隐瞒犯罪活动、宣泄愤怒或复仇、改善自己的生活状况,也不是对妄想或幻觉的反应,或判断力受损(例如,主要的神经认知障碍、智力障碍[智力发育障碍]、物质中毒)的结果。
F. 纵火不能用品行障碍、躁狂发作或反社会型人格障碍来更好地解释。

偷窃狂

F63.2

A. 反复地不能抵制偷窃物品的冲动,所偷物品并非个人使用或具有金钱价值。
B. 临偷窃前紧张感增加。
C. 偷窃时感到愉快、满足或解脱。
D. 偷窃不是为了宣泄愤怒或复仇,也不是对妄想或幻觉的反应。
E. 偷窃不能用品行障碍、躁狂发作或反社会型人格障碍来更好地解释。

其他特定的破坏性、冲动控制及品行障碍
F91.8

此类型适用于那些临床表现，它们具备破坏性、冲动控制及品行障碍的典型症状，且引起有临床意义的痛苦，或导致社交、职业或其他重要功能方面的损害，但未能符合破坏性、冲动控制及品行障碍类别中任一种疾病的诊断标准。可在下列情况下使用其他特定的破坏性、冲动控制及品行障碍这一诊断：临床工作者选择用它来交流未能符合任何特定的破坏性、冲动控制及品行障碍的诊断标准的特定原因。通过记录"其他特定的破坏性、冲动控制及品行障碍"，接着记录其特定原因（例如，"低频率的反复性行为暴发"）来表示。

未特定的破坏性、冲动控制及品行障碍
F91.9

此类型适用于那些临床表现，它们具备破坏性、冲动控制及品行障碍的典型症状，且引起有临床意义的痛苦，或导致社交、职业或其他重要功能方面的损害，但未能完全符合破坏性、冲动控制及品行障碍类别中任一种疾病的诊断标准。此种未特定的破坏性、冲动控制及品行障碍可在这种情况下使用：临床工作者对未能符合特定的破坏性、冲动控制及品行障碍的诊断标准的个体选择不给出特定的原因，包括因信息不足而无法作出更特定诊断的情况（例如，在急诊室的环境下）。

物质相关及成瘾障碍

物质相关障碍包括10种不同类别的药物：酒精，咖啡因，大麻，致幻剂（包括分属于不同类别的苯环利定［或类似活性芳基环己胺］和其他致幻剂），吸入剂，阿片类物质，镇静剂、催眠药或抗焦虑药，兴奋剂（苯丙胺类物质、可卡因和其他兴奋剂），烟草和其他（或未知）物质。这10种类别并非截然不同。如果过度摄取，所有的这些药物都能直接激活大脑的犒赏系统，此系统能强化这些行为，产生记忆。他们能够产生如此强烈的犒赏系统的激活以至正常的活动可以被忽略。

除了物质相关障碍，本章还包括赌博，有证据表明赌博行为激活犒赏系统与滥用毒品相似，且产生的行为症状与物质使用障碍类似。

物质相关障碍可以分成两组：物质使用障碍和物质所致的障碍。下列状况可以归类为物质所致的：中毒、戒断和其他物质/药物所致的精神障碍（精神病性障碍、双相及相关障碍、抑郁障碍、焦虑障碍、强迫及相关障碍，睡眠障碍、性功能失调、谵妄和神经认知障碍）。

为了反映出10种类别物质的独特方面，本章的其余部分按照物质类别来组织。为便于鉴别诊断，物质/药物所致的精神障碍的诊断标准被包括在那些与他们具有类似临床表现的精神障碍中（例如，物质/药物所致的抑郁障碍在"抑郁障碍"一章中）。与每一组特定的物质种类相关的广泛的诊断类别，如表1所示。

表 1 物质类别有关的诊断

	精神病性障碍	双相障碍	抑郁障碍	焦虑障碍	强迫及相关障碍	睡眠障碍	性功能失调	谵妄	神经认知障碍	物质使用障碍	物质中毒	物质戒断
酒精	I/W	I/W	I/W	I/W		I/W	I/W	I/W	I/W/P	X	X	X
咖啡因				I		I					X	X
大麻	I			I/W		I		I		X	X	X
致幻剂												
苯环利定	I*		I	I				I		X	X	
其他致幻剂	I		I	I				I	I/P	X	X	
吸入剂	I		I	I				I	I/W/P	X	X	
阿片类物质			I/W	I/W		I/W	I/W	I		X	X	X
镇静剂、催眠药或抗焦虑药	I/W	I/W	I/W	W		I/W	I/W	I/W	I/W/P	X	X	X
兴奋剂*	I/W	I/W	I/W	I/W	I/W	I/W	I/W	I		X	X	X
烟草						W				X		X
其他(或未知)	I/W	I/W	I/W	I/W	I/W	I/W	I/W	I/W	I/W/P	X	X	X

注:X = DSM-5 的诊断类别。

I = 此标注代表"在中毒期间发生"。

W = 此标注代表"在戒断期间发生"。

I/W = 此标注代表"在中毒期间发生"或"在戒断期间发生"。

P = 此障碍是持续性的。

I* 又名致幻剂持续感知障碍(闪回)。

** 包括苯丙胺类物质、可卡因和其他或未特定的兴奋剂。

物质相关障碍

物质使用障碍

物质使用障碍的记录步骤

临床工作者应使用适用于物质类别的编码,但应记录特定*物质*的名称。例如,临床工作者应记录 F13.20 中度阿普唑仑使用障碍(而不是中度镇静、催眠或抗焦虑药物使用障碍)或 F15.10 轻度甲基苯丙胺使用障碍(而不是轻度兴奋剂使用障碍)。对于那些不属于任何类别的物质(例如,合成类固醇),恰当的编码为"其他物质使用障碍",且应标示出特定的物质(例如,F19.10 轻度合成类固醇使用障碍)。如果个体使用的物质是未知的,其编码类别为"其他(或未知)",且应使用(例如,F19.20 重度未知物质使用障碍)。如果诊断标准符合一种以上物质的使用障碍,则应给予所有诊断(例如,F11.20 重度海洛因使用障碍;F14.20 中度可卡因使用障碍)。

物质使用障碍恰当的 ICD-10-CM 编码基于是否有合并物质所致的障碍(包括中毒和戒断)。在上述例子中,中度阿普唑仑使用障碍的编码为 F13.20,表明没有合并阿普唑仑所致的精神障碍。ICD-10-CM 中物质所致的障碍的编码表示物质使用障碍的存在(或不存在)和严重程度,而 ICD-10-CM 中物质使用障碍的编码只能用在不存在物质所致的障碍的情况下。额外的编码信息参见个别的特定物质部分。

注意,*成瘾*一词不再是此分类系统的诊断术语,尽管它在许多国家被普遍用来描述与冲动性和习惯性的物质使用相关的严重问题。*物质使用障碍*这个更中性的名词是用来描述更广泛的障碍,例如从轻度到重度的慢性复发性、冲动性的毒品使用。一些临床工作者会选择使用*成瘾*一词来描述极端的临床表现,但由于它不确定的定义和潜在的负性含义,这个词从官方 DSM-5

的物质使用障碍的诊断术语中被略去了。

物质所致的障碍

中毒和戒断的记录步骤

临床工作者应使用适用于物质类别的编码,但应记录特定物质的名称。例如,临床工作者应记录F13.239司可巴比妥戒断(而不是中度镇静、催眠或抗焦虑药物戒断)或F15.129甲基苯丙胺中毒(而不是兴奋剂中毒)。注意,物质使用障碍恰当的ICD-10-CM编码基于是否有合并物质所致的障碍。在这个案例中,编码F15.129表示存在合并轻度甲基苯丙胺使用障碍。如果没有合并甲基苯丙胺使用障碍,则编码为F15.929。ICD-10-CM编码规则要求所有关于戒断的编码意味着合并中度到重度的物质使用障碍。在上述案例中,司可巴比妥戒断的编码F13.239表明存在合并中度到重度的司可巴比妥使用障碍。对于实际的编码选择,参见特定物质中毒和戒断综合征的编码备注。

对于那些不属于任何类别的物质(例如,合成类固醇),恰当的编码为"其他物质中毒",且应标示出特定的物质(例如,F19.929表示合成类固醇中毒)。如果个体使用的物质是未知的,其编码类别为"其他(或未知)",且应使用(例如,F19.929表示未知物质中毒)。如果有与特定的物质有关的症状或问题,但不符合任何特定物质障碍的诊断标准,则应使用未特定的物质类别(例如,F12.99表示未特定的大麻相关障碍)。

如上所述,ICD-10-CM中物质相关的编码是物质使用障碍和物质所致障碍的临床表现所组合的单一编码。因此,如果海洛因戒断和中度海洛因使用障碍都存在,单一编码F11.23包括了这两种临床表现。额外的编码信息参见个别的特定物质部分。

物质/药物所致的精神障碍的记录步骤

ICD-10-CM 的编码中其他特定物质/药物所致的精神障碍的编码备注和记录步骤在本手册具有类似的临床表现的精神障碍的其他章节中(参见如下章节中物质/药物所致的精神障碍:"精神分裂症谱系及其他精神病性障碍""双相及相关障碍""抑郁障碍""焦虑障碍""强迫及相关障碍""睡眠-觉醒障碍""性功能失调"和"神经认知障碍")。通常,对于 ICD-10-CM,一个单一的编码组合了物质所致的精神障碍和物质使用障碍。当记录物质/药物所致的精神障碍时,尽管此特定的物质使用障碍(当存在时)的名称和严重程度被使用,但不再给予一个合并物质使用障碍的分别诊断。ICD-10-CM 的编码也提供给物质/药物所致的精神障碍不是物质使用障碍所致的情况(例如,当一个障碍是一次性使用物质或药物所致时)。记录物质/药物所致的精神障碍的诊断名称所需的额外信息,在每一种物质/药物所致的精神障碍各章中的"记录步骤"中。

酒精相关障碍

酒精使用障碍

A. 一种有问题的酒精使用模式导致显著的具有临床意义的损害或痛苦,在 12 个月内表现为下列至少 2 项症状:
  1. 酒精的摄入常常比意图的量更大或时间更长。
  2. 有持续的欲望或失败的努力试图减少或控制酒精的使用。
  3. 大量的时间花在那些获得酒精、使用酒精或从其作用中恢复的必要活动上。
  4. 对使用酒精有渴求或强烈的欲望或迫切的要求。

5. 反复的酒精使用导致不能履行在工作、学校或家庭中的主要角色的义务。
6. 尽管酒精使用引起或加重持续的或反复的社会和人际交往问题,但仍然继续使用酒精。
7. 由于酒精使用而放弃或减少重要的社交、职业或娱乐活动。
8. 在对躯体有害的情况下,反复使用酒精。
9. 尽管认识到使用酒精可能会引起或加重持续的或反复的生理或心理问题,但仍然继续使用酒精。
10. 耐受,通过下列两项之一来定义:
    a. 需要显著增加酒精的量以达到过瘾或预期的效果;
    b. 继续使用同量的酒精会显著降低效果。
11. 戒断,表现为下列两项之一:
    a. 特征性酒精戒断综合征(参见第 198 页酒精戒断诊断标准的 A 和 B);
    b. 酒精(或密切相关的物质,如苯二氮䓬类)用于缓解或避免戒断症状。

标注如果是:

早期缓解: 先前符合酒精使用障碍的全部诊断标准,但不符合酒精使用障碍的任何一条诊断标准至少 3 个月,不超过 12 个月(但诊断标准 A4"对使用酒精有渴求或强烈的欲望或迫切的要求",可能符合)。

持续缓解: 先前符合酒精使用障碍的全部诊断标准,在 12 个月或更长时间的任何时候不符合酒精使用障碍的任何一条诊断标准(但诊断标准 A4"对使用酒精的渴求或强烈的欲望或迫切的要求",可能符合)。

标注如果是:

在受控制的环境下: 此额外的标注适用于个体处在获得酒精受限的环境中。

基于目前的严重程度编码: ICD-10-CM 的编码备注: 如果存在酒

精中毒、酒精戒断或其他酒精所致的精神障碍,则不使用下列酒精使用障碍的编码。而是用酒精所致的障碍编码的第 4 位数码来表示合并酒精使用障碍(参见酒精中毒、酒精戒断或特定的酒精所致的精神障碍的编码备注)。例如,如果存在合并酒精中毒和酒精使用障碍,则只给予酒精中毒的编码,第 4 位数码表示酒精使用障碍为轻度、中度或重度:F10.129 轻度酒精使用障碍和酒精中毒或 F10.229 中度或重度酒精使用障碍和酒精中毒。

标注目前的严重程度:

F10.10 **轻度:** 存在 2～3 项症状;

F10.20 **中度:** 存在 4～5 项症状;

F10.20 **重度:** 存在 6 项或更多症状。

酒精中毒

A. 最近饮酒。
B. 在饮酒过程中或不久后,出现具有明显临床意义的问题行为或心理改变(例如,不适当的性行为或攻击行为、情绪不稳、判断受损)。
C. 在酒精使用过程中或不久后出现下列体征或症状的 1 项(或更多):
   1. 言语含糊不清。
   2. 共济失调。
   3. 步态不稳。
   4. 眼球震颤。
   5. 注意或记忆损害。
   6. 木僵或昏迷。
D. 这些体征或症状不能归因于其他躯体疾病,也不能用其他精神障碍来更好地解释,包括其他物质中毒。

编码备注: ICD-10-CM 的编码基于是否存在合并酒精使用障碍。如果存在合并轻度酒精使用障碍,ICD-10-CM 的编码为 F10.129,如果存在合并中度和重度酒精使用障碍,ICD-10-CM 的编码为 F10.229。如果不存在合并酒精使用障碍,ICD-10-CM 的编码是 F10.929。

酒精戒断

A. 长期大量饮酒后,停止(或减少)饮酒。
B. 诊断标准 A 中所描述的停止(或减少)饮酒之后的数小时或数天内出现下列 2 项(或更多)症状:
  1. 自主神经活动亢进(例如,出汗或脉搏超过 100 次/分)。
  2. 手部震颤加重。
  3. 失眠。
  4. 恶心或呕吐。
  5. 短暂性的视、触或听幻觉或错觉。
  6. 精神运动性激越。
  7. 焦虑。
  8. 癫痫大发作。
C. 诊断标准 B 的体征或症状引起具有显著的临床意义的痛苦,或导致社交、职业或其他重要功能方面的损害。
D. 这些体征或症状不能归因于其他躯体疾病,也不能用其他精神障碍来更好地解释,包括其他物质中毒或戒断。

标注如果是:

伴知觉异常: 此标注适用于极少数案例,当幻觉(通常为视或触)伴完整的现实检验能力时,或听、视或触错觉出现在无谵妄时。

编码备注: 酒精戒断没有知觉异常,ICD-10-CM 的编码为 F10.239;酒精戒断伴知觉异常,ICD-10-CM 的编码为 F10.232。注意,ICD-10-CM 的编码表示存在合并中度或重度酒精使用障碍,说明酒精戒断只能出现于存在中度或重度酒精使用障碍时。不允许编码合并轻度酒精使用障碍和酒精戒断。

其他酒精所致的障碍

下列酒精所致的障碍在本手册其他章节中描述,这些障碍与在其他章节的精神障碍(参见这些章节中物质/药物所致的精神障碍)具有类似的临床表现:酒精所致的精神病性障碍("精神分裂症谱系及其他精神病性障碍"),酒精所致的双相障碍("双相及相关障碍"),酒精所致的抑郁障碍("抑郁障碍"),酒精所致的焦虑障碍("焦虑障碍"),酒精所致的睡眠障碍("睡眠-觉醒障碍"),酒精所致的性功能失调("性功能失调")和酒精所致的重度或轻度神经认知障碍("神经认知障碍")。酒精中毒谵妄和酒精戒断谵妄,参见"神经认知障碍"一章中关于谵妄的诊断标准和讨论。只有当症状严重到足以需要独立的临床关注时,才能诊断酒精所致的精神障碍,而非诊断酒精中毒和酒精戒断。

未特定的酒精相关障碍
F10.99

此类型适用于那些临床表现,它们具备酒精相关障碍的典型症状,且引起有临床意义的痛苦,或导致社交、职业或其他重要功能方面的损害,但未能符合任一种特定的酒精相关障碍或物质相关及成瘾障碍诊断类别中任一种障碍的诊断标准。

咖啡因相关障碍

咖啡因中毒
F15.929

A. 最近使用咖啡因(通常远超过 250 毫克)。

B. 在使用咖啡因过程中或不久后,出现下列体征或症状中的 5 项(或更多):

1. 焦躁不安。
2. 神经过敏。
3. 兴奋。

4. 失眠。
5. 面红。
6. 多尿。
7. 胃肠功能紊乱。
8. 肌肉抽搐。
9. 思维和言语散漫。
10. 心动过速或心律失常。
11. 一段时间不知疲倦。
12. 精神运动性激越。

C. 诊断标准 B 的体征或症状引起具有显著的临床意义的痛苦，或导致社交、职业或其他重要功能方面的损害。

D. 这些体征或症状不能归因于其他躯体疾病，也不能用其他精神障碍来更好地解释，包括其他物质中毒。

咖啡因戒断

F15.93

A. 长期每日使用咖啡因。

B. 突然停止或减少咖啡因使用，然后在 24 小时内出现下列 3 项（或更多）体征或症状：

1. 头痛。
2. 显著的疲劳或困倦。
3. 心境烦躁不安，心境抑郁或易激惹。
4. 注意力难以集中。
5. 感冒样症状（恶心、呕吐、或肌肉疼痛/僵直）。

C. 诊断标准 B 的体征或症状引起具有显著的临床意义的痛苦，或导致社交、职业或其他重要功能方面的损害。

D. 这些体征或症状并非与其他躯体疾病的生理效应有关（例如，偏头痛、病毒性疾病），也不能用其他精神障碍来更好地解释，包括其他物质中毒或戒断。

其他咖啡因所致的障碍

下列咖啡因所致的障碍在本手册其他章节中描述,这些障碍与其他章节的精神障碍(参见这些章节中物质/药物所致的精神障碍)具有类似的临床表现:咖啡因所致的焦虑障碍("焦虑障碍")和咖啡因所致的睡眠障碍("睡眠-觉醒障碍")。只有当症状严重到足以需要独立的临床关注时,才能给予咖啡因所致的障碍的诊断,而不是咖啡因中毒或咖啡因戒断。

未特定的咖啡因相关障碍
F15.99

此类型适用于那些临床表现,它们具备咖啡因相关障碍的典型症状,且引起有临床意义的痛苦,或导致社交、职业或其他重要功能方面的损害,但未能符合任一种特定的咖啡因相关障碍或物质相关及成瘾障碍诊断类别中任一种障碍的诊断标准。

大麻相关障碍

大麻使用障碍

A. 一种有问题的大麻使用模式,导致显著的具有临床意义的损害或痛苦,在 12 个月内表现为下列至少 2 项症状:
  1. 大麻的摄入经常比意图的量更大或时间更长。
  2. 有持续的欲望或失败的努力试图减少或控制大麻的使用。
  3. 大量的时间花在那些获得大麻、使用大麻或从其作用中恢复的必要活动上。
  4. 对使用大麻有渴求或强烈的欲望或迫切的要求。
  5. 反复的大麻使用导致不能履行在工作、学校或家庭中的主要角色的义务。

6. 尽管大麻使用引起或加重持续的或反复的社会和人际交往问题,仍然继续使用大麻。
7. 由于大麻使用而放弃或减少重要的社交、职业或娱乐活动。
8. 在对躯体有害的情况下,反复使用大麻。
9. 尽管认识到使用大麻可能会引起或加重持续的或反复的生理或心理问题,仍然继续使用大麻。
10. 耐受,通过下列两项之一来定义:
    a. 需要显著增加大麻的量以达到过瘾或预期的效果。
    b. 继续使用同量的大麻会显著降低效果。
11. 戒断,表现为下列两项之一:
    a. 特征性大麻戒断综合征(参见第 204 页大麻戒断全部诊断标准的 A 和 B);
    b. 大麻(或密切相关的物质)用于缓解或避免戒断症状。

标注如果是:

早期缓解: 先前符合大麻使用障碍的诊断标准,但不符合大麻使用障碍的任何一条诊断标准至少 3 个月,不超过 12 个月(但诊断标准 A4"对使用大麻有渴求或强烈的欲望或迫切的要求",可能符合)。

持续缓解: 先前符合大麻使用障碍的诊断标准,在 12 个月或更长时间的任何时期内不符合大麻使用障碍的任何一条诊断标准(但诊断标准 A4"对使用大麻有渴求或强烈的欲望或迫切的要求",可能符合)。

标注如果是:

在受控制的环境下: 此额外的标注适用于个体处在获得大麻受限的环境中。

基于目前的严重程度编码: ICD-10-CM 的编码备注: 如果存在大麻中毒、大麻戒断或其他大麻所致的精神障碍,则不使用下列大麻使用障碍的编码。而是用大麻所致的障碍编码的第 4 位数码来表示合并大麻使用障碍(参见大麻中毒、大麻戒断或特定的大麻所致的精神障碍的编码备注)。例如,如果存在合并大麻所致的焦虑障碍和大麻使用障碍,则只给予大麻所致的焦虑障碍的编码,第 4 位数码表示合并大麻使用障碍为轻度、中度或重度:F12.180 轻度大麻使用障碍和大麻所致的焦虑障碍或 F12.280 中度或重度大麻使用障碍和大麻所致的焦虑障碍。

标注目前的严重程度:

F12.10 轻度: 存在 2~3 项症状;

F12.20 中度: 存在 4~5 项症状;

F12.20 重度: 存在 6 项或更多症状。

大麻中毒

A. 最近使用大麻。
B. 在使用大麻过程中或不久后,出现具有临床意义的问题行为或心理改变(例如,运动共济损害、欣快、焦虑、感到时间变慢、判断受损、社交退缩)。
C. 使用大麻 2 小时内出现下列体征或症状的 2 项(或更多):
  1. 眼结膜充血。
  2. 食欲增加。
  3. 口干。
  4. 心动过速。
D. 这些体征或症状不能归因于其他躯体疾病,也不能用其他精神障碍来更好地解释,包括其他物质中毒。

标注如果是:

伴知觉异常: 当幻觉(通常为视或触)伴完整的现实检验能力时,或听、视或触错觉出现在无谵妄时。

编码备注: ICD-10-CM 的编码基于是否存在合并大麻使用障碍和是否有知觉障碍。

大麻中毒,无知觉异常: 如果存在合并轻度大麻使用障碍,ICD-10-CM 的编码为 F12.129,如果存在合并中度和重度大麻使用障碍,ICD-10-CM 的编码为 F12.229。如果不存在合并大麻使用障碍,ICD-10-CM 的编码是 F12.929。

大麻中毒,伴知觉异常： 如果存在合并轻度大麻使用障碍, ICD-10-CM 的编码为 F12.122,如果存在合并中度和重度大麻使用障碍,ICD-10-CM 的编码为 F12.222。如果不存在合并大麻使用障碍,ICD-10-CM 的编码是 F12.922。

大麻戒断

F12.288

A. 长期大量使用大麻(即通常每天或几乎每天使用,长达至少几个月的时间)后停止。

B. 诊断标准 A 之后大约 1 周内,出现下列体征和症状中的 3 项 (或更多)：

  1. 易激惹、愤怒或攻击。

  2. 神经过敏或焦虑。

  3. 睡眠困难(例如,失眠、令人不安的梦)。

  4. 食欲下降、体重减轻。

  5. 焦躁不安。

  6. 心境抑郁。

  7. 以下躯体症状中的至少 1 项造成了显著的不适感：腹痛、颤抖／震颤、出汗、发烧、寒战或头痛。

C. 诊断标准 B 的体征或症状引起具有显著的临床意义的痛苦,或导致社交、职业或其他重要功能方面的损害。

D. 这些体征或症状不能归因于其他躯体疾病,也不能用其他精神障碍来更好地解释,包括其他物质中毒或戒断。

编码备注： 大麻戒断,ICD-10-CM 的编码为 **F12.288**。注意, ICD-10-CM的编码表示存在合并中度或重度大麻使用障碍,说明大麻戒断只能出现于存在中度或重度大麻使用障碍时。不允许编码合并轻度大麻使用障碍和大麻戒断。

其他大麻所致的障碍

下列大麻所致的障碍在本手册其他章节中描述,这些障碍与其他章节的精神障碍(参见这些章节中物质/药物所致的精神障碍)具有类似的临床表现:大麻所致的精神病性障碍("精神分裂症谱系及其他精神病性障碍"),大麻所致的焦虑障碍("焦虑障碍"),大麻所致的睡眠障碍("睡眠-觉醒障碍")。大麻中毒谵妄,参见"神经认知障碍"一章中关于谵妄的诊断标准和讨论。当症状严重到足以需要独立的临床关注时,才能给予大麻所致的障碍的诊断,而不是大麻中毒或大麻戒断。

未特定的大麻相关障碍
F12.99

此类型适用于那些临床表现,它们具备大麻相关障碍的典型症状,且引起有临床意义的痛苦,或导致社交、职业或其他重要功能方面的损害,但未能符合任一种特定的大麻相关障碍或物质相关及成瘾障碍诊断类别中任一种障碍的诊断标准。

致幻剂相关障碍

苯环利定使用障碍

A. 一种苯环利定(或药理学上与苯环利定相似的物质)的使用模式,导致具有显著临床意义的损害或痛苦,在 12 个月内表现为下列至少 2 项症状:
 1. 苯环利定的摄入经常比意图的量更大或时间更长。
 2. 有持续的欲望或失败的努力试图减少或控制苯环利定的使用。
 3. 大量的时间花在那些获得苯环利定、使用苯环利定或从其作用中恢复的必要活动上。

4. 对使用苯环利定有渴求或强烈的欲望或迫切的要求。
5. 反复的苯环利定使用导致不能履行在工作、学校或家庭中的主要角色的义务(例如,与苯环利定使用相关的反复的工作缺勤或不良工作表现;与苯环利定相关的缺席、停学或被学校开除;忽视儿童或家务)。
6. 尽管苯环利定使用引起或加重持续的或反复的社会和人际交往问题,仍然继续使用苯环利定(例如,与配偶争吵关于中毒的结果,打架)。
7. 由于苯环利定使用而放弃或减少重要的社交、职业或娱乐活动。
8. 在对躯体有害的情况下,反复使用苯环利定(例如,当被苯环利定损害时开车或操作机器)。
9. 尽管认识到使用苯环利定可能会引起或加重持续的或反复的生理或心理问题,仍然继续使用苯环利定。
10. 耐受,通过下列两项之一来定义:
    a. 需要显著增加苯环利定的量以达到过瘾或预期的效果。
    b. 继续使用同量的苯环利定会显著降低效果。

注: 尚未确定苯环利定的戒断症状和体征,所以与戒断相关的诊断标准不适用(苯环利定的戒断已有动物的报道,但尚未有人类的报告)。

标注如果是:

早期缓解: 先前符合苯环利定使用障碍的全部诊断标准,但不符合苯环利定使用障碍的任何一条诊断标准至少3个月,不超过12个月(但诊断标准A4"对使用苯环利定有渴求或强烈的欲望或迫切的要求",可能符合)。

持续缓解: 先前符合苯环利定使用障碍的诊断标准,在12个月或更长时间的任何时期内不符合苯环利定使用障碍的任何一条诊断标准(但诊断标准A4"对使用苯环利定有渴求或强烈的欲望或迫切的要求",可能符合)。

标注如果是:

在受控制的环境下: 此额外的标注适用于个体处在获得苯环利定受限的环境中。

基于目前的严重程度编码: ICD-10-CM 的编码备注:如果存在苯环利定中毒、苯环利定戒断或其他苯环利定所致的精神障碍,则不使用下列苯环利定使用障碍的编码。而是用苯环利定所致的障碍编码的第 4 位数码来表示合并苯环利定使用障碍(参见苯环利定中毒或特定的苯环利定所致的精神障碍的编码备注)。例如,如果存在合并苯环利定中毒和苯环利定使用障碍,则只给予苯环利定中毒的编码,第 4 位数码表示苯环利定使用障碍为轻度、中度或重度:F16.159 轻度苯环利定使用障碍和苯环利定所致的精神病性障碍或 F16.259 中度或重度苯环利定使用障碍和苯环利定所致的精神病性障碍。

标注目前的严重程度:

F16.10 轻度: 存在 2~3 项症状;

F16.20 中度: 存在 4~5 项症状;

F16.20 重度: 存在 6 项或更多症状。

其他致幻剂使用障碍

A. 一种有问题的致幻剂(非苯环利定)使用模式,导致具有显著临床意义的损害或痛苦,在 12 个月内表现为下列至少 2 项症状:

1. 致幻剂的摄入经常比意图的量更大或时间更长。
2. 有持续的欲望或失败的努力试图减少或控制致幻剂的使用。
3. 大量的时间花在那些获得致幻剂、使用致幻剂或从其作用中恢复的必要活动上。
4. 对使用致幻剂有渴求或强烈的欲望或迫切的要求。
5. 反复的致幻剂使用导致不能履行在工作、学校或家庭中的主要角色的义务(例如,与致幻剂使用相关的反复的工作缺勤或不良工作表现;与致幻剂相关的缺席、停学或被学校开除;忽视儿童或家务)。
6. 尽管致幻剂使用引起或加重持续的或反复的社会和人际交往问题,仍然继续使用致幻剂(例如,与配偶争吵关于中毒的结果,打架)。
7. 由于致幻剂使用而放弃或减少重要的社交、职业或娱乐活动。
8. 在对躯体有害的情况下,反复使用致幻剂(例如,当被致幻剂损害时开车或操作机器)。
9. 尽管认识到使用致幻剂可能会引起或加重持续的或反复的生理或心理问题,仍然继续使用致幻剂。
10. 耐受,通过下列两项之一来定义:
    a. 需要显著增加致幻剂的量以达到过瘾或预期的效果。
    b. 继续使用同量的致幻剂会显著降低效果。

注:尚未确定致幻剂戒断症状和体征,所以与戒断相关的诊断标准不适用。

标注 特定的致幻剂

标注如果是:

早期缓解:先前符合其他致幻剂使用障碍的诊断标准,但不符合其他致幻剂使用障碍的任何一条诊断标准至少3个月,不超过12个月(但诊断标准A4"对使用致幻剂有渴求或强烈的欲望或迫切的要求",可能符合)。

持续缓解:先前符合其他致幻剂使用障碍的诊断标准,在12个月或更长时间的任何时期内不符合其他致幻剂使用障碍的任何一条诊断标准(但诊断标准A4"对使用致幻剂有渴求或强烈的欲望或迫切的要求",可能符合)。

标注如果是:

在受控制的环境下:此额外的标注适用于个体处在获得致

幻剂受限的环境中。

基于目前的严重程度编码：ICD-10-CM 的编码备注：如果存在致幻剂中毒或其他致幻剂所致的精神障碍，则不使用下列致幻剂使用障碍的编码。而是用致幻剂所致的障碍编码的第 4 位数码来表示合并致幻剂使用障碍（参见致幻剂中毒或特定的致幻剂所致的精神障碍的编码备注）。例如，如果存在合并致幻剂所致的精神病性障碍和致幻剂使用障碍，则只给予致幻剂所致的精神病性障碍的编码，第 4 位数码表示合并致幻剂使用障碍为轻度、中度或重度：F16.159 轻度致幻剂使用障碍和致幻剂所致的精神病性障碍或 F16.259 中度或重度致幻剂使用障碍伴致幻剂所致的精神病性障碍。

标注目前的严重程度：

F16.10 **轻度**：存在 2~3 项症状；

F16.20 **中度**：存在 4~5 项症状；

F16.20 **重度**：存在 6 项或更多症状。

苯环利定中毒

A. 最近使用苯环利定（或在药理学上与苯环利定相似的物质）。

B. 在使用苯环利定的过程中或不久后出现具有显著临床意义的问题行为改变（例如，好斗、攻击、冲动、不可预测性、精神运动性激越、判断受损）。

C. 1 小时内出现下列体征或症状中的 2 项（或更多）：

   注：当毒品被以吸烟、"鼻吸"或静脉注射的方式使用时，体征或症状的发生可能会特别迅速。

   1. 垂直或水平性眼球震颤。
   2. 高血压或心动过速。
   3. 麻木或减少对疼痛的反应。
   4. 共济失调。
   5. 构音障碍。
   6. 肌肉僵直。

7. 癫痫发作或昏迷。
8. 听觉过敏。

D. 这些体征或症状不能归因于其他躯体疾病,也不能用其他精神障碍来更好地解释,包括其他物质中毒。

编码备注:ICD-10-CM 的编码基于是否存在合并苯环利定使用障碍。如果存在合并轻度苯环利定使用障碍,ICD-10-CM 的编码为 **F16.129**,如果存在合并中度或重度苯环利定使用障碍,ICD-10-CM 的编码为 **F16.229**。如果不存在合并苯环利定使用障碍,ICD-10-CM 的编码为 **F16.929**。

其他致幻剂中毒

A. 最近使用一种致幻剂(非苯环利定)。

B. 在使用致幻剂的过程中或不久后,出现具有临床意义的问题行为或心理改变(例如,明显的焦虑或抑郁、牵连观念、害怕"失去控制"、偏执观念、判断受损)。

C. 在使用致幻剂的过程中或不久后,在完全清醒和警觉的状态下出现知觉改变(例如,主观知觉的强化、人格解体、现实解体、错觉、幻觉、联觉)。

D. 在致幻剂使用过程中或不久后出现下列体征的 2 项(或更多):

1. 瞳孔扩大。
2. 心动过速。
3. 出汗。
4. 心悸。
5. 视力模糊。
6. 震颤。
7. 共济失调。

E. 这些体征或症状不能归因于其他躯体疾病,也不能用其他精神障碍来更好地解释,包括其他物质中毒。

编码备注:ICD-10-CM 的编码基于是否存在合并致幻剂使用障

碍。如果存在合并轻度致幻剂使用障碍，ICD-10-CM 的编码为 F16.129，如果存在合并中度或重度致幻剂使用障碍，ICD-10-CM 的编码为 F16.229。如果不存在合并致幻剂使用障碍，ICD-10-CM 的编码为 F16.929。

致幻剂持续性知觉障碍
F16.983

A. 停用一种致幻剂后，再次体验一种或多种在致幻剂中毒期间体验到的知觉症状（例如，几何图形视幻觉、周围视野中假的运动知觉、颜色闪烁、强化的色彩、运动物体的形象余迹、正后像、物体周围的光环、视物显大和视物显小）。
B. 诊断标准 A 的体征或症状引起具有显著的临床意义的痛苦，或导致社交、职业或其他重要功能的损害。
C. 这些体征或症状不能归因于其他躯体疾病（例如，解剖上的损伤和大脑感染、视觉癫痫），也不能用其他精神障碍来更好地解释（例如，谵妄、重度神经认知障碍、精神分裂症）或初醒幻觉。

其他苯环利定所致的障碍

下列苯环利定所致的障碍在本手册其他章节中描述，这些障碍与在其他章节的精神障碍（参见这些章节中物质／药物所致的精神障碍）具有类似的临床表现：苯环利定所致的其他精神病性障碍（"精神分裂症谱系及其他精神病性障碍"），苯环利定所致的双相障碍（"双相及相关障碍"），苯环利定所致的抑郁障碍（"抑郁障碍"），苯环利定所致的焦虑障碍（"焦虑障碍"）。苯环利定所致的中毒谵妄，参见"神经认知障碍"一章中关于谵妄的诊断标准和讨论。只有当症状严重到足以需要独立的临床关注时，才能给予苯环利定所致的障碍的诊断，而不是苯环利定中毒。

其他致幻剂所致的障碍

下列致幻剂所致的障碍在本手册其他章节中描述，这些障碍与其他章节的精神障碍(参见这些章节中物质/药物所致的精神障碍)具有类似的临床表现：其他致幻剂所致的精神病性障碍("精神分裂症谱系及其他精神病性障碍")，其他致幻剂所致的双相障碍("双相及相关障碍")，其他致幻剂所致的抑郁障碍("抑郁障碍")，其他致幻剂所致的焦虑障碍("焦虑障碍")。其他致幻剂中毒谵妄，参见"神经认知障碍"一章中关于谵妄的诊断标准和讨论。只有当症状严重到足以需要独立的临床关注时，才能给予致幻剂所致的障碍的诊断，而不是其他致幻剂中毒。

未特定的苯环利定相关障碍
F16.99

此类型适用于那些临床表现，它们具备苯环利定相关障碍的典型症状，且引起有临床意义的痛苦，或导致社交、职业或其他重要功能方面的损害，但未能符合任一种特定的苯环利定相关障碍或物质相关及成瘾障碍诊断类别中任一种障碍的诊断标准。

未特定的致幻剂相关障碍
F16.99

此类型适用于那些临床表现，它们具备致幻剂相关障碍的典型症状，且引起有临床意义的痛苦，或导致社交、职业或其他重要功能方面的损害，但未能符合任一种特定的致幻剂相关障碍或物质相关及成瘾障碍诊断类别中任一种障碍的诊断标准。

吸入剂相关障碍

吸入剂使用障碍

A. 一种有问题的烃基吸入剂物质使用模式,导致具有显著临床意义的损害或痛苦,在 12 个月内表现为下列至少 2 项症状:
  1. 吸入剂物质的摄入经常比意图的量更大或时间更长。
  2. 有持续的欲望或失败的努力试图减少或控制吸入剂物质的使用。
  3. 大量的时间花在那些获得吸入剂物质、使用它或从其作用中恢复的必要活动上。
  4. 对使用吸入剂物质有渴求或强烈的欲望或迫切的要求。
  5. 反复的吸入剂物质使用导致不能履行在工作、学校或家庭中的主要角色的义务。
  6. 尽管吸入剂物质使用引起或加重持续的或反复的社会和人际交往问题,仍然继续使用。
  7. 由于吸入剂物质使用而放弃或减少重要的社交、职业或娱乐活动。
  8. 在对躯体有害的情况下,反复使用吸入剂物质。
  9. 尽管认识到使用吸入剂物质可能会引起或加重持续的或反复的生理或心理问题,仍然继续使用该物质。
  10. 耐受,通过下列两项之一来定义:
      a. 需要显著增加吸入剂物质的量以达到过瘾或预期的效果。
      b. 继续使用同量的吸入剂物质会显著降低效果。

标注**特定的吸入剂**:在可能的情况下,涉及的特定物质应被命名(例如,"溶剂使用障碍")。

标注如果是:

早期缓解:先前符合吸入剂使用障碍的诊断标准,但不符合吸入剂使用障碍的任何一条诊断标准至少 3 个月,不超过 12 个月(但诊断标准 A4"对使用吸入剂物质有渴求或强烈的欲望或迫切的要求",可能符合)。

持续缓解: 先前符合吸入剂使用障碍的诊断标准,在 12 个月或更长时间的任何时期内不符合吸入剂使用障碍的任何一条诊断标准(但诊断标准 A4"对使用吸入剂物质有渴求或强烈的欲望或迫切的要求",可能符合)。

标注如果是:

在受控制的环境下: 此额外的标注适用于个体处在获得吸入剂物质受限的环境中。

基于目前的严重程度编码: ICD-10-CM 的编码备注:如果存在吸入剂中毒或其他吸入剂所致的精神障碍,则不使用下列吸入剂使用障碍的编码。而是用吸入剂所致的障碍编码的第 4 位数码来表示合并吸入剂使用障碍(参见吸入剂中毒或特定的吸入剂所致的精神障碍的编码备注)。例如,如果存在合并吸入剂所致的抑郁障碍和吸入剂使用障碍,则只给予吸入剂所致的抑郁障碍的编码,第 4 位数码表示合并吸入剂使用障碍为轻度、中度或重度:F18.14 轻度吸入剂使用障碍和吸入剂所致的抑郁障碍或 F18.24 中度或重度吸入剂使用障碍和吸入剂所致的抑郁障碍。

标注目前的严重程度:

F18.10 **轻度:** 存在 2~3 项症状;

F18.20 **中度:** 存在 4~5 项症状;

F18.20 **重度:** 存在 6 项或更多症状。

吸入剂中毒

A. 最近的有意或无意的短时间、大剂量地接触吸入剂物质,包括挥发性烃基化合物,如甲苯或汽油。

B. 在接触吸入剂的过程中或不久后,出现有显著临床意义的问题行为或心理改变(例如,好战、攻击、淡漠、判断受损)。
C. 在吸入剂使用或接触过程中或不久后出现下列体征或症状的 2 项(或更多):
  1. 头晕。
  2. 眼球震颤。
  3. 共济失调。
  4. 言语含糊不清。
  5. 步态不稳。
  6. 昏睡。
  7. 反射抑制。
  8. 精神运动性迟滞。
  9. 震颤。
  10. 全身肌肉无力。
  11. 视力模糊或复视。
  12. 木僵或昏迷。
  13. 欣快。
D. 这些体征或症状不能归因于其他躯体疾病,也不能用其他精神障碍来更好地解释,包括其他物质中毒。

编码备注: ICD-10-CM 的编码基于是否存在合并吸入剂使用障碍。如果存在合并轻度吸入剂使用障碍,ICD-10-CM 的编码为 F18.129,如果存在合并中度或重度吸入剂使用障碍,ICD-10-CM 的编码为 F18.229。如果不存在合并吸入剂使用障碍,ICD-10-CM 的编码是 F18.929。

其他吸入剂所致的障碍

下列吸入剂所致的障碍在本手册其他章节中描述,这些障碍与其他章节的精神障碍(参见这些章节中物质/药物所致的精神障碍)具有类似的临床表现:吸入剂所致的精神病性障碍("精神分裂症谱系及其他精神病性障碍"),吸入剂所致的抑郁障碍("抑郁障碍"),吸入剂所致的焦虑障碍("焦虑障碍"),吸入剂所致的重度或轻度神经认知障碍("神经认知障碍")。吸入剂中毒谵妄,参见"神经认知障碍"一章中关于谵妄的诊断标准和讨论。只有当症状严重到足以需要独立的临床关注时,才能给予吸入剂所致的障碍的诊断,而不是吸入剂中毒。

未特定的吸入剂相关障碍
F18.99

此类型适用于那些临床表现,它们具备吸入剂相关障碍的典型症状,且引起有临床意义的痛苦,或导致社交、职业或其他重要功能方面的损害,但未能符合任一种特定的吸入剂相关障碍或物质相关及成瘾障碍诊断类别中任一种障碍的诊断标准。

阿片类物质相关障碍

阿片类物质使用障碍

A. 一种有问题的阿片类物质使用模式,导致具有显著临床意义的损害或痛苦,在 12 个月内表现为下列至少 2 项症状:
  1. 阿片类物质的摄入经常比意图的量更大或时间更长。
  2. 有持续的欲望或失败的努力试图减少或控制阿片类物质的使用。
  3. 大量的时间花在那些获得阿片类物质、使用阿片类物质或从其作用中恢复的必要活动上。
  4. 对使用阿片类物质有渴求或强烈的欲望或迫切的要求。
  5. 反复的阿片类物质使用导致不能履行在工作、学校或家庭中的主要角色的义务。
  6. 尽管有阿片类物质使用引起或加重持续的或反复的社会和人际交往问题,仍然继续使用阿片类物质。
  7. 由于阿片类物质使用而放弃或减少重要的社交、职业或娱乐活动。

8. 在对躯体有害的情况下,反复使用阿片类物质。
9. 尽管认识到该物质可能会引起或加重持续的或反复的生理或心理问题,仍然继续使用阿片类物质。
10. 耐受,通过下列两项之一来定义:
   a. 需要显著增加阿片类物质的量以达到过瘾或预期的效果。
   b. 继续使用同量的阿片类物质会显著降低效果。

   注:此诊断标准不适用于在恰当的医疗监督下使用阿片类物质的情况。

11 戒断,表现为下列两项之一:
   a. 特征性阿片类物质戒断综合征(参见第 219—220 页阿片类物质戒断全部诊断标准的 A 和 B);
   b. 阿片类物质(或密切相关的物质)用于缓解或避免戒断症状。

   注:此诊断标准不适用于仅在恰当的医疗监督下使用阿片类物质的个体。

标注如果是:

早期缓解:先前符合阿片类物质使用障碍的诊断标准,但不符合阿片类物质使用障碍的任何一条诊断标准至少 3 个月,不超过 12 个月(但诊断标准 A4"对使用阿片类物质有渴求或强烈的欲望或迫切的要求",可能符合)。

持续缓解:先前符合阿片类物质使用障碍的诊断标准,在 12 个月或更长时间的任何时期内不符合阿片类物质使用障碍的诊断标准(但诊断标准 A4"对使用阿片类物质有渴求或强烈的欲望或迫切的要求",可能符合)。

标注如果是:

维持治疗:此额外的标注适用于如果个体使用处方的激动剂,如美沙酮或丁丙诺啡,且不符合阿片类物质使用障碍诊断标准的情况(不包括激动剂的耐受或戒断)。此类型也适用于那些使用部分激动剂,激动剂/拮抗剂或完全拮抗剂,如口服纳曲酮或肌注纳曲酮来维持治疗的个体。

在受控制的环境下：此额外的标注适用于个体处在获得阿片类物质受限的环境中。

基于目前的严重程度编码：ICD-10-CM 的编码备注：如果存在阿片类物质中毒、阿片类物质戒断或阿片类物质所致的其他精神障碍，则不使用下列阿片类物质使用障碍的编码。而是用阿片类物质所致的障碍编码的第 4 位数码来表示合并阿片类物质使用障碍(参见阿片类物质中毒、阿片类物质戒断或特定的阿片类物质所致的精神障碍的编码备注)。例如，如果存在合并阿片类物质所致的抑郁障碍和阿片类物质使用障碍，则只给予阿片类物质所致的抑郁障碍的编码，第 4 位数码表示合并阿片类物质使用障碍为轻度、中度或重度：F11.14 轻度阿片类物质使用障碍和阿片类物质所致的抑郁障碍或 F11.24 中度或重度阿片类物质使用障碍和阿片类物质所致的抑郁障碍。

标注目前的严重程度：

F11.10 轻度：存在 2~3 项症状；

F11.20 中度：存在 4~5 项症状；

F11.20 重度：存在 6 项或更多症状。

阿片类物质中毒

A. 最近使用阿片类物质。

B. 在使用阿片类物质的过程中或不久后，出现具有显著临床意义的问题行为或心理改变(例如，开始有欣快感，接着出现淡漠、烦躁不安、精神运动性激越或迟滞、判断受损)。

C. 在使用阿片类物质的过程中或不久后瞳孔缩小(或由于严重中毒导致缺氧时瞳孔扩大)，以及出现下列体征或症状的 1 项(或更多)：

  1. 嗜睡或昏迷。
  2. 言语含糊不清。
  3. 注意力或记忆力损害。

D. 这些体征或症状不能归因于其他躯体疾病,也不能用其他精神障碍来更好地解释,包括其他物质中毒。

标注如果是:

伴知觉异常:此标注适用于极少数案例,当幻觉伴完整的现实检验能力时,或听、视或触错觉出现在无谵妄时。

编码备注:ICD-10-CM 的编码基于是否存在合并阿片类物质使用障碍和是否有知觉障碍。

阿片类物质中毒,无知觉异常:如果存在合并轻度阿片类物质使用障碍,ICD-10-CM 的编码为 F11.129,如果存在合并中度或重度阿片类物质使用障碍,ICD-10-CM 的编码为 F11.229。如果不存在合并阿片类物质使用障碍,ICD-10-CM 的编码是 F11.929。

阿片类物质中毒,伴知觉异常:如果存在合并轻度阿片类物质使用障碍,ICD-10-CM 的编码为 F11.122,如果存在合并中度或重度阿片类物质使用障碍,ICD-10-CM 的编码为 F11.222。如果不存在合并阿片类物质使用障碍,ICD-10-CM 的编码是 F11.922。

阿片类物质戒断

A. 存在下列二者之一:
   1. 长期大量使用阿片类物质(即数周或更长时间)后,停止(或减少)使用。
   2. 在使用阿片类物质一段时间后,使用阿片类物质拮抗剂。
B. 诊断标准 A 后的数分钟或数天内出现下列 3 项(或更多)症状:
   1. 心境烦躁不安。
   2. 恶心或呕吐。
   3. 肌肉疼痛。
   4. 流泪、流涕。
   5. 瞳孔扩大、竖毛或出汗。

6. 腹泻。
7. 打哈欠。
8. 发烧。
9. 失眠。

C. 诊断标准 B 的体征或症状引起具有显著临床意义的痛苦,或导致社交、职业或其他重要功能方面的损害。

D. 这些体征或症状不能归因于其他躯体疾病,也不能用其他精神障碍来更好地解释,包括其他物质中毒或戒断。

编码备注: 阿片类物质戒断,ICD-10-CM 的编码为 F11.23。注意,ICD-10-CM 的编码表示存在合并中度或重度阿片类物质使用障碍,说明阿片类物质戒断只能出现于存在中度或重度阿片类物质使用障碍时。不允许编码合并轻度阿片类物质使用障碍和阿片类物质戒断。

其他阿片类物质所致的障碍

下列阿片类物质所致的障碍在本手册其他章节中描述,这些障碍与在其他章节的精神障碍(参见这些章节中物质/药物所致的精神障碍)具有类似的临床表现:阿片类物质所致的抑郁障碍("抑郁障碍"),阿片类物质所致的焦虑障碍("焦虑障碍"),阿片类物质所致的睡眠障碍("睡眠-觉醒障碍"),阿片类物质所致的性功能失调("性功能失调")。阿片类物质中毒谵妄和阿片类物质戒断谵妄,参见"神经认知障碍"一章中关于谵妄的诊断标准和讨论。只有当症状严重到足以需要独立的临床关注时,才能给予这阿片类物质所致的障碍的诊断,而不是阿片类物质中毒或阿片类物质戒断。

未特定的阿片类物质相关障碍

F11.99

此类型适用于那些临床表现,它们具备阿片类物质相关障碍的典型症状,且引起有临床意义的痛苦,或导致社交、职业或其他重要功能方面的损害,但未能符合任一种特定的阿片类物质相关障碍或物质相关及成瘾障碍诊断类别中任一种障碍的诊断标准。

镇静剂、催眠药或抗焦虑药相关障碍

镇静剂、催眠药或抗焦虑药使用障碍

A. 一种有问题的镇静剂、催眠药或抗焦虑药使用模式,导致具有显著临床意义的损害或痛苦,在12个月内表现为下列至少2项症状:

1. 镇静剂、催眠药或抗焦虑药的摄入经常比意图的量更大或时间更长。
2. 有持续的欲望或失败的努力试图减少或控制镇静剂、催眠药或抗焦虑药的使用。
3. 大量的时间花在那些获得镇静剂、催眠药或抗焦虑药,使用它或从其作用中恢复的必要活动上。
4. 对使用镇静剂、催眠药或抗焦虑药有渴求或强烈的欲望或迫切的要求。
5. 反复的镇静剂、催眠药或抗焦虑药使用导致不能履行在工作、学校或家庭中的主要角色的义务(例如,与镇静剂、催眠药或抗焦虑药使用相关的反复的工作缺勤或不良工作表现;与镇静剂、催眠药或抗焦虑药相关的缺席、停学或被学校开除;忽视儿童或家务)。
6. 尽管镇静剂、催眠药或抗焦虑药使用引起或加重持续的或反复的社会和人际交往问题,仍然继续使用镇静剂、催眠药或抗焦虑药(例如,与配偶争吵关于中毒的结果,打架)。
7. 由于镇静剂、催眠药或抗焦虑药使用而放弃或减少重要的社交、职业或娱乐活动。

8. 在对躯体有害的情况下,反复使用镇静剂、催眠药或抗焦虑药(例如,当被镇静剂、催眠药或抗焦虑药损害时开车或操作机器)。
9. 尽管认识到该物质可能会引起或加重持续的或反复的生理或心理问题,仍然继续使用镇静剂、催眠药或抗焦虑药。
10. 耐受,通过下列两项之一来定义:
    a. 需要显著增加镇静剂、催眠药或抗焦虑药的量以达到过瘾或预期的效果;
    b. 继续使用同量的镇静剂、催眠药或抗焦虑药会显著降低效果。

    注:此标准不适用于在适当的医疗监督下服用镇静剂、催眠药或抗焦虑药的个体。
11. 戒断,表现为下列两项之一:
    a. 特征性镇静剂、催眠药或抗焦虑药戒断综合征(参见第224—225页镇静剂、催眠药或抗焦虑药戒断诊断标准的A和B);
    b. 镇静剂、催眠药或抗焦虑药(或密切相关的物质,如酒精)用于缓解或避免戒断症状。

    注:此标准不适用于那些在医疗监督下服用镇静剂、催眠药或抗焦虑药的个体。

标注如果是:

早期缓解: 先前符合镇静剂、催眠药或抗焦虑药使用障碍的诊断标准,但不符合镇静剂、催眠药或抗焦虑药使用障碍的任何一条诊断标准至少3个月,不超过12个月(但诊断标准A4"对使用镇静剂、催眠药或抗焦虑药有渴求或强烈的欲望或迫切的要求",可能符合)。

持续缓解: 先前符合镇静剂、催眠药或抗焦虑药使用障碍的诊断标准,在12个月或更长时间的任何时期内不符合镇静剂、催眠药或抗焦虑药使用障碍的任何一条诊断标准(但诊断标准 A4"对使用镇静剂、催眠药或抗焦虑药有渴求或强烈的欲望或迫切的要求",可能符合)。

标注如果是:

在受控制的环境下: 此额外的标注适用于个体处在获得镇静剂、催眠药或抗焦虑药受限的环境中。

基于目前的严重程度编码: ICD-10-CM 的编码备注: 如果存在镇静剂、催眠药或抗焦虑药中毒,镇静剂、催眠药或抗焦虑药戒断或其他镇静剂、催眠药或抗焦虑药所致的精神障碍,则不使用下列镇静剂、催眠药或抗焦虑药使用障碍的编码。而是用镇静剂、催眠药或抗焦虑药所致的障碍编码的第 4 位数码来表示合并镇静剂、催眠药或抗焦虑药使用障碍(参见镇静剂、催眠药或抗焦虑药中毒;镇静剂、催眠药或抗焦虑药戒断;或特定的镇静剂、催眠药或抗焦虑药所致的精神障碍的编码备注)。例如,如果存在合并镇静剂、催眠药或抗焦虑药所致的抑郁障碍和镇静剂、催眠药或抗焦虑药使用障碍,则只给予镇静剂、催眠药或抗焦虑药所致的抑郁障碍的编码,第 4 位数码表示合并镇静剂、催眠药或抗焦虑药使用障碍为轻度、中度或重度: F13.14 轻度镇静剂、催眠药或抗焦虑药使用障碍和镇静剂、催眠药或抗焦虑药所致的抑郁障碍或 F13.24 中度或重度镇静剂、催眠药或抗焦虑药使用障碍和镇静剂、催眠药或抗焦虑药所致的抑郁障碍。

标注目前的严重程度:

F13.10 轻度: 存在 2～3 项症状;

F13.20 中度: 存在 4～5 项症状;

F13.20 重度: 存在 6 项或更多症状。

镇静剂、催眠药或抗焦虑药中毒

A. 最近使用镇静剂、催眠药或抗焦虑药。
B. 在镇静剂、催眠药或抗焦虑药使用的过程中或不久后,出现具有显著临床意义的适应不良行为或心理改变(例如,不适当的性或攻击行为,情绪不稳定,判断受损)。
C. 镇静剂、催眠药或抗焦虑药使用的过程中或不久后出现下列体征或症状的 1 项(或更多):
  1. 言语含糊不清。
  2. 共济失调。
  3. 步态不稳。
  4. 眼球震颤。
  5. 认知损害(例如,注意力、记忆力)。
  6. 木僵或昏迷。
D. 这些体征或症状不能归因于其他躯体疾病,也不能用其他精神障碍来更好地解释,包括其他物质中毒。

编码备注: ICD-10-CM 的编码基于是否存在合并镇静剂、催眠药或抗焦虑药使用障碍。如果存在合并轻度镇静剂、催眠药或抗焦虑药使用障碍,ICD-10-CM 的编码为 F13.129,如果存在合并中度或重度镇静剂、催眠药或抗焦虑药使用障碍,ICD-10-CM 的编码为 F13.229。如果不存在合并镇静剂、催眠药或抗焦虑药使用障碍,ICD-10-CM 的编码是 F13.929。

镇静剂、催眠药或抗焦虑药戒断

A. 长期使用镇静剂、催眠药或抗焦虑药后,停止(或减少)使用。
B. 诊断标准 A 中停止(或减少)使用镇静剂、催眠药或抗焦虑药后的数小时或数天内出现下列 2 项(或更多)症状:
  1. 植物神经活动亢进(例如,出汗或脉搏超过 100 次/分)。
  2. 手部震颤。
  3. 失眠。
  4. 恶心或呕吐。
  5. 短暂性的视、触或听幻觉或错觉。
  6. 精神运动性激越。
  7. 焦虑。
  8. 癫痫大发作。

C. 诊断标准B的体征或症状引起具有显著临床意义的痛苦,或导致社交、职业或其他重要功能方面的损害。

D. 这些体征或症状不能归因于其他躯体疾病,也不能用其他精神障碍来更好地解释,包括其他物质中毒或戒断。

标注如果是:

伴知觉异常: 此标注可以被记录,当幻觉伴完整的现实检验能力时,或听、视或触错觉出现在无谵妄时。

编码备注: 镇静剂、催眠药或抗焦虑药戒断,ICD-10-CM的编码基于是否存在合并中度或重度的镇静剂、催眠药或抗焦虑药使用障碍和是否有知觉异常。镇静剂、催眠药或抗焦虑药戒断,无知觉异常,ICD-10-CM的编码为F13.239。镇静剂、催眠药或抗焦虑药戒断,伴知觉异常,ICD-10-CM的编码为F13.232。注意,ICD-10-CM的编码表示存在合并中度或重度镇静剂、催眠药或抗焦虑药使用障碍,说明镇静剂、催眠药或抗焦虑药戒断只能出现于存在中度或重度镇静剂、催眠药或抗焦虑药使用障碍时。不允许编码合并轻度镇静剂、催眠药或抗焦虑药使用障碍和镇静剂、催眠药或抗焦虑药戒断。

其他镇静剂、催眠药或抗焦虑药所致的障碍

下列镇静剂、催眠药或抗焦虑药所致的障碍在本手册其他章节中描述,这些障碍与其他章节的精神障碍(参见这些章节中物质/药物所致的精神障碍)具有类似的临床表现:镇静剂、催眠药或抗焦虑药所致的精神病性障碍("精神分裂症谱系及其他精神病性障碍"),镇静剂、催眠药或抗焦虑药所致的双相障碍("双相及相关障碍"),镇静剂、催眠药或抗焦虑药所致的抑郁障碍("抑郁障碍"),镇静剂、催眠药或抗焦虑药所致的焦虑障碍("焦虑障碍"),镇静剂、催眠药或抗焦虑药所致的睡眠障碍("睡眠-觉醒障碍"),镇静剂、催眠药或抗焦虑药所致的性功能失调("性功能失调")和镇静剂、催眠药或抗焦虑药所致的重度或轻度神经认知障碍("神经认知障碍")。镇静剂、催眠药或抗焦虑药中毒谵妄和镇静剂、催眠药或抗焦虑药戒断谵妄,参见"神经

认知障碍"一章中关于谵妄的诊断标准和讨论。只有当症状严重到足以需要独立的临床关注时,才能给予镇静剂、催眠药或抗焦虑药所致障碍的诊断,而不是镇静剂、催眠药或抗焦虑药中毒或镇静剂、催眠药或抗焦虑药戒断。

未特定的镇静剂、催眠药或抗焦虑药相关障碍
F13.99

此类型适用于那些临床表现,它们具备镇静剂、催眠药或抗焦虑药相关障碍的典型症状,且引起有临床意义的痛苦,或导致社交、职业或其他重要功能方面的损害,但未能符合任一种特定的镇静剂、催眠药或抗焦虑药相关障碍或物质相关及成瘾障碍诊断类别中任一种障碍的诊断标准。

兴奋剂相关障碍

兴奋剂使用障碍

A. 一种苯丙胺类物质,可卡因或其他兴奋剂使用模式,导致具有显著临床意义的损害或痛苦,在12个月内表现为下列至少2项症状:

1. 兴奋剂的摄入经常比意图的量更大或时间更长。
2. 有持续的欲望或失败的努力试图减少或控制兴奋剂的使用。
3. 大量的时间花在那些获得兴奋剂、使用兴奋剂或从其作用中恢复的必要活动上。
4. 对使用兴奋剂有渴求或强烈的欲望或迫切的要求。
5. 反复的兴奋剂使用导致不能履行在工作、学校或家庭中的主要角色的义务。
6. 尽管兴奋剂使用引起或加重持续的或反复的社会和人

际交往问题,仍然继续使用兴奋剂。
7. 由于兴奋剂使用而放弃或减少重要的社交、职业或娱乐活动。
8. 在对躯体有害的情况下,反复使用兴奋剂。
9. 尽管认识到该物质可能会引起或加重持续的或反复的生理或心理问题,仍然继续使用兴奋剂。
10. 耐受,通过下列两项之一来定义:
    a. 需要显著增加兴奋剂的量以达到过瘾或预期的效果;
    b. 继续使用同量的兴奋剂会显著降低效果。

    注:此诊断标准不适用于仅在恰当的医疗监督下使用兴奋剂药物的情况,例如,用于注意力缺陷/多动障碍或发作性睡病的药物。
11. 戒断,表现为下列两项之一:
    a. 特征性兴奋剂戒断综合征(参见第 230 页兴奋剂戒断诊断标准的 A 和 B);
    b. 兴奋剂(或密切相关的物质)用于缓解或避免戒断症状。

    注:此诊断标准不适用于仅在恰当的医疗监督下使用兴奋剂药物的情况,例如,用于注意力缺陷/多动障碍或发作性睡病的药物。

标注如果是:

早期缓解:先前符合兴奋剂使用障碍的诊断标准,但不符合兴奋剂使用障碍的任何一条诊断标准至少 3 个月,不超过 12 个月(但诊断标准 A4"对使用兴奋剂有渴求或强烈的欲望或迫切的要求",可能符合)。

持续缓解:先前符合兴奋剂使用障碍的诊断标准,在 12 个月或更长时间的任何时期内不符合兴奋剂使用障碍的任何一条诊断标准(但诊断标准 A4"对使用兴奋剂有渴求或强烈的欲望或迫切的要求",可能符合)。

标注如果是：

在受控制的环境下： 此额外的标注适用于个体处在获得兴奋剂受限的环境中。

基于目前的严重程度编码： ICD-10-CM 的编码备注：如果存在苯丙胺中毒、苯丙胺戒断或苯丙胺所致的其他精神障碍，则不使用下列苯丙胺使用障碍的编码。而是用苯丙胺所致的障碍编码的第 4 位数码来表示合并苯丙胺使用障碍（参见苯丙胺中毒、苯丙胺戒断或特定的苯丙胺所致的精神障碍的编码备注）。例如，如果存在合并苯丙胺类或其他兴奋剂所致的抑郁障碍和苯丙胺类或其他兴奋剂使用障碍，则只给予苯丙胺类或其他兴奋剂所致的抑郁障碍的编码，第 4 位数码表示合并苯丙胺类或其他兴奋剂使用障碍为轻度、中度或重度：F15.14 轻度苯丙胺类或其他兴奋剂使用障碍和苯丙胺类或其他兴奋剂所致的抑郁障碍，或 F15.24 中度或重度苯丙胺类或其他兴奋剂使用障碍和苯丙胺类或其他兴奋剂所致的抑郁障碍。与之相似，如果存在合并可卡因所致的抑郁障碍和可卡因使用障碍，则只给予可卡因所致的抑郁障碍的编码，第 4 位数码表示合并可卡因使用障碍为轻度、中度或重度：F14.14 轻度可卡因使用障碍和可卡因所致的抑郁障碍，或 F14.24 中度或重度可卡因使用障碍和可卡因所致的抑郁障碍。

标注目前的严重程度：

轻度： 存在 2～3 项症状

F15.10 苯丙胺类物质

F14.10 可卡因

F15.10 其他或未特定的兴奋剂

中度： 存在 4～5 项症状

F15.20 苯丙胺类物质

F14.20 可卡因

F15.20 其他或未特定的兴奋剂

重度： 存在 6 项或更多症状

F15.20 苯丙胺类物质
F14.20 可卡因
F15.20 其他或未特定的兴奋剂

兴奋剂中毒

A. 最近使用苯丙胺类物质,可卡因或其他兴奋剂。

B. 在使用兴奋剂的过程中或不久后,出现具有临床意义的问题行为或心理改变(例如,欣快或情感迟钝;社交能力改变;过度警觉;人际关系敏感;焦虑、紧张或愤怒;刻板行为;判断受损)。

C. 在使用兴奋剂的过程中或不久后出现下列体征或症状的 2 项(或更多):

1. 心动过速或心动过缓。
2. 瞳孔扩大。
3. 血压升高或降低。
4. 出汗或寒战。
5. 恶心或呕吐。
6. 体重减轻。
7. 精神运动性激越或迟滞。
8. 肌力减弱、呼吸抑制、胸痛或心律失常。
9. 意识模糊、抽搐、运动障碍、肌张力障碍或昏迷。

D. 这些体征或症状不能归因于其他躯体疾病,也不能用其他精神障碍来更好地解释,包括其他物质中毒。

标注 **特定的中毒物质**(即苯丙胺类物质,可卡因或其他兴奋剂)。

标注如果是:

伴知觉异常:此标注可以被记录,当幻觉伴完整的现实检验能力时,或听、视或触错觉出现在无谵妄时。

编码备注:ICD-10-CM 的编码基于兴奋剂是否是苯丙胺,可卡因或其他兴奋剂;是否存在合并苯丙胺,可卡因或其他兴奋剂使用障碍;以及是否有知觉异常。

苯丙胺、可卡因或其他兴奋剂中毒,无知觉异常: 如果存在合并轻度苯丙胺或其他兴奋剂使用障碍,ICD-10-CM 的编码为 **F15.129**,如果存在合并中度和或重度苯丙胺或其他兴奋剂使用障碍,ICD-10-CM 的编码为 **F15.229**。如果不存在合并苯丙胺或其他兴奋剂使用障碍,ICD-10-CM 的编码是 **F15.929**。与之相似,如果存在合并轻度可卡因使用障碍,ICD-10-CM 的编码为 **F14.129**,如果存在合并中度或重度可卡因使用障碍,ICD-10-CM 的编码为 **F14.229**。如果不存在合并可卡因使用障碍,ICD-10-CM 的编码是 **F14.929**。

苯丙胺、可卡因或其他兴奋剂中毒,伴知觉异常: 如果存在合并轻度苯丙胺或其他兴奋剂使用障碍,ICD-10-CM 的编码为 **F15.122**,如果存在合并中度或重度苯丙胺或其他兴奋剂使用障碍,ICD-10-CM 的编码为 **F15.222**。如果不存在苯丙胺或其他兴奋剂使用障碍,ICD-10-CM 的编码是 **F15.222**。与之相似,如果存在合并轻度可卡因使用障碍,ICD-10-CM 的编码为 **F14.122**,如果存在合并中度和重度可卡因使用障碍,ICD-10-CM 的编码为 **F14.222**。如果不存在合并可卡因使用障碍,ICD-10-CM 的编码是 **F14.922**。

兴奋剂戒断

A. 长期使用苯丙胺类物质,可卡因或其他兴奋剂后,停止(或减少)使用。

B. 诊断标准 A 后的数小时到数天内心境烦躁不安,且出现下列生理变化的 2 项(或更多)症状:

　1. 疲乏。

　2. 生动、不愉快的梦。

　3. 失眠或嗜睡。

　4. 食欲增加。

　5. 精神运动性迟滞或激越。

C. 诊断标准 B 的体征或症状引起具有显著临床意义的痛苦,或导致社交、职业或其他重要功能方面的损害。

D. 这些体征或症状不能归因于其他躯体疾病,也不能用其他精神障碍来更好地解释,包括其他物质中毒或戒断。

标注 引起戒断综合征的特定物质(即苯丙胺类物质,可卡因或其他兴奋剂)。

编码备注: ICD-10-CM 的编码基于兴奋剂是否是一种苯丙胺、可卡因或其他兴奋剂。苯丙胺或其他兴奋剂戒断,ICD-10-CM 的编码为 F15.23,可卡因戒断,ICD-10-CM 的编码为 F14.23。注意,ICD-10-CM 的编码表示存在合并中度或重度苯丙胺、可卡因或其他兴奋剂使用障碍,说明,苯丙胺、可卡因或其他兴奋剂戒断只能出现于存在中度或重度苯丙胺、可卡因或其他兴奋剂使用障碍时。不允许编码合并轻度苯丙胺、可卡因或其他兴奋剂使用障碍伴苯丙胺、可卡因或其他兴奋剂戒断。

其他兴奋剂所致的障碍

下列兴奋剂所致的障碍在本手册其他章节中描述,这些障碍与其他章节的精神障碍(参见这些章节中物质/药物所致的精神障碍)具有类似的临床表现:兴奋剂所致的精神病性障碍("精神分裂症谱系及其他精神病性障碍"),兴奋剂所致的双相障碍("双相及相关障碍"),兴奋剂所致的抑郁障碍("抑郁障碍"),兴奋剂所致的焦虑障碍("焦虑障碍"),兴奋剂所致的强迫障碍("强迫及相关障碍"),兴奋剂所致的睡眠障碍("睡眠-觉醒障碍"),兴奋剂所致的性功能失调("性功能失调")。兴奋剂中毒谵妄,参见"神经认知障碍"一章中关于谵妄的诊断标准和讨论。只有当症状严重到足以需要独立的临床关注时,才能给予兴奋剂所致的障碍的诊断,而不是兴奋剂中毒或兴奋剂戒断。

未特定的兴奋剂相关障碍

此类型适用于那些临床表现,它们具备兴奋剂相关障碍的典型症状,且引起具有显著临床意义的痛苦,或导致社交、职业或其他重要功能的损害,但未能符合任一种特定的兴奋剂相关障碍或物质相关及成瘾障碍诊断类别中任一种障碍的诊断标准。

编码备注:ICD-10-CM 的编码基于兴奋剂是否是苯丙胺、可卡因或其他兴奋剂。未特定的苯丙胺或其他兴奋剂相关障碍,ICD-10-CM 的编码为 F15.99。未特定的可卡因相关障碍,ICD-10-CM 的编码为 F14.99。

烟草相关障碍

烟草使用障碍

A. 一种有问题的烟草使用模式,导致具有显著临床意义的损害或痛苦,在 12 个月内表现为下列至少 2 项症状:

1. 烟草的摄入经常比意图的量更大或时间更长。
2. 有持续的欲望或失败的努力试图减少或控制烟草的使用。
3. 大量的时间花在那些获得烟草、使用烟草或从其作用中恢复的必要活动上。
4. 对使用烟草有渴求或强烈的欲望或迫切的要求。
5. 反复的烟草使用导致不能履行在工作、学校或家庭中的主要角色的义务(例如,干扰工作)。
6. 尽管烟草使用引起或加重持续的或反复的社会和人际交往问题,仍然继续使用烟草(例如,与他人争吵关于烟草的使用)。
7. 由于烟草使用而放弃或减少重要的社交、职业或娱乐活动。
8. 在对躯体有害的情况下,反复使用烟草(例如,在床上吸烟)。
9. 尽管认识到烟草可能会引起或加重持续的或反复的生

理或心理问题,仍然继续使用烟草。
10. 耐受,通过下列两项之一来定义:
    a. 需要显著增加烟草的量以达到预期的效果;
    b. 继续使用同量的烟草会显著降低效果。
11. 戒断,表现为下列两项之一:
    a. 特征性烟草戒断综合征(参见烟草戒断诊断标准的A和B);
    b. 烟草(或密切相关的物质,如尼古丁)用于缓解或避免戒断症状。

标注如果是:

早期缓解: 先前符合烟草使用障碍的诊断标准,但不符合烟草使用障碍的任何一条诊断标准至少3个月,不超过12个月(但诊断标准A4"对使用烟草有渴求或强烈的欲望或迫切的要求",可能符合)。

持续缓解: 先前符合烟草使用障碍的诊断标准,在12个月或更长时间的任何时期内不符合烟草使用障碍的任何一条诊断标准(但诊断标准A4"对使用烟草有渴求或强烈的欲望或迫切的要求",可能符合)。

标注如果是:

维持治疗: 个体长期使用维持治疗的药物,如尼古丁替代药物,且不符合烟草使用障碍的诊断标准(不包括尼古丁替代药物的耐受或戒断)。

在受控制的环境下: 此额外的标注适用于个体处在获得烟草受限的环境中。

基于目前的严重程度编码: ICD-10-CM 的编码备注:如果存在烟草戒断或烟草所致的睡眠障碍,则不使用下列烟草使用障碍的编码。而是用烟草所致的障碍编码的第4位数码来表示合并烟草使用障碍(参见烟草戒断或烟草所致的睡眠障碍的编码备注)。例如,如果存在合并烟草所致的睡眠障碍和烟草使用障碍,则只给予烟草所致的睡眠障碍的编码,第4位数码表示合并烟草使用障碍为中度或重度:F17.208 中度或重度烟草使用障碍和烟草所致的睡眠障碍。不允许编码合并轻度烟草使用障碍和烟草所致的睡眠障碍。

标注目前的严重程度:

Z72.0 轻度: 存在 2~3 项症状;

F17.200 中度: 存在 4~5 项症状;

F17.200 重度: 存在 6 项或更多症状。

烟草戒断

F17.203

A. 每天使用烟草持续至少数周。
B. 突然停止烟草使用,或减少烟草使用数量,在随后的 24 小时内出现下列体征或症状中的 4 项(或更多):
   1. 易激惹、挫折感、愤怒。
   2. 焦虑。
   3. 注意力难以集中。
   4. 食欲增加。
   5. 坐立不安。
   6. 心境抑郁。
   7. 失眠。
C. 诊断标准 B 的体征或症状引起具有显著的临床意义的痛苦,或导致社交、职业或其他重要功能方面的损害。
D. 这些体征或症状不能归因于其他躯体疾病,也不能用其他精神障碍来更好地解释,包括其他物质中毒或戒断。

编码备注: 烟草戒断,ICD-10-CM 的编码为 F17.203。注意,ICD-10-CM 的编码表示存在合并中度或重度烟草使用障碍,说明烟草戒断只能出现于存在中度或重度烟草使用障碍时。不允许编码合并轻度烟草使用障碍和烟草戒断。

其他烟草所致的障碍

烟草所致的睡眠障碍的讨论在"睡眠-觉醒障碍"一章中(参

见"物质／药物所致的睡眠障碍"）。

未特定的烟草相关障碍
F17.209

此类型适用于那些临床表现，它们具备烟草相关障碍的典型症状，且引起有临床意义的痛苦，或导致社交、职业或其他重要功能方面的损害，但未能符合任一种特定的烟草相关障碍或物质相关及成瘾障碍诊断类别中任一种障碍的诊断标准。

其他（或未知）物质相关障碍

其他（或未知）物质使用障碍

A. 一种不包括在酒精；咖啡因；大麻；致幻剂（苯环利定或其他）；吸入剂；阿片类物质；镇静剂、催眠药，或抗焦虑药；兴奋剂或烟草类的分类中的有毒物质，其有问题的使用模式导致具有临床意义的损害或痛苦，在 12 个月内表现为下列至少 2 项症状：
1. 此物质的摄入经常比意图的量更大或时间更长。
2. 有持续的欲望或失败的努力试图减少或控制此物质的使用。
3. 大量的时间花在那些获得此物质、使用此物质或从其作用中恢复的必要活动上。
4. 对使用此物质有渴求或强烈的欲望或迫切的要求。
5. 反复的此物质使用导致不能履行在工作、学校或家庭中的主要角色的义务。
6. 尽管此物质使用引起或加重持续的或反复的社会和人际交往问题，但仍然继续使用此物质。
7. 由于此物质使用而放弃或减少重要的社交、职业或娱乐活动。
8. 在对躯体有害的情况下,反复使用此物质。
9. 尽管认识到此物质可能会引起或加重持续的或反复的生理或心理问题,仍然继续使用此物质。
10. 耐受,通过下列两项之一来定义:
    a. 需要显著增加此物质的量以达到过瘾或预期的效果。
    b. 继续使用同量的此物质会显著降低效果。
11. 戒断,表现为下列两项之一:
    a. 特征性的其他(或未知)物质戒断综合征(参见第238页,其他[或未知]物质戒断全部诊断标准的A和B);
    b. 此物质(或密切相关的物质)用于缓解或避免戒断症状。

标注如果是:

早期缓解: 先前符合其他(或未知)物质使用障碍的诊断标准,但不符合其他(或未知)物质使用障碍的任何一条诊断标准至少3个月,不超过12个月(但诊断标准A4,"对使用此物质有渴求或强烈的欲望或迫切的要求",可能符合)。

持续缓解: 先前符合其他(或未知)物质使用障碍的诊断标准,在12个月或更长时间的任何时期内不符合其他(或未知)物质使用障碍的任何一条诊断标准(但诊断标准A4,"对使用此物质有渴求或强烈的欲望或迫切的要求",可能符合)。

标注如果是:

在受控制的环境下: 此额外的标注适用于个体处在获得此物质受限的环境中。

基于目前的严重程度编码: ICD-10-CM的编码备注:如果存在一种其他(或未知)物质中毒,其他(或未知)物质戒断,以及其他(或未知)物质所致的精神障碍,则不使用下列其他(或未知)物质使用障碍的编码。而是用其他(或未知)物质所致的障碍编码的第 4 位数码来表示合并其他(或未知)物质使用障碍(参见其他[或未知]物质中毒,其他[或未知]物质戒断,以及其他[或未知]物质所致的精神障碍的编码备注)。例如,如果存在合并其他(或未知)物质所致的抑郁障碍和其他(或未知)物质使用障碍,则只给予其他(或未知)物质所致的抑郁障碍的编码,第 4 位数码表示合并其他(或未知)物质使用障碍为轻度、中度或重度:F19.14 轻度其他(或未知)物质使用障碍和其他(或未知)物质所致的抑郁障碍,或 F19.24 中度或重度其他(或未知)物质使用障碍和其他(或未知)物质所致的抑郁障碍。

标注目前的严重程度:

F19.10 轻度: 存在 2～3 项症状;

F19.20 中度: 存在 4～5 项症状;

F19.20 重度: 存在 6 项或更多症状。

其他(或未知)物质中毒

A. 由于最近摄入(或接触)一种没有在其他地方列出或未知的物质,所出现的一种可逆的特定物质的综合征。

B. 在此物质使用的过程中或不久后,由于此物质影响了中枢神经系统,出现有临床意义的问题行为或心理改变(例如,运动协调受损、精神运动性激越或迟缓、欣快、焦虑、好战,心情不稳定、认知损害、判断受损、社会退缩)。

C. 这些体征或症状不能归因于其他躯体疾病,也不能用其他精神障碍来更好地解释,包括其他物质中毒。

编码备注: ICD-10-CM 的编码基于是否存在合并涉及同类物质的其他(或未知)物质使用障碍。如果存在合并轻度其他(或未知)物质使用障碍,ICD-10-CM 的编码为 F19.129,如果存在合并中度或重度其他(或未知)物质使用障碍,ICD-10-CM 的编码为 F19.229。如果不存在合并涉及同类物质的其他(或未知)物质使用障碍,ICD-10-CM 的编码是 F19.929。

其他(或未知)物质戒断
F19.239

A. 长期使用此物质后,停止(或减少)使用。
B. 停止(或减少)使用此物质不久后,出现特定物质的综合征。
C. 特定物质的综合征引起有临床意义的痛苦,或导致社交、职业或其他重要功能方面的损害。
D. 这些症状不能归因于其他躯体疾病,也不能用其他精神障碍来更好地解释,包括其他物质戒断。
E. 所涉及的物质无法归入任何其他类别中(酒精;咖啡因;大麻;阿片类物质;镇静剂、催眠药,或抗焦虑药;兴奋剂;或烟草)或未知的。

编码备注: 其他(或未知)物质戒断,ICD-10-CM 的编码为 F19.239。注意,ICD-10-CM 的编码表示存在合并中度或重度其他(或未知)物质使用障碍。不允许编码合并轻度其他(或未知)物质使用障碍和其他(或未知)物质戒断。

其他(或未知)物质所致的障碍

因为其他或未知物质的类别在本质上是不清晰的,所以其所致的障碍的程度和范围是不确定的。然而,下列其他(或未知)物质所致的障碍是有可能的,且被描述在本手册的那些与它们具有类似临床表现的其他障碍的章节中(参见这些章节中物质/药物所致的精神障碍):其他(或未知)物质所致的精神病性障碍("精神分裂症谱系及其他精神病性障碍"),其他(或未知)物质所致的双相障碍("双相及相关障碍"),其他(或未知)物质所致的抑郁障碍("抑郁障碍"),其他(或未知)物质所致的焦虑障碍("焦虑障碍"),其他(或未知)物质所致的强迫障碍("强迫及相关障碍"),其他(或未知)物质所致的睡眠障碍("睡眠-觉醒障碍"),其他(或未知)物质所致的性功能失调("性功能失调")和其他(或未知)物质所致的重度或轻度神经认知障碍("神经认知障碍")。其他(或未知)物质中毒谵妄和其他(或未知)物质戒断谵妄,参见"神经认知障碍"一章中关于谵妄的诊断标准和讨论。只有当症状严重到足以需要独立的临床关注时,才能给予这些其他(或未知)物质所致的障碍的诊断,而不是其他(或未知)物质中毒或其他(或未知)物质戒断。

未特定的其他(或未知)物质相关障碍
F19.99

此类型适用于那些临床表现,它们具备其他(或未知)物质相关障碍的典型症状,且引起有临床意义的痛苦,或导致社交、职业或其他重要功能方面的损害,但未能符合任一种特定的其他(或未知)物质相关障碍或物质相关障碍诊断类别中任一种障碍的诊断标准。

非物质相关障碍

赌博障碍
F63.0

A. 持续的和反复的有问题的赌博行为,引起有临床意义的损害和痛苦,个体在 12 个月内出现下列 4 项(或更多)症状:
 1. 需要加大赌注去赌博以实现期待的兴奋。
 2. 当试图减少或停止赌博时,出现坐立不安或易激惹。
 3. 反复的失败的控制、减少或停止赌博的努力。
 4. 沉湎于赌博(例如,持续的重温过去的赌博经历,预测赌博结果或计划下一次赌博,想尽办法获得金钱去赌博)。
 5. 感到痛苦(例如,无助、内疚、焦虑、抑郁)时经常赌博。
 6. 赌博输钱后,经常在另一天返回去想赢回来("追回"损失)。
 7. 对参与赌博的程度撒谎。

8. 因为赌博已经损害或失去一个重要的关系、工作或教育或事业机会。
9. 依靠他人提供金钱来缓解赌博造成的严重财务状况。

B. 赌博行为不能用躁狂发作来更好地解释。

标注如果是:

阵发性: 符合诊断标准超过 1 次以上,在赌博障碍发作之间,其症状至少有几个月的时间是减轻的。

持续性: 经历持续的症状,且符合诊断标准数年。

标注如果是:

早期缓解: 先前符合赌博障碍的诊断标准,但不符合赌博障碍的任何一条诊断标准至少 3 个月,不超过 12 个月。

持续缓解: 先前符合赌博障碍的诊断标准,在 12 个月或更长时间内不符合赌博障碍的任何一条诊断标准。

标注目前的严重程度:

轻度: 符合 4—5 项标准;
中度: 符合 6—7 项标准;
重度: 符合 8—9 项标准。

神经认知障碍

神经认知领域

不同神经认知障碍的诊断标准均基于明确的认知领域。表1为每一个关键领域提供了工作性定义、症状的实例或对日常活动损害的观察以及评估的实例。由此,明确的领域与临床阈值的准则一起,形成了神经认知障碍、它们的程度及其亚型的诊断基础。DSM-5中提供了额外的信息。

表1 神经认知领域

认知领域	症状或观察的实例	评估的实例
复杂的注意(持续性注意、分配性注意、选择性注意、加工速度)	*重度*:在多重刺激源的环境中困难增加(电视、广播、对话);在竞争性事件的环境中容易分神。除非输入源是局限的和简单的,否则不能集中注意。难以记住新信息,例如回忆刚被给予的电话号码或地址,或报告刚才所说的内容。无法进行心算。所有的思考都需要比平时更长的时间,且需要加工的内容必须被简化为1个或少数几个。 *轻度*:完成正常的任务需要比先前更长的时间。在日常工作中开始发现失误;工作需要比先前更多的双重检查。当不存在其他竞争性事件(广播、电视、其他对话、电话、驾驶)时,思考更容易。	*持续性注意*:维持注意一段时间(例如,每次听到声调时按下一个按钮,并维持一段时间)。 *选择性注意*:尽管存在竞争性刺激源和/或干扰物,仍能维持注意:同时听到数字和字母时,只说出字母。 *分配性注意*:在同一时间段内注意2个任务:学习一个阅读故事时快速叩击。如果给任何1项任务定时的话,其加工速度都可以被量化(例如,组块设计总的时间;匹配数字和相应标志的时间;反应速度,如计数速度或连续数3的速度)。

表 1 神经认知领域(续)

认知领域	症状或观察的实例	评估的实例
执行功能(计划、决策工作记忆、对反馈的反应/误差校正、克服习惯/抑制、精神弹性)	重度：放弃复杂的项目。一段时间只专注于1项任务。依赖他人计划日常生活的重要活动或作决定。 轻度：作出更多努力以完成多阶段的任务。对多重任务处理的难度增加或被访客或电话打断后难以恢复一个任务。可能抱怨由于组织、计划和作决定需要额外的努力而引起疲劳感。可能报告在大型的社交聚会中，由于追随话题转换需要额外的努力而感到更费力和更少的愉悦感。	*计划*：找到迷宫出口的能力；解释连续的图片或物体的安排。 *决策*：评估面对竞争性替代品，进行决策过程的任务表现(例如，模拟赌博)。 *工作记忆*：将信息保持一个短暂的时期和进行操作的能力(例如，将列表数字相加或反向重复一系列的数字或词)。 *反馈/误差校正*：从反馈中找到解决问题规则的推理的能力。 *克服习惯/抑制*：选择更复杂、更需努力的正确的解决方案的能力(例如，看向箭头所示相反的方向；说出一个字的字体颜色而不是说出这个字)。 *精神/认知弹性*：在2个概念、任务或反应规则之间变换的能力(例如，从数字到字母，从语言到按键反应，从累加数字到数字排序，从按大小排列物品到按颜色排列物品)。

表 1　神经认知领域(续)

认知领域	症状或观察的实例	评估的实例
学习和记忆(瞬时记忆,短期记忆[包括自由回忆、线索回忆和认知记忆],长期记忆[语义记忆、自传记忆],内隐学习)	*重度*:经常在同一个对话中,自我重复。无法记住购物时简短的物品清单或当天的计划。需要频繁提醒以适应手边的任务。 *轻度*:难以回忆起最近发生的事件,且越来越依赖列表或日历。偶尔需要提醒或重新阅读以跟踪一个电影或小说的角色。偶尔可能对在几周内同一个人自我重复。无法记住账单是否已经支付。 **注**:除了严重型的重度神经认知障碍,与短期记忆相比,其语义记忆、自传记忆和内隐记忆相对完整。	*瞬时记忆广度*:重复一个列表的字母或数字的能力。 **注**:瞬时记忆有时归入"工作记忆"(参见"执行功能")。 *短期记忆*:评估编码新信息的过程(例如,单词列表,简短的故事或画图)。检验短期记忆包括:① 自由回忆(被要求尽可能多地回忆一个故事中的字、图表或元素);② 线索回忆(通过提供的语义线索帮助被试回忆如"列出所有的食品项目清单"或"说出故事中所有孩子的名字");③ 认知记忆(向被试询问特定的项目,如列表上"有苹果吗"或"你看到这幅图表或图像了吗")。其他记忆方面的评估包括语义记忆(记忆事实),自传记忆(与个人事件或人有关的记忆),与内隐(程序)学习(无意识的学习技能)。
语言(表达性语言[包括命名、找字、流利性以及语法和句法]和感受性语言)	*重度*:表达或感受语言存在显著的困难。经常使用通用的语句如"那个东西"和"你知道我的意思",并且更喜欢一般的代名词而不是名字。当存在严重损害时,甚至可能不能回忆起亲密朋友和家人的名字。出现特殊字词的使用,语法的错误,以及自发性表达和节约性表达。出现刻板性语言;模仿性和自动性语言通常出现在缄默症之前。 *轻度*:存在明显的找字困难。可能一般性的字词替换特殊的术语。可能避免使用熟人的特定名字。语法错误涉及微小的省略或不正确地使用冠词、介词、助动词等。	*表达性语言*:对抗性命名(识别物品或图片);流利性(例如,在 1 分钟内,以语义的形式说出尽可能多的项目[例如,动物]或以语音的形式[例如,以"f"开头的单词])。 *语法和句法*(省略或不正确地使用冠词、介词、助动词等):把在命名和流利性测验中观察到的错误与常模相比,用以评估错误的频率及与正常的口语相对照。 *感受性语言*:综合性理解(字的定义和目标指向任务,涉及活动的和不活动的刺激源):根据语言指令的行动/活动的表现。

表 1　神经认知领域（续）

认知领域	症状或观察的实例	评估的实例
知觉运动（包括下列术语所描述的能力：*视知觉、视觉构造、知觉运动、实践和真知*）	*重度*：从事先前熟悉的活动存在显著的困难（使用工具、驾驶汽车），在熟悉的环境中需要使用导航；在黄昏时往往更困惑，当出现阴影和光亮度降低时，会影响感知水平。 *轻度*：可能更多地需要依赖地图或他人来指路。使用笔记或跟随他人到一个新的地方。当注意没有集中在任务上时，可能发现自己迷失了或在原地转圈。停车时不够精确。需要耗费更大的努力来完成空间任务，如木工、装配、缝纫或针织。	*视觉感知*：等分线段任务可以用于检测基本视觉缺陷或注意疏忽。无运动知觉任务（包括面部识别）需要识别和／或匹配图像——最好在任务不能被口头表达时（例如，图像不是物品）；一些情况需要判断图像是否是"真的"或不是基于维度的。 *视觉构造*：物品装配要求手眼协调，如绘画、复制和组块装配。 *知觉运动*：整合知觉和有目的的运动（例如，在没有视觉线索的情况下，将方木插入到模板中；迅速将楔子插入开槽的木板中）。 *实践*：整合学习到的运动，如模仿手势的能力（挥手告别）或根据命令模仿使用物品（"展示你如何使用锤子"）。 *真知*：意识和识别的知觉整合，如识别面孔和颜色。
社交认知（情绪识别、心理理论）	*重度*：行为明显超出了可接受的社交范围；表现出对着装的得体性、或谈论政治、宗教或性话题的社交规范的不敏感。过分聚焦在一个团体不感兴趣或已经直接反馈不感兴趣的话题。行为意向不考虑家人或朋友。作决定时不顾安全（例如，与天气和社交场所不适宜的着装）。通常对这些变化几乎没有内知力。 *轻度*：在行为或态度上发生了微小的变化，经常被描述为性格改变，如识别社交线索或读懂面部表情的能力减弱，共情减少，外向或内向增加，抑制降低，或微小的或发作性的淡漠或坐立不安。	*情绪识别*：对代表不同的正性和负性的面部情绪表达的确认。 *心理理论*：考虑另一个人的精神状态（思想、欲望、意图）或经历的能力——使用附有问题的故事卡来引出关于故事卡片上人物的精神状态的信息，如"女孩在哪里寻找她丢失的包"或"为什么男孩感到悲伤"。

谵妄

A. 注意(即指向、聚焦、维持和转移注意的能力减弱)和意识(对环境的定向减弱)障碍。

B. 该障碍在较短时间内发生(通常为数小时到数天),表现为与基线注意和意识相比的变化,以及在一天的病程中严重程度的波动。

C. 额外的认知障碍(例如,记忆力缺陷,定向不良,语言,视觉空间能力,或知觉)。

D. 诊断标准A和C中的障碍不能用其他先前存在的、已经确立的或正在进行的神经认知障碍来更好地解释,也不是出现在觉醒水平严重降低的背景下,如昏迷。

E. 病史、躯体检查或实验室发现的证据表明,该障碍是其他躯体疾病,物质中毒或戒断(即由于滥用的毒品或药物),或接触毒素,或多种病因的直接的生理性结果。

标注是否是:

物质中毒性谵妄: 当诊断标准A和C中的症状在临床表现中占主导地位,且严重到足以需要引起临床关注时,应给予此诊断以替代物质中毒的诊断。

编码备注: 下表是ICD-10-CM中[特定的物质]中毒性谵妄的编码。注意ICD-10-CM的编码取决于是否存在合并对同一类物质的使用障碍。如果一个轻度的物质使用障碍合并物质中毒性谵妄,则第4位的数码为"1",临床工作者应在物质中毒性谵妄之前记录"轻度[物质]使用障碍"(例如,"轻度可卡因使用障碍和可卡因所致的中毒性谵妄")。如果一个中度或重度的物质使用障碍合并物质中毒性谵妄,则第4位数码为"2",临床工作者应根据合并物质使用障碍的严重程度来记录"中度[物质]使用障碍"或"重度[物质]使用障碍"。如果无合并物质使用障碍(例如,仅仅一次高剂量物质使用后),则第 4 位数码为"9",临床工作者应只记录物质中毒性谵妄。

	ICD-10-CM		
	伴有轻度使用障碍	伴有中或重度使用障碍	无使用障碍
酒精	F10.121	F10.221	F10.921
大麻	F12.121	F12.221	F12.921
苯环利定	F16.121	F16.221	F16.921
其他致幻剂	F16.121	F16.221	F16.921
吸入剂	F18.121	F18.221	F18.921
阿片类物质	F11.121	F11.221	F11.921
镇静剂、催眠药或抗焦虑药	F13.121	F13.221	F13.921
苯丙胺(或其他兴奋剂)	F15.121	F15.221	F15.921
可卡因	F14.121	F14.221	F14.921
其他(或未知)物质	F19.121	F19.221	F19.921

物质戒断性谵妄: 当诊断标准 A 和 C 中的症状在临床表现中占主导地位,且严重到足以需要引起临床关注时,应给予此诊断以替代物质戒断的诊断。

编码[特定的物质]戒断性谵妄: F10.231 酒精; F11.23 阿片类物质; F13.231 镇静剂、催眠药或抗焦虑药; F19.231 其他(或未知)物质/药物。

药物所致的谵妄: 此诊断适用于诊断标准 A 和 C 的症状作为已经服用的处方药的副作用出现的时候。

编码备注: [特定的药物]所致的谵妄,ICD-10-CM 的编码基于药物的类型。如果处方药是阿片类物质,则编码为 F11.921。如果处方药是镇静剂、催眠药或抗焦虑药,则编码为 F13.921。如果处方药是苯丙胺类或其他兴奋剂,则编码为 F15.921。若药物不属于任何类别(例如,地塞米松),在这种情况下,一种物质被判断为致病因素,但其特定物质的类别是未知的,则编码为 F19.921。

F05 由于其他躯体疾病所致的谵妄: 病史、躯体检查或实验室发现的证据表明,该障碍归因于其他躯体疾病的生理性结果。

编码备注: 谵妄的名称中应包括其他躯体疾病的名称(例如,F05 由于肝性脑病所致的谵妄)。在由其于他躯体疾病所致的谵妄之前,其他躯体疾病也应被编码和分别列出(例如,K72.90 肝性脑病;F05 由于肝性脑病所致的谵妄)。

F05 由于多种病因所致的谵妄: 病史、躯体检查或实验室发现的证据表明此谵妄具有一种以上的病因(例如,超过一种病因的躯体疾病;其他躯体疾病加上物质中毒或药物的副作用)。

编码备注: 使用多个分别的编码反映特定的谵妄的病因(例如,K72.90 肝性脑病,F05 由于肝功能衰竭所致的谵妄;F10.231酒精戒断性谵妄)。注意,病因上的躯体疾病既要出现在谵妄编码之前作为分别编码,也要置换入由于"其他躯体疾病"所致的谵妄的诊断中。

标注如果是:

急性: 持续数小时或数天。

持续性: 持续数周或数月。

标注如果是:

活动过度: 个体的精神运动活动处于活动过度的水平,可伴有心境不稳定,激惹,和/或拒绝与医疗服务合作。

活动减退: 个体的精神运动活动处于活动减退的水平,可伴有迟缓和接近木僵的昏睡。

混合性活动水平: 个体的精神运动活动处于正常水平,尽管注意力和意识是紊乱的,也包括活动水平快速波动的个体。

记录步骤

物质中毒性谵妄

ICD-10-CM. 物质/药物中毒性谵妄的命名由假设能导致谵妄

的特定物质(例如,可卡因、地塞米松)开始。诊断编码筛选自包括物质种类和存在或缺乏合并的物质使用障碍的表格。不符合任何种类的物质(例如,地塞米松),应使用"其他物质"的编码;某种物质被判断为病因,但该物质的特定种类是未知的,在这种情况下应使用"未知物质"。

当记录疾病名称时,合并物质使用障碍(若有)应列在前面,接着"和"这个字,后面是物质中毒性谵妄的名称,接着病程(即急性、持续性),再接着表明精神运动活动水平的标注(即活动过度、活动减退、混合性活动水平)。例如,在某人重度可卡因使用障碍中出现急性活动过度的中毒性谵妄的情况下,其诊断为F14.221重度可卡因使用障碍和可卡因中毒性谵妄,急性,活动过度。不需给予一个分别的合并重度可卡因使用障碍的诊断。如果中毒性谵妄的出现无合并物质使用障碍(例如,仅仅一次高剂量物质使用后),则不需要记录没有伴随的物质使用障碍(例如,F16.921苯环利定中毒性谵妄,急性,活动减退)。

物质戒断性谵妄

ICD-10-CM. 物质/药物戒断性谵妄的名称由假设能导致戒断性谵妄的特定物质(例如,酒精)开始。诊断编码筛选自诊断标准的编码备注中的特定物质编码。当记录疾病名称时,合并中度或重度物质使用障碍(若有)应列在前面,接着"和"这个字,后面是物质戒断性谵妄的名称,接着病程(即急性、持续性),再接着表明精神运动活动水平的标注(即活动过度、活动减退、混合性活动水平)。例如,在某人重度酒精使用障碍中出现急性活动过度的戒断性谵妄的情况下,其诊断为F10.231重度酒精使用障碍和酒精戒断性谵妄,急性,活动过度。不需给予一个分别的合并重度酒精使用障碍的诊断。

药物所致的谵妄　药物所致的谵妄的命名由假设能导致谵妄的特定物质(例如,地塞米松)开始。这种疾病的名称后面接着病程(即急性、持续性),再接着表明精神运动活动水平的标注(即活动过度、活动减退、混合性活动水平)。例如,在某人使用地塞米松作为处方药出现急性活动过度的药物所致的谵妄的案例中,其诊断为 F19.921 地塞米松所致的谵妄,急性,活动过度。

其他特定的谵妄
R41.0

此类型适用于那些临床表现,它们具备谵妄的典型症状,且引起有临床意义的痛苦,或导致社交、职业或其他重要功能方面的损害,但未能符合谵妄或神经认知障碍类别中任一种疾病的全部诊断标准。可在下列情况下使用其他特定的谵妄这一诊断:临床工作者选择用它来交流未能符合谵妄或任何特定的神经认知障碍的诊断标准的特定原因。通过记录"其他特定的谵妄",接着记录其特定原因(例如,"衰减谵妄综合征")来表示。

能够使用此"其他特定的"名称的一个示例如下。

衰减谵妄综合征: 此综合征适用于那些认知功能损害的严重程度达不到谵妄的诊断要求,或部分符合谵妄的诊断标准的情况。

未特定的谵妄
R41.0

此类型适用于那些临床表现,它们具备谵妄的典型症状,且引起有临床意义的痛苦,或导致社交、职业或其他重要功能方面的损害,但未能符合谵妄或神经认知障碍类别中任一种疾病的全部诊断标准。此种未特定的谵妄可在这种情况下使用:临床工作者对未能符合谵妄的诊断标准的个体选择不给出特定的原因,包括因信息不足而无法作出更特定诊断的情况(例如,在急诊室的环境下)。

重度和轻度神经认知障碍

重度神经认知障碍

A. 在一个或多个认知领域内(复杂的注意,执行功能,学习和记忆,语言,知觉运动,或社交认知),与先前表现的水平相比存在显著的认知衰退,其证据基于:
   1. 个体、知情人或临床工作者对认知功能显著下降的担心;
   2. 认知功能显著损害,最好能被标准化的神经心理测评证实,或者当其缺乏时,能被另一个量化的临床评估证实。
B. 认知缺陷干扰了日常活动的独立性(即:最低限度而言,日常生活中复杂的重要活动需要帮助,如支付账单或管理药物)。
C. 认知缺陷不仅仅发生在谵妄的背景下。
D. 认知缺陷不能用其他精神障碍来更好地解释(例如,重性抑郁障碍、精神分裂症)。

标注是否是由于下列疾病所致:
   阿尔采末氏病(pp.255-256)
   额颞叶变性(pp.256-257)
   路易体病(pp.257-258)
   血管病(p.259)
   创伤性脑损伤(p.260)
   物质/药物使用(pp.260-263)
   HIV 感染(p.263)
   朊病毒病(pp.263-264)
   帕金森氏病(pp.264-265)
   亨廷顿氏病(p.265)
   其他躯体疾病(pp.265-266)
   多种病因(pp.266-267)

未特定的(pp.267)

编码备注： 基于躯体或物质的病因编码。在一些案例中，在重度神经认知障碍的诊断编码之前，需要给予病因上的躯体疾病编码，见 253—254 页的表格。

标注：

无行为异常： 如果认知异常不伴有任何有临床意义的行为异常。

伴行为异常(*标注异常*)：如果认知异常伴有临床意义的行为异常(例如，精神病性症状、心境障碍、激惹、淡漠或其他行为症状)。

标注目前的严重程度：

轻度： 日常生活中重要活动的困难(例如，做家务，管理钱)。

中度： 日常生活中基本活动的困难(例如，进食、穿衣)。

重度： 完全依赖。

轻度神经认知障碍

A. 在一个或多个认知领域内(复杂的注意，执行功能，学习和记忆，语言，知觉运动，或社交认知)，与先前表现的水平相比存在轻度的认知衰退，其证据基于：
   1. 个体、知情人或临床工作者对认知功能轻度下降的担心；
   2. 认知表现的轻度损害，最好能被标准化的神经心理测评证实，或者当其缺乏时，能被另一个量化的临床评估证实。
B. 认知缺陷不干扰日常活动的独立性(即日常生活中复杂的重要活动仍能进行，如支付账单或管理药物，但可能需要更大的努力，代偿性策略或调节)。
C. 认知缺陷不仅仅发生在谵妄的背景下。

D. 认知缺陷不能用其他精神障碍来更好地解释(例如,重性抑郁障碍、精神分裂症)。

标注是否是由于下述疾病所致:
  阿尔采末氏病(pp.255-256)
  额颞叶变性(pp.256-257)
  路易体病(pp.257-258)
  血管病(p.259)
  创伤性脑损伤(p.260)
  物质/药物使用(pp.260-263)
  HIV 感染(p.263)
  朊病毒病(pp.263-264)
  帕金森氏病(pp.264-265)
  亨廷顿氏病(p.265)
  其他躯体疾病(pp.265-266)
  多种病因(pp.266-267)
  未特定的(pp.267)

编码备注: 由于上述任何躯体病因所致的轻度神经认知障碍,编码为 G31.84。对于假设的病因上的躯体疾病,不使用额外的编码。物质/药物所致的轻度神经认知障碍,其编码基于物质的类型;参见"物质/药物所致的重度或轻度神经认知障碍"。未特定的轻度神经认知障碍,编码为 R41.9。

标注:
  无行为异常: 如果认知异常不伴有任何有临床意义的行为异常。
  伴行为异常(*标注异常*): 如果认知异常伴有临床意义的行为异常(例如,精神病性症状、心境障碍、激惹、淡漠或其他行为症状)。

神经认知障碍

病因学的亚型	与重度神经认知障碍[a] 有关的病因学的医学编码	重度神经认知障碍[b] 编码	轻度神经认知障碍[c] 编码
阿尔采末氏病	可能的：G30.9 可疑的：无额外的医学编码	可能的：F02.8x 可疑的：G31.9[c]	G31.84 (对阿尔采末氏病不使用另外的编码)
额颞叶变性	可能的：G31.09 可疑的：无额外的医学编码	可能的：F02.8x 可疑的：G31.9[c]	G31.84 (对额颞叶疾病不使用额外的编码)
路易体病	可能的：G31.83 可疑的：无额外的医学编码	可能的：F02.8x 可疑的：G31.9[c]	G31.84 (对路易体病不使用额外的编码)
血管病	无额外的医学编码	可能的：F01.5x 可疑的：G31.9[c]	G31.84 (对血管病不使用额外的编码)
创伤性脑损伤	S06.2X9S	F02.8x	G31.84 (对创伤性脑损伤不使用额外的编码)
物质/药物所致的	无额外的医学编码	编码基于导致重度神经认知障碍的物质的类型[c,d]	编码基于导致轻度神经认知障碍的物质的类型[d]
HIV感染	B20	F02.8x	G31.84 (对HIV感染不使用额外的编码)
朊病毒病	A81.9	F02.8x	G31.84 (对朊病毒病不使用额外的编码)

病因学的亚型	与重度神经认知障碍[a]有关的病因学医学编码	重度神经认知障碍[b]编码	轻度神经认知障碍[c]编码
帕金森氏病	可能的：G20 可疑的：无额外的医学编码	可能的：F02.8x 可疑的：G31.9[c]	G31.84 （对帕金森氏病不使用额外的编码）
亨廷顿氏病	G10	F02.8x	G31.84 （对亨廷顿氏病不使用额外的编码）
由于其他躯体疾病所致的	首先编码其他躯体疾病（例如，G35）多发性硬化症	F02.8x	G31.84 （对假设的病因学躯体疾病不使用额外的编码）
由于多种病因所致的	首先编码所有病因学的躯体疾病（除外血管疾病）	F02.8x （如果物质或药物在病因中发挥作用，加上相关的物质/药物所致的重度神经认知障碍的编码）	G31.84 （如果物质或药物在病因中发挥作用，加上相关的物质/药物所致的轻度神经认知障碍的编码。对假设的病因学躯体疾病，不使用额外的编码）
未特定的神经认知障碍	无额外的编码	R41.9	R41.9

[a] 在重度神经认知障碍的编码之前，首先编码。
[b] 基于症状的标注编码第 5 位数码：x0 无行为异常；x1 伴行为异常（例如，精神病性症状、心境障碍、激惹、淡漠或其他行为症状）。
[c] 注：行为异常不能被编码，但应以书面形式表明。
[d] 参见"物质/药物所致的重度或轻度神经认知障碍"。

由于阿尔采末氏病所致的重度或轻度神经认知障碍

A. 符合重度或轻度神经认知障碍的诊断标准。
B. 发生隐袭,且在 1 个或多个认知领域有逐渐进展的损害(重度神经认知障碍至少有 2 个领域受到损害)。
C. 符合下列可能的或可疑的阿尔采末氏病的诊断标准:

对于重度的神经认知障碍:

如果下列任何 1 项存在,则诊断为**可能的阿尔采末氏病**;否则,应诊断为**可疑的阿尔采末氏病**。

1. 来自家族史或基因检测的阿尔采末氏病致病基因突变的证据。
2. 下列 3 项全部存在:
   a. 有学习和记忆能力的下降,以及至少在 1 个其他的认知领域下降的明确证据(基于详细的病史系列的神经心理测评);
   b. 稳步地进展,认知能力逐渐下降,且没有很长的平台期;
   c. 没有证据表明存在混合性病因(即缺少其他神经退行性疾病或脑血管疾病,或其他神经的、精神的或系统性疾病,或可能导致认知能力下降的疾病)。

对于轻度神经认知障碍:

如果有来自家族史或基因检测的阿尔采末氏病致病基因突变的证据,则诊断为**可能的阿尔采末氏病**。

如果没有来自家族史或基因检测的阿尔采末氏病致病基因突变的证据,且下列 3 项全部存在,则诊断为**可疑的阿尔采末氏病**:

1. 有记忆和学习能力下降的明确证据。
2. 稳步地进展,认知能力逐渐下降,且没有很长的平台期。
3. 没有证据表明存在混合性病因(即缺少其他神经退行性

疾病或脑血管疾病,或其他神经的或系统性疾病,或可能导致认知能力下降的疾病)。

D. 该障碍不能用脑血管疾病、其他神经退行性疾病、物质的效应,或其他精神的、神经的或系统性障碍来更好地解释。

编码备注: 由于阿尔采末氏病所致的可能的重度神经认知障碍,伴行为异常,首先编码 G30.9 阿尔采末氏病,接着是 F02.81 由于阿尔采末氏病所致的重度神经认知障碍,伴行为异常。由于阿尔采末氏病所致的可能的神经认知障碍,无行为异常,首先编码 G30.9 阿尔采末氏病,接着是 F02.80 由于阿尔采末氏病所致的重度神经认知障碍,无行为异常。

由于阿尔采末氏病所致的可疑的重度神经认知障碍,编码 G31.9 由于阿尔采末氏病所致的可疑的重度神经认知障碍(**注:** 对阿尔采末氏病不使用额外的编码。行为异常不能被编码,但应以书面形式表明)。

阿尔采末氏病所致的轻度神经认知障碍,编码 G31.84(**注:** 对阿尔采末氏病不使用额外的编码。行为异常不能被编码,但应以书面形式表明)。

重度或轻度额颞叶神经认知障碍

A. 符合重度或轻度神经认知障碍的诊断标准。

B. 该障碍发生隐袭,且逐渐发展。

C. 下列两项之一:

1. 行为变化。

    a. 下列 3 项或更多的行为症状:

        i. 行为失去抑制;

        ii. 淡漠或迟钝;

        iii. 丧失同情和共情;

        iv. 持续性的,刻板的或强迫/仪式化的行为;

        v. 将不能吃的东西放入口中和饮食改变。

    b. 社交认知和/或执行能力显著下降。

2. 语言变化。
   a. 语言能力显著下降,表现在言语生成、找词、物品命名、语法或词语的综合理解方面。

D. 相对保留了学习、记忆和知觉运动的功能。

E. 该障碍不能用脑血管疾病、其他神经退行性疾病、物质的效应,或其他精神的、神经的或系统性障碍来更好地解释。

如果下列任何 1 项存在,则诊断为**可能的额颞叶神经认知障碍**;否则,则诊断为**可疑的额颞叶神经认知障碍**。

1. 来自家族史或基因检测的额颞叶神经认知障碍致病基因突变的证据。
2. 神经影像学中发现不相称的额叶和/或颞叶受损的证据。

如果没有基因突变的证据和未做神经影像学,则诊断为**可疑的额颞叶神经认知障碍**。

编码备注: 由于额颞叶变性所致的可能的重度神经认知障碍,伴行为异常,首先编码 G31.09 额颞叶疾病,接着编码 F02.81 由于额颞叶变性所致的可能的重度神经认知障碍,伴行为异常。由于额颞叶变性所致的可能的重度神经认知障碍,无行为异常,首先编码 G31.09 额颞叶疾病,接着编码 F02.80 由于额颞叶变性所致的可能的重度神经认知障碍,无行为异常。

　　由于额颞叶变性所致的可疑的重度神经认知障碍,编码 G31.9 由于额颞叶变性所致的可疑的重度神经认知障碍(**注:** 对额颞叶疾病不使用额外的编码。行为异常不能被编码,但应以书面形式表明)。

　　由于额颞叶变性所致的轻度神经认知障碍,编码 G31.84(**注:** 对额颞叶疾病不使用额外的编码。行为异常不能被编码,但应以书面形式表明)。

重度或轻度神经认知障碍伴路易体

A. 符合重度或轻度神经认知障碍的诊断标准。

B. 此障碍发生隐袭,且逐渐发展。
C. 此障碍符合可能的或可疑的神经认知障碍伴路易体的核心诊断特征和建议诊断特征的组合。

   可能的重度或轻度神经认知障碍伴路易体,个体有 2 个核心特征,或 1 个建议特征和 1 个或多个核心特征。

   可疑的重度或轻度神经认知障碍伴路易体,个体只有 1 个核心特征,或有 1 个或多个建议特征。

   1. 核心诊断特征:
      a. 波动的认知,伴注意和警觉的显著变化;
      b. 反复的视幻觉,且是完整的和详尽的;
      c. 自发的帕金森氏病的特征,且在认知能力下降后发生。
   2. 建议诊断特征:
      a. 符合快速眼动睡眠行为障碍的诊断标准;
      b. 严重的神经阻滞剂的敏感性。
D. 该障碍不能用脑血管疾病、其他神经退行性疾病、物质的效应,或其他精神的、神经的或系统性障碍来更好地解释。

编码备注: 可能的重度神经认知障碍伴路易体,伴行为异常,首先编码 G31.83 路易体病,接着编码 F02.81 可能的重度神经认知障碍伴路易体,伴行为异常。可能的重度神经认知障碍伴路易体,无行为异常,首先编码 G31.83 路易体病,接着编码 F02.80可能的重度神经认知障碍伴路易体,无行为异常。

可疑的重度神经认知障碍伴路易体,编码 G31.9 可疑的重度神经认知障碍伴路易体(**注:** 对路易体病不使用额外的编码。行为异常不能被编码,但应以书面形式表明)。

轻度神经认知障碍伴路易体,编码 G31.84(**注:** 对路易体病不使用额外的编码。行为异常不能被编码,但应以书面形式表明)。

重度或轻度血管性神经认知障碍

A. 符合重度或轻度神经认知障碍的诊断标准。
B. 临床特征与血管性病因一致,提示为下列两项之一:
   1. 认知缺陷发生的时间与 1 个或更多的脑血管事件相关。
   2. 有证据显示复杂注意(包括加工速度)和额叶执行功能显著下降。
C. 来自病史、躯体检查和/或神经影像学的存在脑血管病的证据,充分解释了此神经认知缺陷。
D. 此症状不能用其他脑疾病或系统性障碍来更好地解释。

如果存在下列其中 1 项,则诊断为**可能的血管性神经认知障碍**;否则,诊断为**可疑的血管性神经认知障碍**。

1. 临床诊断标准被归因于脑血管病的显著的脑实质损伤的神经影像学证据支持(神经影像学支持)。
2. 神经认知综合征的时间与 1 个或更多有记录的脑血管事件相关。
3. 同时存在脑血管疾病的临床的和遗传学的证据(例如,常染色体显性遗传动脉病,伴皮质下梗塞和白质脑病)。

如果符合临床诊断标准,但神经影像学不可获得,且神经认知综合征与 1 个或更多脑血管事件的时间关系不能确立,则诊断为**可疑的血管性神经认知障碍**。

编码备注:可能的重度血管性神经认知障碍,伴行为异常,编码为 F01.51。可能的重度血管性神经认知障碍,无行为异常,编码为 F01.50。可疑的重度血管性神经认知障碍,伴有或无行为异常,编码 G31.9。血管性疾病无需额外的医学编码。

轻度血管性神经认知障碍,编码为 G31.84(**注:**对血管性疾病不使用额外的编码。行为异常不能被编码,但应以书面形式表明)。

由于创伤性脑损伤所致的重度或轻度神经认知障碍

A. 符合重度或轻度神经认知障碍的诊断标准。
B. 有创伤性脑损伤的证据——即对大脑的撞击或者颅内大脑的快速移动或移位的其他机制,存在下列1项或更多症状:
   1. 意识丧失。
   2. 创伤后遗忘症。
   3. 定向不良和困惑。
   4. 神经系统体征(例如,神经影像学证明的脑损伤,新发生的癫痫,先前存在的癫痫显著加重,视野缺损,嗅觉障碍,偏瘫)。
C. 创伤性脑损伤发生后或意识恢复后立即出现神经认知障碍,以及在急性脑损伤后持续存在。

编码备注: 由于创伤性脑损伤所致的重度神经认知障碍,伴行为异常:ICD-10-CM,首先编码S06.2X9S弥漫性创伤性脑损伤,伴未特定时间段的意识丧失,后遗症;接着编码F02.81创伤性脑损伤所致的重度神经认知障碍,伴行为异常。

由于创伤性脑损伤所致的重度神经认知障碍,无行为异常:ICD-10-CM,首先编码S06.2X9S弥漫性创伤性脑损伤,伴未特定时间段的意识丧失,后遗症;接着编码F02.80由于创伤性脑损伤所致的重度神经认知障碍,无行为异常。

由于创伤性脑损伤所致的轻度神经认知障碍,编码为G31.84(注:对创伤性脑损伤不使用额外的编码。行为异常不能被编码,但应以书面形式表明)。

物质/药物所致的重度或轻度神经认知障碍

A. 符合重度或轻度神经认知障碍的诊断标准。
B. 神经认知的损害不仅仅发生在谵妄时和持续到超过中毒与急性戒断的通常的病程。
C. 所涉及的物质或药物,使用的时间段和范围能够产生神经认知的损害。

D. 神经认知缺陷的时间与物质或药物的使用和禁戒的时间相符合(例如,经过一段时间的禁戒后缺陷保持稳定或得以改善)。

E. 此神经认知障碍不能归因于其他躯体疾病,也不能用其他精神障碍来更好地解释。

编码备注: 下表所示的是 ICD-10-CM 中[特定的物质/药物]所致神经认知障碍的编码。注意 ICD-10-CM 的编码取决于是否存在合并同一类物质的使用障碍。如果一个轻度的物质使用障碍合并物质所致的神经认知障碍,则第 4 位的数码为"1",临床工作者应在物质所致的神经认知障碍之前记录"轻度[物质]使用障碍"(例如,"轻度吸入剂使用障碍和吸入剂所致的重度神经认知障碍")。如果一个中度或重度的物质使用障碍合并物质所致的神经认知障碍,则第 4 位的数码为"2",临床工作者应根据合并物质使用障碍的严重程度来记录"中度[物质]使用障碍"或"重度[物质]使用障碍"。如果无合并物质使用障碍,则第 4 位数码为"9",临床工作者应只记录物质所致的神经认知障碍。对于一些物质(即酒精,镇静剂、催眠药、抗焦虑药),不允许编码轻度的物质使用障碍和物质所致的神经认知障碍;只有合并中度或重度的物质使用障碍,或没有物质使用障碍,可以被诊断。行为异常不能被编码,但应以书面形式表明。

	ICD-10-CM		
	伴有轻度 使用障碍	伴有 中或重度 使用障碍	无 使用障碍
酒精(重度神经认知障碍),非遗忘-虚构型	NA	F10.27	F10.97
酒精(重度神经认知障碍),遗忘-虚构型	NA	F10.26	F10.96

	ICD-10-CM		
	伴有轻度使用障碍	伴有中或重度使用障碍	无使用障碍
酒精(轻度神经认知障碍)	NA	F10.288	F10.988
吸入剂(重度神经认知障碍)	F18.17	F18.27	F18.97
吸入剂(轻度神经认知障碍)	F18.188	F18.288	F18.988
镇静剂、催眠药或抗焦虑药(重度神经认知障碍)	NA	F13.27	F13.97
镇静剂、催眠药或抗焦虑药(轻度神经认知障碍)	NA	F13.288	F13.988
其他(或未知)物质(重度神经认知障碍)	F19.17	F19.27	F19.97
其他(或未知)物质(轻度神经认知障碍)	F19.188	F19.288	F19.988

标注如果是：

持续性：长时间的禁戒后神经认知损害仍然显著。

记录步骤

ICD-10-CM. 物质/药物所致的神经认知障碍的名称由假设能导致神经认知症状的特定物质(例如,酒精)开始。诊断编码筛选自包括物质种类和存在或缺乏合并的物质使用障碍的表格。不符合任何种类的物质,应使用"其他物质"的编码;某种物质被判断为病因,但该物质的特定种类是未知的,在这种情况下应使用"未知物质"。

当记录障碍名称时,合并物质使用障碍(若有)应列在前面,接着"和"这个字,后面接着障碍的名称(即[特定的物质]所致的重度神经认知障碍或[特定的物质]所致的轻度神经认知障碍),

接着标注酒精案例的亚型(即非遗忘-虚构型,遗忘-虚构型),再接着标注病程(即持续性)。例如,在某人重度酒精使用障碍中出现持续性遗忘-虚构症状的情况下,其诊断为 F10.26 重度酒精使用障碍和酒精所致的重度神经认知障碍,遗忘-虚构型,持续性。不需给予一个分别的合并重度酒精使用障碍的诊断。如果物质所致的神经认知障碍出现无合并物质使用障碍(例如,偶尔一次大剂量使用吸入剂后),则不需注明没有伴随的物质使用障碍(例如,F18.988 吸入剂所致轻度神经认知障碍)。

由于 HIV 感染所致的重度或轻度神经认知障碍

A. 符合重度或轻度神经认知障碍的诊断标准。
B. 有感染人类免疫缺陷病毒(HIV)的记录。
C. 神经认知障碍不能用非 HIV 疾病来更好地解释,包括继发性脑疾病,如渐进性多灶性白质脑病或隐球菌脑膜炎。
D. 此神经认知障碍不能归因于其他躯体疾病,也不能用其他精神障碍来更好地解释。

编码备注: 由于 HIV 感染所致的重度神经认知障碍,伴行为异常,首先编码 B20HIV 感染,接着编码 F02.81 由于 HIV 感染所致的重度神经认知障碍,伴行为异常。由于 HIV 感染所致的重度神经认知障碍,无行为异常,首先编码 B20HIV 感染,接着编码 F02.80 由于 HIV 感染所致的重度神经认知障碍,无行为异常。

由于 HIV 感染所致的轻度神经认知障碍,编码 G31.84(注:对 HIV 感染不使用额外的编码。行为异常不能被编码,但应以书面形式表明)。

由于朊病毒病所致的重度或轻度神经认知障碍

A. 符合重度或轻度神经认知障碍的诊断标准。
B. 发生隐袭,且快速损害是常见的。
C. 有朊病毒病的运动特征,如肌阵挛或共济失调,或有生物标记证据。

D. 此神经认知障碍不能归因于其他躯体疾病,也不能用其他精神障碍来更好地解释。

编码备注: 由于朊病毒病所致的重度神经认知障碍,伴行为异常,首先编码 A81.9 朊病毒病,接着编码 F02.81 由于朊病毒病所致的重度神经认知障碍,伴行为异常。由于朊病毒病所致的重度神经认知障碍,无行为异常,首先编码 A81.9 朊病毒病,接着编码 F02.80 由于朊病毒病所致的重度神经认知障碍,无行为异常。

由于朊病毒病所致的轻度神经认知障碍,编码 G31.84(**注:** 对朊病毒病不使用额外的编码。行为异常不能被编码,但应以书面形式表明)。

由于帕金森氏病所致的重度或轻度神经认知障碍

A. 符合重度或轻度神经认知障碍的诊断标准。
B. 该障碍出现在已确定的帕金森氏病的基础上。
C. 发生隐袭,且其损害逐渐发展。
D. 此神经认知障碍不能归因于其他躯体疾病,也不能用其他精神障碍来更好地解释。

如果下列 1 和 2 都符合,则应诊断为**可能由于帕金森氏病所致的重度或轻度神经认知障碍**。如果下列 1 或 2 符合,则应诊断为**可疑由于帕金森氏病所致的重度或轻度神经认知障碍。**

1. 没有证据表明存在混合性病因(即缺少其他神经退行性或脑血管疾病,或其他神经的、精神的或系统性疾病,或可能导致认知能力下降的疾病);
2. 帕金森氏病明显先于神经认知障碍的发生。

编码备注: 可能由于帕金森氏病所致的重度神经认知障碍,伴行为异常,首先编码 G20 帕金森氏病,接着编码 F02.81 可能由于帕金森氏病所致的重度神经认知障碍,伴行为异常。可能由帕金森氏病所致的重度神经认知障碍,无行为异常,首先编码 G20 帕金森氏病,接着编码 F02.80 可能由于帕金森氏病所致的重度神经认知障碍,无行为异常。

可疑由于帕金森氏病所致的重度神经认知障碍,编码 G31.9可疑由于帕金森氏病所致的重度神经认知障碍(**注**:对帕金森氏病不使用额外的编码。行为异常不能被编码,但应以书面形式表明)。

由于帕金森氏病所致的轻度神经认知障碍,编码 G31.84(**注**:对帕金森氏病不使用额外的编码。行为异常不能被编码,但应以书面形式表明)。

由于亨廷顿氏病所致的重度或轻度神经认知障碍

A. 符合重度或轻度神经认知障碍的诊断标准。
B. 发生隐袭,且逐渐发展。
C. 有临床上已确定的亨廷顿氏病,或基于家族史或基因检测的亨廷顿氏病的风险。
D. 此神经认知障碍不能归因于其他躯体疾病,也不能用其他精神障碍来更好地解释。

编码备注:由于亨廷顿氏病所致的重度神经认知障碍,伴行为异常,首先编码 G10 亨廷顿氏病,接着编码 F02.81 由于亨廷顿氏病所致的重度神经认知障碍,伴行为异常。由于亨廷顿氏病所致的重度神经认知障碍,无行为异常,首先编码 G10 亨廷顿氏病,接着编码 F02.80 由于亨廷顿氏病所致的重度神经认知障碍,无行为异常。

由于亨廷顿氏病所致的轻度神经认知障碍,编码 G31.84(**注**:对亨廷顿氏病不使用额外的编码。行为异常不能被编码,但应以书面形式表明)。

由于其他躯体疾病所致的重度或轻度神经认知障碍

A. 符合重度或轻度神经认知障碍的诊断标准。
B. 来自病史、躯体检查、实验室发现的证据表明神经认知障碍是其他躯体疾病的病理生理性结果。

C. 此认知缺陷不能用其他精神障碍或其他特定的神经认知障碍来更好地解释(例如,阿尔采末氏病、HIV 感染)。

编码备注: 由于其他躯体疾病所致的重度神经认知障碍,伴行为异常,首先编码其他躯体疾病,接着编码由于其他躯体疾病所致的重度神经认知障碍,伴行为异常(例如,G35 多发性硬化症,F02.81 由于多发性硬化症所致的重度神经认知障碍,伴行为异常)。由于其他躯体疾病所致的重度神经认知障碍,无行为异常,首先编码其他躯体疾病,接着编码由于其他躯体疾病所致的重度神经认知障碍,无行为异常(例如,G35 多发性硬化症,F02.80 由于多发性硬化症所致的重度神经认知障碍,无行为异常)。

由于其他躯体疾病所致的轻度神经认知障碍,编码 G31.84(注:对其他躯体疾病不使用额外的编码。行为异常不能被编码,但应以书面形式表明)。

由于多种病因所致的重度或轻度神经认知障碍

A. 符合重度或轻度神经认知障碍的诊断标准。
B. 来自病史、躯体检查、实验室发现的证据表明神经认知障碍是 1 种以上病因的病理生理结果,不包括物质(例如,由于阿尔采末氏病所致的神经认知障碍,伴后续发生的血管性神经认知障碍)。

   注: 请参阅由于特定的躯体疾病所致的各种神经认知障碍的诊断标准,来指导确定特定的病因。
C. 此认知缺陷不能用其他精神障碍来更好地解释,也不仅仅发生在谵妄时。

编码备注: 由于多种病因所致的重度神经认知障碍,伴行为异常,编码 F02.81;由于多种病因所致的重度神经认知障碍,无行为异常,编码 F02.80。所有病因学的躯体疾病(血管性疾病除外)应在由于多种病因所致的重度神经认知障碍之前编码和分别列出(例如,G30.9 阿尔采末氏病;G31.83 路易体病;F02.81

由于多种病因所致的重度神经认知障碍,伴行为异常)。

当脑血管病导致神经认知障碍时,除了由于多种病因所致的重度神经认知障碍以外,血管性神经认知障碍的诊断也应被列出。例如,由于阿尔采末氏病和血管性疾病共同导致的重度神经认知障碍,伴行为异常,编码如下:G30.9 阿尔采末氏病;F02.81 由于多种病因所致的重度神经认知障碍,伴行为异常;F01.51 重度血管性神经认知障碍,伴行为异常。

由于多种病因所致的轻度神经认知障碍,编码 G31.84。

(**注**:对病因不使用额外的编码。行为异常不能被编码,但应以书面形式表明)。

未特定的神经认知障碍
R41.9

此类型适用于那些临床表现,它们具备神经认知障碍的典型症状,且引起有临床意义的痛苦,或导致社交、职业或其他重要功能方面的损害,但未能符合神经认知障碍类别中任一种疾病的诊断标准。此种未特定的神经认知障碍可在这种情况下使用:没有充分的确定性来明确病因。

编码备注:未特定的重度或轻度神经认知障碍,编码 R41.9(**注**:对任何假设的病因上的躯体疾病不使用额外的编码。行为异常不能被编码,但应以书面形式表明)。

人格障碍

一般人格障碍

A. 明显偏离了个体文化背景预期的内心体验和行为的持久模式,表现为下列 2 项(或更多)症状:
  1. 认知(即对自我、他人和事件的感知和解释方式)。
  2. 情感(即情绪反应的范围、强度、不稳定性和恰当性)。
  3. 人际关系功能。
  4. 冲动控制。
B. 这种持久的心理行为模式是缺乏弹性和广泛的,涉及个人和社交场合的诸多方面。
C. 这种持久的心理行为模式引起有临床意义的痛苦,或导致社交、职业或其他重要功能方面的损害。
D. 这种心理行为模式在长时间内是稳定不变的,发生可以追溯到青少年时期或成年早期。
E. 这种持久的心理行为模式不能用其他精神障碍的表现或结果来更好地解释。
F. 这种持久的心理行为模式不能归因于某种物质(例如,滥用的毒品、药物)的生理效应或其他躯体疾病(例如,头部外伤)。

A 类人格障碍

偏执型人格障碍
F60.0

A. 对他人的普遍的不信任和猜疑,比如把他人的动机解释为恶意,这种猜疑始于成年早期,存在于各种背景下,表现为下列 4

项(或更多)症状:

1. 没有足够依据地猜疑他人在剥削、伤害或欺骗他/她。
2. 有不公正地怀疑朋友或同事对他的忠诚和信任的先占观念。
3. 对信任他人很犹豫,因为毫无根据地害怕一些信息会被恶意地用来对付自己。
4. 善意的谈论或事件会被当作含有贬低或威胁性的意义。
5. 持久地心怀怨恨(例如,不能原谅他人的侮辱、伤害或轻视)。
6. 感到他/她的人格或名誉受到打击,但在他人看来并不明显,且迅速作出愤怒的反应或反击。
7. 对配偶或性对象的忠贞反复地表示猜疑,虽然没有证据。

B. 并非仅仅出现于精神分裂症、伴精神病性特征的双相或抑郁障碍或其他精神病性障碍的病程之中,也不能归因于其他躯体疾病的生理效应。

注: 如在精神分裂症发生之前已符合此诊断标准,可加上"病前",即"偏执型人格障碍(病前)"。

分裂样人格障碍

F60.1

A. 一种脱离社交关系,在人际交往时情感表达受限的普遍心理行为模式,始于成年早期,存在于各种背景下,表现为下列4项(或更多)症状:

1. 既不想要也不享受密切的人际关系,包括成为家庭的一部分。
2. 几乎总是选择独自活动。
3. 很少或不感兴趣与他人发生性行为。
4. 很少或几乎没有活动能够感到有乐趣。
5. 除了一级亲属外,缺少亲密或知心的朋友。
6. 对他人的赞扬或批评都显得无所谓。

7. 表现为情绪冷淡、疏离或情感平淡。

B. 并非仅仅出现于精神分裂症、伴精神病性特征的双相或抑郁障碍或其他精神病性障碍或孤独症(自闭症)谱系障碍的病程之中,也不能归因于其他躯体疾病的生理效应。

注:如在精神分裂症发生之前已符合此诊断标准,可加上"病前",即"分裂样人格障碍(病前)"。

分裂型人格障碍
F21

A. 一种社交和人际关系缺陷的普遍心理行为模式,表现为对密切关系感到强烈的不舒服和建立亲密关系的能力下降,且有认知或知觉的扭曲和古怪行为,始于成年早期,存在于各种背景下,表现为下列 5 项(或更多)症状:

1. 牵连观念(不包括关系妄想)。
2. 影响行为的古怪信念,或魔幻思维,及与亚文化常模不一致(例如,迷信、相信千里眼、心灵感应或"第六感";儿童或青少年,可表现为怪异的幻想或先占观念)。
3. 不寻常的知觉体验,包括躯体错觉。
4. 古怪的思维和言语(例如,含糊的、赘述的、隐喻的、过分渲染的或刻板的)。
5. 猜疑或偏执观念。
6. 不恰当的或受限制的情感。
7. 古怪的、反常的或特别的行为或外表。
8. 除了一级亲属外,缺少亲密或知心的朋友。
9. 过度的社交焦虑,并不随着熟悉程度而减弱,且与偏执性的害怕有关,而不是对自己的负性判断。

B. 并非仅仅出现于精神分裂症、伴精神病性特征的双相或抑郁障碍或其他精神病性障碍或孤独症(自闭症)谱系障碍程之中。

注:如在精神分裂症发生之前已符合此诊断标准,可加上"病前",即"分裂型人格障碍(病前)"。

B 类人格障碍

反社会型人格障碍
F60.2

A. 一种漠视或侵犯他人权利的普遍心理行为模式,始于 15 岁,表现为下列 3 项(或更多)症状:
  1. 不能遵守与合法行为有关的社会规范,表现为多次作出可遭拘捕的行动。
  2. 欺诈,表现为为了个人利益或乐趣而多次说谎,使用假名或诈骗他人。
  3. 冲动性或事先不做计划。
  4. 易激惹和攻击性,表现为重复性地斗殴或攻击。
  5. 鲁莽地不顾他人或自身的安全。
  6. 一贯不负责任,表现为重复性地不坚持工作或履行经济义务。
  7. 缺乏懊悔之心,表现为作出伤害、虐待或偷窃他人的行为后显得不在乎或合理化。
B. 个体至少 18 岁。
C. 有证据表明品行障碍出现于 15 岁之前。
D. 反社会行为并非仅仅出现于精神分裂症或双相障碍的病程之中。

边缘型人格障碍
F60.3

一种人际关系、自我形象和情感不稳定以及显著冲动的普遍心理行为模式;始于成年早期,存在于各种背景下,表现为下列 5 项(或更多)症状:
1. 极力避免真正的或想象出来的被遗弃(**注:** 不包括诊断标准

人格障碍

第 5 项中的自杀或自残行为)。
2. 一种不稳定的紧张的人际关系模式,以极端理想化和极端贬低之间交替变动为特征。
3. 身份紊乱:显著的持续而不稳定的自我形象或自我感觉。
4. 至少在 2 个方面有潜在的自我损伤的冲动性(例如,消费、性行为、物质滥用、鲁莽驾驶、暴食)(**注**:不包括诊断标准第 5 项中的自杀或自残行为)。
5. 反复发生自杀行为、自杀姿态或威胁或自残行为。
6. 由于显著的心境反应所致的情感不稳定(例如,强烈的发作性的烦躁,易激惹或是焦虑,通常持续几个小时,很少超过几天)。
7. 慢性的空虚感。
8. 不恰当的强烈愤怒或难以控制发怒(例如,经常发脾气,持续发怒,重复性斗殴)。
9. 短暂的与应激有关的偏执观念或严重的分离症状。

表演型人格障碍
F60.4

一种过度的情绪化的和追求他人注意的普遍心理行为模式;始于成年早期,存在于各种背景中,表现为下列 5 项(或更多)症状:
1. 在自己不能成为他人注意的中心时,感到不舒服。
2. 与他人交往时的特点往往带有不恰当的性诱惑或挑逗行为。
3. 情绪表达变换迅速而表浅。
4. 总是利用身体外表来吸引他人对自己的注意。
5. 言语风格是印象深刻及缺乏细节的。
6. 表现为自我戏剧化、舞台化或夸张的情绪表达。
7. 易受暗示(即容易被他人或环境所影响)。
8. 认为与他人的关系比实际上的更为亲密。

自恋型人格障碍
F60.81

一种需要他人赞扬且缺乏共情的自大(幻想或行为)的普遍心理行为模式;起自成年早期,存在于各种背景下,表现为下列 5 项(或更多)症状:

1. 具有自我重要性的夸大感(例如,夸大成就和才能,在没有相应成就时却盼望被认为是优胜者)。
2. 幻想无限成功、权力、才华、美丽或理想爱情的先占观念。
3. 认为自己是"特殊"的和独特的,只能被其他特殊的或地位高的人(或机构)所理解或与之交往。
4. 要求过度的赞美。
5. 有一种权利感(即不合理地期望特殊的优待或他人自动顺从他的期望)。
6. 在人际关系上剥削他人(即为了达到自己的目的而利用别人)。
7. 缺乏共情:不愿识别或认同他人的感受和需求。
8. 常常妒忌他人,或认为他人妒忌自己。
9. 表现为高傲、傲慢的行为或态度。

C 类人格障碍

回避型人格障碍
F60.6

一种社交抑制、能力不足感和对负性评价极其敏感的普遍心理行为模式;始于成年早期,存在于各种背景下,表现为下列 4 项(或更多)症状:

1. 因为害怕批评、否定或排斥而回避涉及人际接触较多的职业活动。
2. 不愿与人打交道,除非确定能被喜欢。

3. 因为害羞或怕被嘲弄而在亲密关系中表现拘谨。
4. 具有在社交场合被批评或被拒绝的先占观念。
5. 因为能力不足感而在新的人际关系情况下受抑制。
6. 认为自己在社交方面笨拙、缺乏个人吸引力或低人一等。
7. 因为可能令人困窘,非常不情愿冒个人风险参加任何新的活动。

依赖型人格障碍
F60.7

一种过度需要他人照顾以至于产生顺从或依附行为并害怕分离的普遍心理行为模式;始于成年早期,存在于各种背景下,表现为下列 5 项(或更多)症状:

1. 如果没有他人大量的建议和保证,便难以作出日常决定。
2. 需要他人为其大多数生活领域承担责任。
3. 因为害怕失去支持或赞同而难以表示不同意见(**注:**不包括对被报复的现实的担心)。
4. 难以自己开始一些项目或做一些事情(因为对自己的判断或能力缺乏信心,而不是缺乏动机或精力)。
5. 为了获得他人的培养或支持而过度努力,甚至甘愿做一些令人不愉快的事情。
6. 因为过于害怕不能自我照顾而在独处时感到不舒服或无助。
7. 在一段密切的人际关系结束时,迫切寻求另一段关系作为支持和照顾的来源。
8. 害怕只剩自己照顾自己的不现实的先占观念。

强迫型人格障碍
F60.5

一种沉湎于有次序、完美以及精神和人际关系上的控制,而牺牲灵活、开放和效率的普遍心理行为模式;始于成年早期,存在于各种背景下,表现为下列 4 项(或更多)症状:

1. 沉湎于细节、规则、条目、次序、组织或日程,以至忽略了活动的要点。
2. 表现为妨碍任务完成的完美主义(例如,因为不符合自己过分严格的标准而不能完成一个项目)。
3. 过度投入工作或追求绩效,以至无法顾及娱乐活动和朋友关系(不能被明显的经济情况来解释)。
4. 对道德、伦理或价值观念过度在意、小心谨慎和缺乏弹性(不能用文化或宗教认同来解释)。
5. 不情愿丢弃用坏的或无价值的物品,哪怕这些物品毫无情感纪念价值。
6. 不情愿将任务委托给他人或与他人共同工作,除非他人能精确地按照自己的方式行事。
7. 对自己和他人都采取吝啬的消费方式,把金钱视作可以囤积起来应对未来灾难的东西。
8. 表现为僵化和固执。

其他人格障碍

由于其他躯体疾病所致的人格改变
F07.0

A. 一种持续性的人格障碍,代表与个体先前特征性的人格模式相比的变化。

   注:在儿童中,该障碍涉及显著偏离正常发育或儿童常见行为模式的显著变化,且持续至少 1 年。
B. 来自病史、躯体检查或实验室检验的证据显示,该障碍是其他躯体疾病的直接的病理生理性结果。
C. 该障碍不能用其他精神障碍来更好地解释(包括由于其他躯体疾病所致的其他精神障碍)。

人格障碍

D. 该障碍并非仅仅出现于谵妄时。
E. 该障碍引起有临床意义的痛苦,或导致社交、职业或其他重要方面功能方面的损害。

标注是否是:
  不稳定型: 如果主要特征为情感的不稳定。
  去抑制型: 如果主要特征为不良的冲动控制,如轻率的性行为等。
  攻击型: 如果主要特征为攻击行为。
  冷漠型: 如果主要特征为显著的淡漠和无动于衷。
  偏执型: 如果主要特征为多疑或偏执观念。
  其他型: 如果临床表现的特征不符合上述任何一种亚型。
  组合型: 如果占主要地位的临床表现有一种以上的特征。
  未特定型

编码备注: 包括其他躯体疾病的名称(例如,F07.0 由于颞叶癫痫所致的人格改变)。在由于其他躯体疾病所致的人格障碍之前,其他躯体疾病应该被编码和分别列出(例如,G40.209 颞叶癫痫;F07.0 由于颞叶癫痫所致的人格改变)。

其他特定的人格障碍
F60.89

此类型适用于那些具备临床表现,它们人格障碍的典型症状,且引起有临床意义的痛苦,或导致社交、职业或其他重要功能方面的损害,但未能符合人格障碍中任何一种疾类别病的诊断标准。可在下列情况下使用其他特定的人格障碍这一类别:临床工作者选择用它来交流未能符合任一种特定的人格障碍的诊断标准的特定原因。通过记录"其他特定的人格障碍",接着记录其特定原因(例如,"混合的人格特征")来表示。

未特定的人格障碍
F60.9

此类型适用于那些临床表现,它们具备人格障碍的典型症状,且引起有临床意义的痛苦,或导致社交、职业或其他重要功能方面的损害,但未能符合人格障碍类别中任何一种疾病的诊断标准。此种未特定的人格障碍可在这种情况下使用:临床工作者对未能符合任一种特定的人格障碍的诊断标准的个体选择不给出特定的原因,包括因信息不足而无法作出更特定诊断的情况。

性欲倒错障碍

窥阴障碍
F65.3

A. 至少6个月,通过窥视一个毫不知情的裸体者的脱衣过程或性活动,从而激起个体反复的强烈的性唤起,表现为性幻想、性冲动或性行为。
B. 个体将其性冲动实施在未征得同意的人身上,或其性冲动或性幻想引起有临床意义的痛苦,或导致社交、职业或其他重要功能方面的损害。
C. 个体体验性唤起和/或实施性冲动,至少已18岁。

标注如果是:

在受控制的环境下: 此标注主要适用于那些生活在机构或其他场所的个体,在那里从事偷窥行为的机会受限。

完全缓解: 在不受控制的环境中持续至少5年,个体没有将其性冲动实施在未征得同意的对象身上,也没有痛苦或社交、职业或其他功能的损害。

露阴障碍
F65.2

A. 至少6个月,通过暴露自己的生殖器给毫无预料的人从而激起个体反复的强烈的性唤起,表现为性幻想、性冲动或性行为。
B. 个体将其性冲动实施在未征得同意的对象身上,或其性冲动或性幻想引起有临床意义的痛苦,或导致社交、职业或其他重要功能方面的损害。

标注是否是:

通过暴露生殖器给青春期前的儿童达到性唤起

通过暴露生殖器给躯体成熟的个体达到性唤起
通过暴露生殖器给青春期前的儿童和躯体成熟的个体达到性唤起

标注如果是：

在受控的环境下：此标注主要适用于那些生活在机构或其他场所的个体，在那里暴露生殖器的机会受限。

完全缓解：在不受控制的环境下持续至少 5 年，个体没有将其性冲动实施在未征得同意的对象身上，也没有痛苦或社交、职业或其他功能方面的损害。

摩擦障碍

F65.81

A. 至少 6 个月，通过碰触或摩擦未征得同意的人从而激起个体反复的强烈的性唤起，表现为性幻想、性冲动或性行为。
B. 个体将其性冲动实施在未征得同意的对象身上，或其性冲动或性幻想引起有临床意义的痛苦，或导致社交、职业或其他重要功能方面的损害。

标注如果是：

在受控的环境下：此标注主要适用于那些生活在机构或其他场所的个体，在那里碰触或摩擦未征得同意的人的机会受限。

完全缓解：在不受控制的环境下持续至少 5 年，个体没有将其性冲动实施在未征得同意的对象身上，也没有痛苦和社交、职业或其他功能的损害。

性受虐障碍

F65.51

A. 至少 6 个月，通过被羞辱、被殴打、被捆绑或其他受苦的方式从而激起个体反复的强烈的性唤起，表现为性幻想、性冲动

或性行为。

B. 这种性幻想、性冲动或性行为引起有临床意义的痛苦,或导致社交、职业或其他重要功能方面的损害。

标注如果是:

伴性窒息: 如果个体从事与限制呼吸相关的获得性兴奋的活动。

标注如果是:

在受控制的环境下: 此标注主要适用于那些生活在机构或其他场所的个体,在那里从事性受虐行为的机会受限。

完全缓解: 在不受控制的环境下持续至少6年,个体没有痛苦或社交、职业或其他功能方面的损害。

性施虐障碍
F65.52

A. 至少6个月,通过使另一个人遭受心理或躯体的痛苦从而激起个体反复的强烈的性唤起,表现为性幻想、性冲动性或性行为。

B. 个体将其性冲动实施在未征得同意的人身上,或其性冲动或性幻想引起有临床意义的痛苦,或导致社交、职业或其他重要功能方面的损害。

标注如果是:

在受控制的环境下: 此标注主要适用于那些生活在机构或其他场所的个体,在那里从事性施虐行为的机会受限。

完全缓解: 在不受控制的环境下持续至少5年,个体没有将其性冲动实施在未征得同意的对象身上,也没有痛苦和社交、职业或其他功能方面的损害。

恋童障碍
F65.4

A. 至少6个月,通过与青春期前的单个或多个儿童(通常年龄为 13 岁或更小）的性活动从而激起个体反复的、强烈的性唤起表现为性幻想、性冲动或性行为。

B. 个体实施了这些性冲动，或这些冲动或性幻想引起显著的痛苦或人际交往困难。

C. 个体至少 16 岁，且比诊断标准 A 中提及的儿童至少年长 5 岁。

注：不包括个体在青春期后期与 12 岁或 13 岁的人有持续的性关系的情况。

标注是否是：

专一型（仅仅被儿童吸引）

非专一型

标注如果是：

仅仅被男性吸引

仅仅被女性吸引

被两性吸引

标注如果是：

限于乱伦

恋物障碍

F65.0

A. 至少 6 个月，通过使用无生命物体或高度特定地聚焦于非生殖器的身体部位从而激起个体反复的、强烈的性唤起，表现为性幻想、性冲动或性行为。

B. 这种性幻想、性冲动或性行为引起有临床意义的痛苦，或导致社交、职业或其他重要功能方面的损害。

C. 恋物障碍的对象不限于用于变装的衣物（如，在易装障碍中）或为达到生殖器触觉刺激而专门设计的器具（例如，振动器）。

标注：

身体部位

无生命物体

其他

标注如果是：

在受控制的环境下： 此标注主要适用于那些生活在机构或其他场所的个体,在那里从事恋物行为的机会受限。

完全缓解： 在不受控制的环境下持续至少 5 年,个体没有痛苦或社交、职业或其他功能方面的损害。

易装障碍

F65.1

A. 至少 6 个月,通过易装从而激起个体反复的、强烈的性唤起,表现为性幻想、性冲动或性行为。

B. 这种性幻想、性冲动或性行为引起有临床意义的痛苦,或导致社交、职业或其他重要功能方面的损害。

标注如果是：

伴恋物： 如果通过纤维织物、材料或服装从而激起性唤起。

伴性别幻想： 如果通过自己是女性的想法或想象从而激起性唤起。

标注如果是：

在受控制的环境下： 此标注主要适用于那些生活在机构或其他场所的个体,在那里易装的机会受限。

完全缓解： 在不受控制的环境下持续至少 5 年,个体没有痛苦或社交、职业或其他功能方面的损害。

其他特定的性欲倒错障碍

F65.89

此类型适用于那些临床表现,它们具备性欲倒错障碍的典型症状,且引起有临床意义的痛苦,或导致社交、职业或其他重

要功能方面的损害,但未能符合性欲倒错障碍类别中任一种疾病的诊断标准。可在下列情况下使用其他特定的性欲倒错障碍这一类别:临床工作者选择用它来交流未能符合任一种特定的性欲倒错障碍的诊断标准的特定原因。通过记录"其他特定的性欲倒错障碍",接着记录其特定原因(例如,"恋兽障碍")来表示。

可以使用"其他特定的"这一诊断的临床实例包括但不限于,反复和强烈的性唤起涉及*猥亵电话*(淫秽电话)、*恋尸障碍*(尸体)、*恋兽障碍*(动物)、*嗜粪障碍*(粪便)、*灌肠障碍*(灌肠),或*恋尿障碍*(尿),存在至少 6 个月,且引起显著的痛苦,或导致社交、职业或其他重要功能方面的损害。其他特定的性欲倒错障碍可以被标注为缓解和/或出现在受控制的环境下。

未特定的性欲倒错障碍
F65.9

此类型适用于那些临床表现,它们具备性欲倒错障碍的典型症状,且引起有临床意义的痛苦,或导致社交、职业或其他重要功能方面的损害,但未能符合性欲倒错障碍类别中任一种疾病的诊断标准。此种未特定的性欲倒错障碍可在这种情况下使用:临床工作者对未能符合任何一种特定的性欲倒错障碍的诊断标准的个体选择不给出特定的原因,包括因信息不足而无法作出更特定诊断的情况。

其他精神障碍

由于其他躯体疾病所致的其他特定的精神障碍
F06.8

此类型适用于那些临床表现,它们具备由于其他躯体疾病所致的精神障碍的典型症状,且引起有临床意义的痛苦,或导致社交、职业或其他重要功能方面的损害,但未能符合任一种归因于其他躯体疾病的特定的精神障碍的诊断标准。可在下列情况下使用由于其他躯体疾病所致的其他特定的精神障碍这一诊断:临床工作者选择用它来交流未能符合任一种归因于其他躯体疾病的特定的精神障碍的诊断标准的特定原因。通过记录障碍名称,将特定的病因学的躯体疾病插入"其他躯体疾病"的位置,接着记录不符合任一种由于"其他躯体疾病"所致的特定的精神障碍的诊断标准的症状表现。此外,在编码由于其他躯体疾病所致的特定的精神障碍之前,必须列出特定的躯体疾病的诊断编码。例如,由于复杂部分性癫痫所致的分离症状,编码和记录为 G40.209 复杂部分性癫痫,F06.8 由于复杂部分性癫痫所致的其他特定的精神障碍,分离症状。

能够使用"其他特定的"这一诊断的一个示例如下。

分离症状: 例如,这些包括出现在复杂部分性癫痫的背景下的症状。

由于其他躯体疾病所致的未特定的精神障碍
F09

此类型适用于那些临床表现,它们具备由于其他躯体疾病所致的精神障碍的典型症状,且引起有临床意义的痛苦,或导致社交、职业或其他重要功能方面的损害,但未能符合任一种由于其他躯体疾病所致的特定的精神障碍的诊断标准。此种由于其他躯体疾病所致的未特定的精神障碍可在这种情况下使用：临床工作者对未能符合任一种由于其他躯体疾病所致的特定的精神障碍的诊断标准的个体选择不给出特定的原因，包括因信息不足而无法作出更特定诊断的情况（例如，在急诊室的环境下）。通过记录障碍名称，将特定的病因学的躯体疾病插入"其他躯体疾病"的位置来表示。此外，在编码由于其他躯体疾病所致的未特定的精神障碍之前，必须列出特定的躯体疾病的诊断编码。例如，由于复杂部分性癫痫所致的分离症状，编码和记录为G40.209 由于复杂部分性癫痫，F06.8 由于复杂部分性癫痫所致的未特定的精神障碍。

其他特定的精神障碍
F99

此类型适用于那些临床表现，它们具备精神障碍的典型症状，且引起有临床意义的痛苦，或导致社交、职业或其他重要功能方面的损害，但未能符合任一种特定的精神障碍的诊断标准。可在下列情况下使用其他特定的精神障碍这一诊断：临床工作者选择用它来交流未能符合任何特定的精神障碍的诊断标准的特定原因。通过记录"其他特定的精神障碍"，接着记录其特定原因来表示。

未特定的精神障碍
F99

此类型适用于那些临床表现，它们具备精神障碍的典型症状，且引起有临床意义的痛苦，或导致社交、职业或其他重要功能方面的损害，但未能符合任一种精神障碍的诊断标准。此种未特定的精神障碍可在这种情况下使用：临床工作者对未能符合任一种特定的精神障碍的诊断标准的个体选择不给出特定的原因，包括因信息不足而无法作出更特定诊断的情况（例如，在急诊室的环境下）。

药物所致的运动障碍及其他不良反应

药物所致的运动障碍被纳入本手册的第二部分,因为它们的重要性在于:(1)精神障碍及其他躯体疾病的药物使用管理;(2)精神障碍的鉴别诊断(例如,焦虑障碍与神经阻滞剂所致的静坐不能;恶性紧张症与神经阻滞剂所致的恶性综合征)。尽管这些运动障碍被标为"药物所致的",但往往很难建立药物使用和运动障碍的发生之间的因果关系,特别是一些运动障碍也可能发生在无药物使用的情况下。列在本章中的这些疾病和问题并非精神障碍。

术语*神经阻滞剂*已经过时,因为它强调抗精神病药物引起异常运动的倾向,在许多情况下,它正被*抗精神病药物*这一术语所取代。然而在本章中,术语*神经阻滞剂*仍然是恰当的。虽然新型的抗精神病药物较少引起一些药物所致的运动障碍,但这些障碍仍然会出现。神经阻滞剂药物包括所谓传统的、"典型的"或第一代抗精神病药物(例如,氯丙嗪、氟哌啶醇、氟奋乃静);"非典型的"或第二代抗精神病药物(例如,氯氮平、利培酮、奥氮平、喹硫平);用于如恶心、胃轻瘫症状的治疗的一些多巴胺受体—阻滞剂药物(例如,丙氯拉嗪、异丙嗪、曲美苄胺、硫乙拉嗪、甲氧氯普胺);以及被作为一种抗抑郁药销售的阿莫沙平。

神经阻滞剂所致的帕金森氏综合征
其他药物所致的帕金森氏综合征

G21.11 神经阻滞剂所致的帕金森氏综合征

G21.19 其他药物所致的帕金森氏综合征

帕金森氏综合征的震颤、肌肉僵直、运动不能(即丧失运动能力或运动始动困难),或运动迟缓(即运动缓慢),发生在开始用药或增加药物(例如,神经阻滞剂)剂量,或减少用于治疗锥体外系症状的药物剂量后的几周内。

神经阻滞剂恶性综合征

G21.0 神经阻滞剂恶性综合征

尽管典型的具备所有特征形式的神经阻滞剂恶性综合征易于识别,但其发生、表现、进展和结果往往不一致。基于共识,推荐在作出神经阻滞剂恶性综合征诊断的过程中,注意以下重要临床特征。

诊断特征

患者一般在症状发生前的 72 小时内,使用过多巴胺受体拮抗剂。体温过高(至少 2 次口腔测量＞100.4℉或＞38.0℃),伴大量出汗,这是神经阻滞剂恶性综合征具有鉴别性的特征,使其不同于抗精神病药物的其他神经性副作用。极端的体温升高,反映了中枢性体温调节的破坏,更可能支持神经阻滞剂恶性综合征的诊断。广泛的肌肉僵直,在其最严重的形式时被描述为"铅管样",通常对抗帕金森氏病的药物没有反应,这是此障碍的核心特征,可能与其他神经性症状相关(例如,震颤、流涎、运动不能、肌张力障碍、牙关紧闭、肌阵挛、构音障碍、吞咽困难、横纹肌溶解症)。常常可见肌酸激酶至少是正常上限的 4 倍。精神状态的改变,其特征为谵妄或从木僵到昏迷的意识改变,这往往是早期的体征。受到影响的个体可能看起来清醒,但是眩晕和反应迟钝,且与紧张性木僵一致。自主神经的激活和失稳,表现为心动过速(心率＞基线以上的 25%)、出汗、血压升高(收缩压或舒张压≥基线以上的 25%)或波动(24 小时内,舒张压变化≥20mmHg 或收缩压变化≥25mmHg),尿失禁和面色苍白——可能在任何时间被观察到,但为诊断提供了早期线索。呼吸急促(呼吸频率＞基线以上的 50%)是常见的,以及呼吸窘迫——由于代谢性酸中毒、代谢亢进、胸壁受限、吸入性肺炎或肺栓塞——可能出现并导致突然的呼吸停止。

检查是必需的,包括实验室检验,以排除其他感染性、中毒性、代谢性和神经精神性的病因或并发症(参见下面"鉴别诊断"的部分)。尽管几种实验室异常与神经阻滞剂恶性综合征有关,但均对诊断无特异性。神经阻滞剂恶性综合征的个体可能伴有白细胞增多、代谢性酸中毒、缺氧、低血清铁浓度、血清肌酶和儿茶酚胺的增加。脑脊液检验和神经影像学检查一般都是正常的,而脑电图则显示为弥漫性缓慢。死亡案例的尸检结果是非特异的和多变的,这取决于并发症。

病程与转归

数据库研究的证据表明,神经阻滞剂恶性综合征的发生率为使用抗精神病药物治疗个体的 0.01%～0.02%。体征和症状的时间进程为神经阻滞剂恶性综合征的诊断和预后提供了重要线索。精神状态的改变和其他神经性体征通常先于全身性症状。症状的发生在药物使用后的数小时到数天内。一些案例的发生在药物使用后的 24 小时内,大多数在第一周,几乎所有案例都在 30 天内。一旦综合征被诊断,口服抗精神病药物被停用,神经阻滞剂恶性综合征在大多数案例中是自限的。撤药后的恢复时间平均为 7～10 天,大多数个体在 1 周内恢复,几乎所有个体都在 30 天内恢复。当使用长效抗精神病药物时,此病程可能延长。亦有个体报告,其急性高代谢症状消失后,残留的神经性体征会持续数周。在大多数神经阻滞剂恶性综合征的案例中,其症状可以完全消失;然而,当此障碍未被识别时,已有报告其致死率为 10%～20%。当重新使用抗精神病药物时,尽管许多个体不再出现神经阻滞剂恶性综合征,但有些人可能再次出现,尤其是当发作后不久就恢复使用抗精神病药物。

风险与预后因素

对于接受抗精神病药物治疗的所有个体,均有出现神经阻滞剂恶性综合征的潜在风险。神经阻滞剂恶性综合征并非特异地发生于任何神经精神性诊断,也可能发生在没有诊断为精神障碍但接受了多巴胺受体拮抗剂的个体身上。与神经阻滞剂恶性综合征的高风险有关的临床的系统的和代谢因素,包括激惹、全身耗竭、脱水和铁缺乏。有 15%～20% 的患者既往有与抗精神病药有关的发作史,表明一些患者有潜在的易感性;然而,基于神经递质受体基因多态性的研究尚未能被重复。

几乎所有的多巴胺受体拮抗剂都与神经阻滞剂恶性综合征有关,尽管高效能的抗精神病药物与低效能和新的非典型抗精神病药物相比,存在更大的风险。部分的或轻度的症状形式可能与新的抗精神病药物有关,即使使用老药,神经阻滞剂恶性综合征的严重程度仍然存在差别。在躯体疾病治疗中使用多巴胺受体拮抗剂(例如,甲氧氯普胺,丙氯拉嗪)也可发生。肠外给药的途径,快速加量以及高的药物总剂量与增加的风险有关,然而,神经阻滞剂恶性综合征通常出现在抗精神病药物的治疗剂量范围内。

鉴别诊断

神经阻滞剂恶性综合征必须区别于其他严重的神经疾病或躯体疾病,包括中枢神经系统感染,炎症性和自身免疫性疾病,癫痫持续状态,皮层下结构性损伤,以及系统性疾病(例如,嗜铬细胞瘤、甲亢、破伤风、中暑)。

神经阻滞剂恶性综合征也必须区别于其他物质或药物的使用所致的相似的综合征,如 5-羟色胺综合征;突然停用多巴胺受体激动剂所致的帕金森氏高热综合征;酒精或镇静剂戒断;出现在麻醉中的恶性体温升高;与兴奋剂和致幻剂滥用有关的高热;阿托品中毒所致的抗胆碱能症状。

在罕见的情况下,精神分裂症或心境障碍的个体可能出现恶性紧张症,它可能无法与神经阻滞剂恶性综合征相区别。一些研究者认为神经阻滞剂恶性综合征是药物所致的恶性紧张症的一种。

药物所致的急性肌张力障碍

G24.02 药物所致的急性肌张力障碍

异常和过长地眼部(眼动危象),头、颈(斜颈或颈后倾)、四肢或躯干的肌肉收缩,发生在开始或增加药物(例如,神经阻滞剂)剂量,或减少用于治疗锥体外系症状的药物剂量后的数天内。

药物所致的急性静坐不能

G25.71 药物所致的急性静坐不能

主述坐立不安,往往伴有可被观察到的过度运动(例如,双腿的不安运动,双脚交替摇摆、踱步,不能静坐或站着不动),发生在开始或增加药物(例如,神经阻滞剂)剂量,或减少用于治疗锥体外系症状的药物剂量后的数周内。

迟发性运动障碍

G24.01 迟发性运动障碍

一般是舌头、下脸庞和下颌,以及四肢(但有时涉及咽、膈肌或躯干的肌肉)不自主地徐动或舞蹈样运动(至少持续数周),发生与至少使用数月的神经阻滞剂药物有关。

症状可能会在老年人用药后的较短时期内出现。在一些患者中,这种类型的运动,可能会在神经阻滞剂药物撤药后,或改变或减少剂量后出现,在这种情况下,此疾病被称为神经阻滞剂戒断-急性运动障碍。因为戒断-急性运动障碍通常在时间上是有限的,即持续少于4~8周,运动障碍持续存在超过此时间段则被考虑为迟发性运动障碍。

迟发性肌张力障碍
迟发性静坐不能

G24.09 迟发性肌张力障碍
G25.71 迟发性静坐不能

迟发性综合征涉及其他类型的运动问题,如肌张力障碍或静坐不能,其区别在于它们在治疗过程的晚期出现,可能持续数月到数年,即使是在神经阻滞剂撤药或剂量减少的情况下。

药物所致的体位性震颤

G25.1 药物所致的体位性震颤

在尝试保持一个姿势期间出现的精细震颤(通常频率为8~12赫兹),其发生与药物(如锂盐、抗抑郁药、丙戊酸钠)使用有关。此震颤与焦虑障碍、咖啡因和其他兴奋剂所致的震颤非常相似。

其他药物所致的运动障碍

G25.79 其他药物所致的运动障碍

这类药物所致的运动障碍,不能被上述任一种特定的障碍包括在内。示例包括:(1)临床表现类似于神经阻滞剂恶性综合征,与非神经阻滞剂药物有关(2)其他药物所致的迟发性疾病。

抗抑郁药撤药综合征

T43.205A 初诊

T43.205D 复诊

T43.205S 后遗症诊治

抗抑郁药撤药综合征是一组症状,可以出现在持续使用至少1个月的抗抑郁药物突然撤药(或剂量显著减少)后。症状一般在2~4天内开始出现,且通常包括特定的感觉、躯体、认知-情感的表现。常常被报告有感觉和躯体症状,包括光闪、"触电"的感觉,恶心和对声音或灯光的过度敏感。也被告有非特定的焦虑和恐惧。症状可以通过重新使用相同的药物或使用具有相似作用机制的不同药物得到缓解——例如,5-羟色胺去甲肾上腺素再摄取抑制剂戒断后的撤药症状,可以通过使用三环类抗抑郁药得到缓解。正确诊断为抗抑郁药撤药综合征,其症状不应在抗抑郁剂量减少前出现,也不能用其他精神障碍来更好地解释(例如,躁狂或轻躁狂发作,物质中毒、物质戒断、躯体症状障碍)。

诊断特征

撤药症状可以出现在下列三环类抗抑郁药(例如,丙米嗪、阿米替林、去甲咪帕明)、5-羟色胺再摄取抑制剂(例如,氟西汀、帕罗西汀、舍曲林)和单胺氧化酶抑制剂(例如,苯乙肼、司来吉兰、帕桔林)的治疗后。此综合征的发生取决于所使用药物的剂量和半衰期,以及减药的速度。短效药物被突然停用,而不是逐渐减量,则可能构成最大的风险。短效的选择性五羟色胺再摄取抑制剂(SSRI)帕罗西汀是最常见与撤药综合征有关的药物,但所有类型的抗抑郁药都可以出现这些症状。

不像与阿片类物质、酒精和其他滥用的物质有关的戒断综合征那样,抗抑郁药撤药综合征无特异性症状。这些症状往往是模糊的、有变化的,通常在最后一次使用抗抑郁药后的2~4天内开始。对于SSRIs(例如,帕罗西汀),其症状被描述为,如头晕、耳鸣、"头部电击"、无法入睡和急性焦虑。撤药前的抗抑郁药使用必须不能引起轻躁狂或情绪高涨(即撤药综合征不是与先前治疗有关的心境稳定性波动的结果)。抗抑郁药撤药综合征仅仅基于药理因素,而与抗抑郁药的强化效应无关。同时,在兴奋剂作为抗抑郁药增强剂使用的案例中,突然撤药可以导致兴奋剂戒断症状(参见"物质相关及成瘾障碍"一章中"兴奋剂戒断"),而不是此处所描述的抗抑郁药撤药综合征。

患病率

抗抑郁药撤药综合征的患病率是未知的,但被认为根据撤药前的不同剂量、药物的半衰期和受体-结合力而变化,也可能根据受个体遗传影响的这种药物的代谢率而变化。

病程与转归

由于缺乏纵向研究,很少有人知道抗抑郁药撤药综合征的临床病程。症状似乎随着时间的推移和剂量的缓慢减少而逐渐减轻。在经历一次发作后,如果能够忍受药物的话,一些个体可能倾向于选择重新长期用药。

鉴别诊断

抗抑郁药撤药综合征的鉴别诊断包括焦虑和抑郁障碍，物质使用障碍和药物的耐受性。

焦虑和抑郁障碍。 撤药症状往往与此药物最初治疗的那些持续性焦虑障碍的症状或抑郁障碍的躯体症状的复发相似。

物质使用障碍。 抗抑郁药撤药综合征与物质戒断不同，抗抑郁药物本身没有强化或致欣快效应。没有临床工作者的许可，个体通常不会增加药物，一般也没有觅药行为以获得额外的药物。不符合物质使用障碍的诊断标准。

药物的耐受性。 耐受和撤药症状可以作为持续使用后撤药的正常生理反应出现。大多数药物耐受的案例可以通过仔细控制减药来处理。

合并症

通常情况下，个体最初由于重性抑郁障碍开始服药；原有症状可能会在撤药综合征期间复发。

其他的药物不良反应

T50.905A 初诊

T50.905D 复诊

T50.905S 后遗症诊治

当这些不良影响成为临床关注的主要焦点时，临床工作者选择使用此类型以编码药物的副作用（而非运动症状）。示例包括严重的低血压、心律失常和异常勃起。

可能成为临床关注焦点的其他状况

本章所讨论的内容包括可能成为临床关注的焦点,或可能以其他方式影响患者的诊断、病程、预后或精神障碍治疗的其他状况和问题。这些状况被给予相应的编码,ICD-10-CM(通常为Z码)。本章中的状况或问题,如果它是目前个体就诊的原因或出于有助于解释某个检验结果、医疗操作或治疗的需要,则可能会被编码。当本章中的状况和问题可能影响患者的服务时,无论它们与目前就诊的相关性如何,也会作为有用的信息被纳入医疗记录中。

本章中列出的状况和问题并非精神障碍。将其囊括在DSM-5中,是为了引起对那些在常规临床实践中可能遇到的额外问题引起关注,并将这些问题系统地罗列,可能有助于临床工作者记录。

关系问题

关键的关系,特别是亲密的成人伴侣关系和父母/照料者-儿童的关系,对处在这些关系中的个体的健康有着显著的影响。这些关系可以有促进健康和保护、不影响或损害健康的结果。在极端情况下,这些密切的关系可以与粗暴对待或忽视有关,且对受影响的个体带来显著的躯体和心理上的结果。由于关系问题可能是个体寻求健康服务的原因,或作为影响个体的精神或其他躯体障碍的病程、预后或治疗的问题,从而引起临床关注。

家庭教养相关问题

Z62.820 亲子关系问题

此类别中,术语父母是用来指儿童的主要照料者之一,可能是生物学的、收养的或寄养的父母,或可能是另一个亲属(如祖父母),他们担任了儿童的父母的角色。当临床关注的主要焦点是强调亲子关系的质量,或亲子关系的质量影响到精神或其他躯体障碍的病程、预后或治疗时,适用此类别。通常,亲子关系问题与行为、认知或情感领域的功能损害有关。行为问题的实例包括父母对儿童控制、教导和参与的不足;父母的保护过度;父母的压力过度;争论升级为暴力威胁;没有解决方案时的回避。认知问题可能包括对他人意图的消极归因,敌视他人或以他人为替罪羊,以及无来由的情感隔阂。情感问题可能包括在关系中的悲伤、淡漠或对他人愤怒的感觉。临床工作者应考虑儿童的发育需要和文化背景。

Z62.891 同胞关系问题

当临床关注的焦点是同胞间互动的模式,且与个体或家庭功能的明显损害或与一个或更多同胞的症状发展有关,或同胞的关系问题影响到同胞的精神或其他躯体障碍的病程、预后或治疗时,适用此类别。此类别可用于焦点是同胞关系中的儿童或成人。此背景下的同胞包括完全血统的、半血统的、继、寄养和收养的同胞。

Z62.29 远离父母的教养

当临床关注的主要焦点涉及远离父母被教养的儿童,或当分离的教养影响其精神或其他躯体障碍的病程、预后或治疗时,适用此类别。儿童可能被州政府监管,且处在亲属照料或寄养照料的地方。儿童也可能生活在非父母的亲属的家庭中,或与朋友一起生活,但他们家庭外的安置并非强制执行的或被法院要求的。那些生活在福利院或孤儿院的儿童相关问题也涵盖其中。此类别不包括 Z59.3 寄宿学校的儿童相关问题。

Z62.898 儿童受父母关系不和谐的影响

当临床关注的焦点是父母关系不和谐对家庭中的儿童产生负面影响(例如,高水平的冲突、痛苦或轻视),包括对儿童的精神或其他躯体障碍的影响时,适用此类别。

与主要支持成员相关的其他问题

Z63.0 与配偶或亲密伴侣关系不和谐

当临床接触的主要焦点是解决亲密关系(配偶或伴侣)的质量,或当这种关系的质量影响其精神或其他躯体障碍的病程、预后或治疗时,适用此类别。伴侣可以是同性或异性。通常,关系不和谐与行为、认知或情感领域的功能损害有关。行为问题的实例包括冲突解决的困难、退缩和过度干涉。认知问题可以表现为对他人意图的慢性的消极归因或漠视伴侣的正性行为。情感问题包括对另一半的慢性的悲伤、淡漠和/或愤怒。

注: 此类别不包括 Z60.1x 配偶或亲密伴侣虐待问题的精神健康服务和 Z70.9 性咨询。

Z63.5 分居或离婚所致的家庭破裂

当亲密的成人夫妻由于亲密关系问题或处在离婚过程中而分居时,适用此类别。

Z63.8 家庭内的高情感表达水平

情感表达 被用来作为在家庭环境中情感"数量"的定性测量的概念,特别是敌意、情感过度,和对患病的家庭成员的挑剔。当临床关注的焦点是高情感表达水平的家庭,或影响到家庭成员的精神或其他躯体障碍的病程、预后或治疗时,适用此类别。

Z63.4 非复杂性的丧亲之痛

当临床关注的焦点是对所爱的人死亡的正常反应时,适用此类别。作为居丧反应的一部分,一些居丧的个体表现出重性抑郁发作的特征性症状,例如,悲伤的感觉及有关症状,如失眠、食欲缺乏和体重减轻。居丧的个体通常视抑郁心境为"正常的",尽管个体可能会为了减轻有关症状如失眠、厌食而寻求专业的帮助。"正常"的居丧病程和表达在不同的文化群体中有相当的差异。区分居丧与重性抑郁发作的进一步指导列在重性抑郁发作的诊断标准中。

虐待与忽视

遭受家庭成员(例如,照料者、亲密的成人伴侣)或非亲属不良对待可能是目前临床关注的焦点领域,或此不良对待可能是精神或其他躯体障碍个体的评估和治疗的一个重要因素。由于虐待与忽视涉及法律问题,评估这些状况和给予编码时,要小心谨慎。存在虐待或忽视的既往史会影响诸多精神障碍的诊断和治疗反应,也可以随同诊断标注。

下列类别,除了确认的或可疑的虐待或忽视事件,如果目前的临床接触是为虐待或忽视的受害者或施虐者提供精神卫生服务,则使用其他编码。分别的编码用于标明存在虐待或忽视的既往史。

ICD-10-CM 对于虐待和忽视状况的编码备注

仅对 T 编码,第 7 位数码编码如下:

A(初诊)——当个体正在接受对此状况的治疗时使用(例如,手术治疗、急诊室诊治,被一个新的临床工作者评估和治疗);

D(复诊)——当个体已经接受了对此状况的治疗后,且他/她在其愈合或恢复阶段正在接受常规服务时使用(例如,更换或移除石膏,移除外部或内部的固定装置,调整药物,其他后续服务和随访)。

儿童虐待与忽视问题

儿童躯体虐待

儿童躯体虐待是非意外的儿童躯体损伤——从轻微擦伤到严重骨折或死亡——作为拳打、打、踢、咬、摇晃、扔、刺伤、窒息、击打(用手、棍子、皮带或其他物品)、烧或任何其他方法的结果,是由父母、照料者或其他对儿童负有责任的个体造成的。无论照料者是否有意伤害儿童,这种损伤都被认为是虐待。躯体训练,如拍打或用戒尺打,只要是合理的,且没有对儿童造成躯体损伤,则不被认为是虐待。

儿童躯体虐待,已确认
T74.12XA 初诊
T74.12XD 复诊
儿童躯体虐待,可疑
T76.12XA 初诊
T76.12XD 复诊
与儿童躯体虐待相关的其他情况
Z69.010 针对来自父母的儿童虐待受害者的精神卫生服务
Z69.020 针对来自非父母的儿童虐待受害者的精神卫生服务
Z62.810 儿童期躯体虐待的个人史(既往史)
Z69.011 针对来自父母的儿童虐待施虐者的精神卫生服务
Z69.021 针对来自非父母的儿童虐待施虐者的精神卫生服务

儿童性虐待

儿童性虐待包括任何涉及儿童的性行为,其目的是为父母、照料者或其他对儿童负有责任的个体提供性满足感。性虐待包括下述活动,如抚摸儿童的生殖器、插入、乱伦、强奸、鸡奸及有伤风化的暴露。性虐待还包括父母或照料者对儿童非接触式的利用——例如,强迫、引诱、欺骗、恐吓或迫使儿童参与使他人获得性满足的活动,但儿童与施虐者之间没有直接的躯体接触。

儿童性虐待,已确认
T74.22XA 初诊
T74.22XD 复诊
儿童性虐待,可疑
T76.22XA 初诊
T76.22XD 复诊
与儿童性虐待相关的其他情况
Z69.010 针对来自父母的儿童性虐待受害者的精神卫生

服务
Z69.020 针对来自非父母的儿童性待虐受害者的精神卫生服务
Z62.810 儿童期性虐待的个人史(既往史)
Z69.011 针对来自父母的儿童性待施虐者的精神卫生服务
Z69.021 针对来自非父母的儿童性虐待施虐者的精神卫生服务

儿童忽视

儿童忽视被定义为儿童的父母或其他照料者剥夺了与儿童年龄相符的基本需求的任何确认的或可疑的过分的行动或疏忽,因此导致或可能潜在地导致儿童躯体或心理的伤害。儿童忽视包括遗弃;缺乏恰当的教导;未能满足必要的情感或心理需要;未能提供必要的教育、医疗服务、食物、住所和/或衣物。

儿童忽视,已确认
T74.02XA 初诊
T74.02XD 复诊
儿童忽视,可疑
T76.02XA 初诊
T76.02XD 复诊
与儿童忽视相关的其他情况
Z69.010 针对来自父母的儿童忽视受害者的精神卫生服务
Z69.020 针对来自非父母的儿童忽视受害者的精神卫生服务
Z62.812 儿童期忽视的个人史(既往史)
Z69.011 针对来自父母的儿童忽视施虐者的精神卫生服务
Z69.021 针对来自非父母的儿童忽视施虐者的精神卫生服务

儿童心理虐待

儿童心理虐待是儿童的父母或照料者通过有意的言语或象征性的行动,导致或可能潜在地导致儿童显著的心理伤害(躯体和性虐待行为不包括在此类别中)。儿童心理虐待的实例包括训斥、贬低或羞辱儿童;威胁儿童;伤害/遗弃——表明被指控者将要伤害/遗弃——儿童关心的人或事;禁闭儿童(如将儿童的胳膊和腿捆绑在一起或把儿童捆绑在家具或另一个物品上,或将儿童禁闭在一个狭小的封闭区域内[例如,衣橱]);过分地以儿童为替罪羊;强迫儿童对他/她自己施加痛苦;及通过躯体或非躯体的手段过度训练儿童(即极端的高频率和持续时间,即使尚不符合躯体虐待的程度)。

儿童心理虐待,已确认

T74.32XA 初诊

T74.32XD 复诊

儿童心理虐待,可疑

T76.32XA 初诊

T76.32XD 复诊

与儿童心理虐待相关的其他情况

Z69.010 针对来自父母的儿童心理虐待受害者的精神卫生服务

Z69.020 针对来自非父母的儿童心理虐待受害者的精神卫生服务

Z62.811 儿童期心理虐待的个人史(既往史)

Z69.011 针对来自父母的儿童心理虐待施虐者的精神卫生服务

Z69.021 针对来自非父母的儿童心理虐待施虐者的精神卫生服务

成人虐待与忽视问题

配偶或伴侣躯体暴力

在过去一年中,当非偶然的躯体暴力行为导致或可能潜在地导致亲密伴侣的躯体伤害或引起伴侣显著的恐惧时,适用此类别。非偶然的躯体暴力行为包括推、拍打、揪头发、掐、捆绑、摇晃、扔、咬、踢、用拳头或物品击打、烧、投毒、掐喉咙、切断空气、把头按到水下及使用武器。不包括目的是保护自己或伴侣的躯体行动。

配偶或伴侣躯体暴力,已确认

T74.11XA 初诊

T74.11XD 复诊

配偶或伴侣躯体暴力,可疑

T76.11XA 初诊

T76.11XD 复诊

与配偶或伴侣躯体暴力相关的其他情况

Z69.11 针对配偶或伴侣躯体暴力的受害者的精神卫生服务

Z91.410 配偶或伴侣躯体暴力的个人史(既往史)

Z69.12 针对配偶或伴侣躯体暴力的施虐者的精神卫生服务

配偶或伴侣性暴力

在过去一年中,当强迫或胁迫亲密伴侣发生性行为时,适用此类别。性暴力可能涉及使用躯体暴力或心理胁迫来强迫伴侣从事违背其意愿的性行为,无论该性行为是否完成。与那些没有同意能力的亲密伴侣的性行为也被包括在此类别中。

配偶或伴侣性暴力,已确认

T74.21XA 初诊

T74.21XD 复诊

配偶或伴侣性暴力,可疑

T76.21XA 初诊

T76.21XD 复诊

与配偶或伴侣性暴力相关的其他情况

Z69.81 针对配偶或伴侣性暴力受害者的精神卫生服务

Z91.410 配偶或伴侣性暴力的个人史(既往史)

Z69.12 针对配偶或伴侣性暴力施虐者的精神卫生服务

配偶或伴侣忽视

在过去一年中,伴侣忽视是任何一种过分的行动或疏忽,伴侣一方剥夺依赖他的另一方的基本需求,导致或可能潜在地导致依赖他的伴侣躯体或心理的伤害。此类别适用于这种关系的背景下,其中一方在普通日常活动中的照顾或帮助方面极其依赖另一方——例如,一方由于显著的躯体、心理/智力或文化的局限性而不能自理(例如,由于生活在外国文化中而不能与他人沟通和管理日常活动)。

配偶或伴侣忽视,已确认

T74.01XA 初诊

T74.01XD 复诊

配偶或伴侣忽视,可疑

T76.01XA 初诊

T76.01XD 复诊

与配偶或伴侣忽视相关的其他情况

Z69.11 针对配偶或伴侣忽视受害者的精神卫生服务

Z91.412 配偶或伴侣忽视的个人史(既往史)

Z69.12 针对配偶或伴侣忽视施虐者的精神卫生服务

配偶或伴侣心理虐待

伴侣的心理虐待包括伴侣一方有意的言语或象征性行动,导致或可能潜在地导致另一方的明显伤害。在过去一年中,当这种心理虐待发生时,适用此类别。心理虐待行动包括指责或羞辱受害者;审问受害者;限制受害者来去自由的能力;阻碍受害者获得帮助(例如,执法者;法律的、保护性的或医疗资源);用躯体伤害或性侵犯威胁受害者;伤害或威胁要伤害受害者关心的人或事;不合理地限制受害者获得或使用经济资源;隔离受害者的家庭、朋友或社会支持资源;跟踪受害者;以及试图使受害者认为他/她是疯子。

配偶或伴侣心理虐待,已确认

T74.31XA 初诊

T74.31XD 复诊

配偶或伴侣心理虐待,可疑

T76.31XA 初诊

T76.31XD 复诊

与配偶或伴侣心理虐待相关的其他情况
Z69.11 针对配偶或伴侣心理虐待受害者的精神卫生服务
Z91.411 配偶或伴侣心理虐待的个人史(既往史)
Z69.12 针对配偶或伴侣心理虐待施虐者的精神卫生服务

成人的非配偶或非伴侣虐待

当一个成人被另一个非亲密伴侣的成人虐待时,适用此类别。这种虐待可能包括躯体行为、性或情感虐待。成人虐待的实例包括非偶然的躯体暴力行为(例如,推/猛推、抓、拍打、扔可能造成伤害的东西、拳打、咬),导致或可能潜在地导致躯体伤害或引起显著的害怕;强迫或胁迫性活动;潜在地造成心理伤害的言语或象征性的行动(指责或羞辱某人;审问某人;限制某人来去自由的能力;妨碍某人获得帮助;威胁某人;伤害或威胁要伤害某人关心的人或事;限制某人获得或使用经济资源;隔离某人的家庭、朋友或社会支持资源;跟踪某人;以及试图使某人认为他/她是疯子。)不包括目的是保护自己或他人的躯体行动。

成人的非配偶或非伴侣躯体虐待,已确认
T74.11XA 初诊
T74.11XD 复诊

成人的非配偶或非伴侣躯体虐待,可疑
T76.11XA 初诊
T76.11XD 复诊

成人的非配偶或非伴侣性虐待,已确认
T74.21XA 初诊
T74.21XD 复诊

成人的非配偶或非伴侣性虐待,可疑
T76.21XA 初诊
T76.21XD 复诊

成人的非配偶或非伴侣心理虐待,已确认
T74.31XA 初诊

T74.31XD 复诊
成人的非配偶或非伴侣心理虐待,可疑
T76.31XA 初诊
T76.31XD 复诊
与成人的非配偶或非伴侣虐待相关的其他情况
Z69.81 针对成人的非配偶虐待受害者的精神卫生服务
Z69.82 针对成人的非配偶虐待施虐者的精神卫生服务

教育与职业问题

教育问题

Z55.9 学业或教育问题

当临床关注的焦点是学业或教育问题,或影响到个体的诊断、治疗或预后时,适用此类别。需要考虑的问题包括文盲或读写能力低下;由于不可获得或无法参加而缺乏就学机会;学业成绩问题(例如,学校考试失败,获得失败的分数或等级)或学习成绩不良(低于个体智力水平相应的预期);与教师、学校工作人员或其他学生的关系不和谐;及其他与教育和/或读写能力相关的问题。

职业问题

Z56.82 与目前军事派遣状态相关的问题

当临床关注的焦点是个体与军事派遣状态相关的职业问题,或影响到个体的诊断、治疗或预后时,适用此类别。对派遣的心理反应不包括在此类别中;此种反应可以更好地被归类为适应障碍或其他精神障碍。

Z56.9 与就业相关的其他问题

当临床关注的焦点是个体的职业问题,或影响到个体的治疗或预后时,适用此类别。需要考虑的范围涉及与就业或工作环境相关的问题,包括失业;最近的工作变动;失业的威胁;对工作的不满;有压力的工作时间表;不确定的职业选择;工作中的性骚扰;与老板、上级、同事或工作环境中其他人的关系不和谐;

不适宜的或有敌意的工作环境；其他与工作相关的心理压力；及任何与就业和/或职业相关的问题。

住房与经济问题

住房问题

Z59.0 无家可归

当缺乏固定住房和生活住所影响到个体的治疗或预后时，适用此类别。当他/她主要的夜间住所是一个无家可归者的庇护所，取暖的庇护所，家庭暴力的庇护所，公共空间(例如，隧道、交通站、商场)，非住宅用途的建筑(例如，废弃的场所、闲置的工厂)，纸箱或洞穴，或其他一些临时性住房，则个体被认为是无家可归者。

Z59.1 住房不足

当缺乏充足的住房影响到个体的治疗或预后时，适用此类别。住房不足状况的实例包括缺乏供暖(处于低温下)或电力，被昆虫或啮齿动物袭扰，不足的下水道和卫生设施，过分拥挤，缺乏足够的睡眠空间，过度的噪音。划归此类别前考虑文化常模非常重要。

Z59.2 邻居、房客或房东关系不和谐

当临床关注的焦点是与邻居、房客或房东的关系不和谐，或影响到个体的治疗或预后时，适用此类别。

Z59.3 与居住在寄宿机构相关的问题

当临床关注的焦点是与居住在寄宿机构相关的某个问题(或多个问题)，或影响到个体的治疗或预后时，适用此类别。对居住状况改变的心理反应不包括在此类别中；此种反应更适合归类为适应障碍。

经济问题

Z59.4 缺乏足够的食物或安全的饮用水
Z59.5 极端贫困
Z59.6 低收入

Z59.7 社会保险或福利支持不足

当个体符合社会福利支持的资格标准,但没有得到这样的支持或得到了支持但不足以满足他的需求,或缺乏必要的保险或支持项目时,适用此类别。实例包括因缺乏恰当的文件或地址的证据而无法获得福利支持,由于年龄或先前存在的疾病而无法获得充足的健康保险,及由于过于严格的收入要求或其他要求而无法获得支持。

Z59.9 未特定的住房或经济问题

当问题与住房或经济情况相关,但不是上述特定的情况时,适用此类别。

与社会环境相关的其他问题

Z60.0 生命阶段问题

当临床关注的焦点是对生命周期过渡的适应问题(特定的发展阶段),或影响到个体的治疗或预后时,适用此类别。这种过渡的实例包括开始或完成学业,离开父母的控制,结婚,开始新的职业,成为父母,孩子们离家后的"空巢"适应,退休。

Z60.2 与独居相关的问题

当临床关注的焦点是与独居相关的问题,或影响到个体的治疗或预后时,适用此类别。这种问题的实例包括慢性孤独感,隔离,日常生活活动缺乏规律(例如,吃饭和睡觉时间不规律,操持家务活动不一致)。

Z60.3 文化适应困难

当临床关注的焦点是对新的文化适应困难(例如,迁徙后),或影响到个体的治疗或预后时,适用此类别。

Z60.4 社会排斥或拒绝

当存在社会权力的不平衡,以致遭到他人反复的社会排斥或拒绝时,适应此类别。社会拒绝的实例包括被他人欺负、嘲笑和恐吓;受到他人的辱骂和羞辱;及被同伴、同事或个体社会环境中的其他人故意排斥在他们的活动之外。

Z60.5 (感觉是)被歧视或被迫害的对象

当个体基于他/她作为一个特定类别的成员(或感受到的成员)感受到或经历到被歧视或被迫害时,适用此类别。通常,这些类别包括性别或性别认同、种族、民族、宗教、性取向、出生地、政治信仰、伤残状态,阶层、社会身份、体重和躯体外貌。

Z60.9 与社会环境相关的未特定的问题

当问题与个体的社会环境相关,但不是上述特定的环境时,适用此类别。

与犯罪相关或与法律系统互动的问题

Z65.4 犯罪的受害者
Z65.0 在民事或刑事诉讼中被定罪但未被监禁
Z65.1 监禁或其他形式的拘押
Z65.2 与从监狱释放相关的问题
Z65.3 与其他法律情况相关的问题

咨询和医疗建议的其他健康服务

Z70.9 性咨询

当个体寻求与性教育、性行为、性取向、性态度(尴尬、胆怯)、他人的性行为或性取向(例如,配偶、伴侣、儿童)、性愉悦或任何其他与性有关的问题咨询时,适用此类别。

Z71.9 其他咨询或会诊

当他人寻求的咨询或建议/会诊探索的问题,不是上述特定的问题或出现在本章其他地方时,适用此类别。实例包括信仰或宗教咨询、饮食咨询及尼古丁使用咨询。

与其他心理社会、个人和环境情况相关的问题

Z65.8 宗教或信仰问题

当临床关注的焦点是宗教或信仰问题时,适用此类别。实例包括涉及失去或质疑信仰的痛苦经历,与转变为新信仰有关

的问题,或质疑那些可能与有组织的教会或宗教机构未必相关的信仰价值。

Z64.0 与意外怀孕相关的问题
Z64.1 与多胞胎相关的问题
Z64.4 与社会服务提供者关系不和谐,包括假释官、个案管理者或社会服务工作者
Z65.4 恐怖主义或酷刑的受害者
Z65.5 遭遇灾难、战争或其他敌对行动
Z65.8 与心理社会情况相关的其他问题
Z65.9 与未特定的心理社会情况相关的未特定问题

个人史的其他情况

Z91.49 心理创伤的其他个人史
Z91.5 自我伤害的个人史
Z91.82 军事派遣的个人史
Z91.89 其他个人风险因素
Z72.9 与生活方式相关的问题

当生活方式问题是特定的治疗焦点,或直接影响到精神或其他躯体障碍的病程、预后或治疗时,适用此类别。生活方式问题的实例包括缺乏体育锻炼,饮食不当、高风险的性行为及睡眠习惯不良。归因于精神障碍的症状的问题不能编码,除非该问题是特定的治疗焦点或直接影响到精神或其他躯体障碍的病程、预后或治疗。在这样的案例中,需同时编码精神障碍和生活方式问题。

Z72.811 成人的反社会行为

当临床关注的焦点是不能归因于精神障碍(例如,品行障碍、反社会型人格障碍)的成人反社会行为时,适用此类别。实例包括一些职业小偷、骗子或非法毒品贩子的行为。

Z72.810 儿童或青少年的反社会行为

当临床关注的焦点是不能归因于精神障碍(例如,间歇性暴怒障碍、品行障碍)的儿童或青少年的反社会行为,适用此类别。实例包括儿童或青少年偶然的反社会活动(并非一种反社会行为模式)。

与获得医疗和其他健康服务相关的问题

Z75.3 无法获得或不能使用健康服务机构
Z75.4 无法获得或不能使用其他助人机构

对医疗的不依从

Z91.19 对医疗的不依从

当临床关注的焦点是不依从精神障碍或其他躯体疾病治疗的某一重要方面时,适用此类别。这种不依从的原因可能包括治疗造成的不适(例如,药物的副作用),治疗的花费,关于治疗建议的个人价值判断宗教,或文化信仰,与年龄相关的衰弱,及存在某种精神障碍(例如,精神分裂症、人格障碍)。只有当问题严重到足以引起独立的临床关注,且不符合心理因素影响其他躯体疾病的诊断标准时,适用此类别。

E66.9 超重或肥胖

当临床关注的焦点是超重或肥胖时,适用此类别。

Z76.5 诈病

诈病的基本特征是由于外部动机,如逃避军事责任、回避工作、获得经济补偿、逃避犯罪的处罚,或获得毒品,故意制造虚假或夸大的躯体或心理症状。在某些情况下,诈病可能代表了一种适应性行为,例如在战争中成为敌人的俘虏时假装生病。如出现下列任意组合时,应强烈怀疑为诈病:

1. 医疗法律背景下的临床表现(例如,个体由律师转介给临床工作者进行检查,或在面临诉讼或刑事指控时个体自我转介)。
2. 个体声称的压力或伤残与客观的发现和观察之间存在明显的差异。
3. 在诊断性评估和遵从确定的治疗方案时缺乏合作。

4. 存在反社会型人格障碍。

诈病不同于做作性障碍,对于症状的产生,诈病的动机是外源性的,而做作性障碍则缺乏外源性动机。诈病不同于转换障碍和与躯体症状相关的精神障碍,是故意制造的症状和与它相关的明显的外部激励。确定的假装证据(如有明确的证据表明,其功能丧失存在于检查过程中而不是在家里),支持诊断为做作性障碍,如果个体明显的目标是充当患者的角色或诊断为诈病,如果是为了获得激励,如金钱。

Z91.83 与精神障碍有关的流浪

当患有精神障碍的个体的流浪导致显著的临床管理或安全问题时,适用此类别。例如,重度神经认知障碍或神经发育障碍的个体可能因为不安的冲动去流浪使他们有跌倒的风险,也使他们在没有必要陪伴的情况下离开监督场所。此类别不包括从不想要的住房环境中逃离的个体(例如,离家出走的儿童,不想留在医院的患者),或药物所致的静坐不能引起的步行或踱步。

编码备注: 首先编码有关的精神障碍[例如,重度神经认知障碍、孤独症(自闭症)谱系障碍],然后编码 Z91.83 与[特定的精神障碍]有关的流浪。

R41.83 边缘性智力功能

当临床关注的焦点是个体的边缘性智力功能,或影响到个体的治疗或预后时,适用此类别。区分边缘性智力功能和轻度智力障碍(智力发育障碍),需要仔细评估智力和适应功能及其差异,特别是存在同时出现的可能影响个体进行标准化测试程序的依从性的精神障碍(例如,精神分裂症或注意缺陷/多动障碍,伴严重的冲动)时。

索引

所有黑体字的页码均指表格

(Page number printed in boldface type refer to table).

虐待与忽视 (Abuse and neglect, 298-305)
    成人虐待与忽视问题 (adult maltreatment and neglect problems, 301-305)
    儿童虐待与忽视问题 (child maltreatment and neglect problems, 298-301)

与获得医疗和其他健康服务相关的问题 (Access to medical and other health care, problems related to, 310)

急性应激障碍 (Acute stress disorder, 126-128)

成瘾。参见 物质相关及成瘾障碍 (Addiction. See Substance-related and addictive disorders)

适应障碍 (Adjustment disorders, 128-129)

成人虐待与忽视问题 (Adult maltreatment and neglect problems, 301-305)
    成人的非配偶或非伴侣虐待 (adult abuse by nonspouse or nonpartner, 304-305)
    配偶或伴侣心理虐待 (spouse or partner abuse, psychological, 303-304)
    配偶或伴侣忽视 (spouse or partner neglect, 302-303)
    配偶或伴侣躯体暴力 (spouse or partner violence, physical, 301-302)
    配偶或伴侣性暴力 (spouse or partner violence, sexual, 302)

场所恐怖症 (Agoraphobia, 103-104)

静坐不能,药物所致的 (Akathisia, medication-induced, 8)
    急性 (acute, 291)

迟发性 （tardive, 291）
酒精相关障碍 （Alcohol-related disorders, 191, 195-199）
    酒精中毒 （alcohol intoxication, 197-198）
    酒精使用障碍 （alcohol use disorder, 195-197）
    酒精戒断 （alcohol withdrawal, 198）
    有关的诊断 （diagnoses associated with, **192**）
    其他酒精所致的障碍 （other alcohol-induced disorders, 198-199）
    未特定的酒精相关障碍 （unspecified alcohol-related disorder, 199）
由于阿尔采末氏病所致的重度或轻度神经认知障碍 （Alzheimer's disease, major or mild neurocognitive disorder due to, **253**, 255-256）
神经性厌食 （Anorexia nervosa, 143-144）
    非典型的 （atypical, 146）
抗抑郁药撤药综合征 （Antidepressant discontinuation syndrome, 8, 292-294）
    合并症 （comorbidity with, 294）
    病程与转归 （course and development of, 293-294）
    诊断特征 （diagnostic features of, 293）
    鉴别诊断 （differential diagnosis of, 294）
    患病率 （prevalence of, 293）
反社会型人格障碍 （Antisocial personality disorder, 188, 272）
焦虑障碍 （Anxiety disorders, 97-108）
    场所恐怖症 （agoraphobia, 103-104）
    由于其他躯体疾病所致的焦虑障碍 （anxiety disorder due to another medical condition, 107-108）
    广泛性焦虑障碍 （generalized anxiety disorder, 104-105）
    其他特定的焦虑障碍 （other specified anxiety disorder, 108）
    惊恐发作的标注 （panic attack specifier, 102-103）

惊恐障碍 (panic disorder, 100-102)
选择性缄默症 (selective mutism, 98)
分离焦虑障碍 (separation anxiety disorder, 97-98)
社交焦虑障碍(社交恐怖症) [social anxiety disorder (social phobia), 99-100]
特定恐怖症 (specific phobia, 98-99)
物质/药物所致的焦虑障碍 (substance/medication induced anxiety disorder, 105-107)
未特定的焦虑障碍 (unspecified anxiety disorder, 108)
评估和监测方法 (Assessment and monitoring measures, 9-10)
Ataque de nervios (**Ataque de nervios**, 108, 129)
注意缺陷/多动障碍 (Attention-deficit/hyperactivity disorder, 25-29)
其他特定的 (other specified, 28-29)
未特定的 (unspecified, 29)
轻微精神病综合征 (Attenuated psychosis syndrome, 52)
孤独症(自闭症)谱系障碍 (Autism spectrum disorder, 22-25)
记录步骤 (recording procedures for, 25)
严重程度水平 (severity levels for, **24-25**)
回避型人格障碍 (Avoidant personality disorder, 274-275)
回避性/限制性摄食障碍 (Avoidant/restrictive food intake disorder, 142)
丧痛 (Bereavement, 56, 60-61, 79)
持续性复杂 (persistent complex, 130)
暴食障碍 (Binge-eating disorder, 145-146)
低频率和/或有限的病程 (of low frequency and/or limited duration, 146)
双相Ⅰ型障碍 (Bipolar Ⅰ disorder, 53-58)
标注 (specifiers for, 68-76)
双相Ⅱ型障碍 (Bipolar Ⅱ disorder, 58-62)

标注　(specifiers for, 68-76)

双相及相关障碍　(Bipolar and related disorders, 53-76)

　　双相Ⅰ型障碍　(bipolar Ⅰ disorder, 53-58)

　　双相Ⅱ型障碍　(bipolar Ⅱ disorder, 58-62)

　　由于其他躯体疾病所致的双相及相关障碍　(bipolar and related disorder due to another medical condition, 65-66)

　　环性心境障碍　(cyclothymic disorder, 62-63)

　　其他特定的双相及相关障碍　(other specified bipolar and related disorder, 66-67)

　　标注　(specifiers for, 68-76)

　　物质/药物所致的双相及相关障碍　(substance/medication-induced bipolar and related disorder, 63-65)

　　未特定的双相及相关障碍　(unspecified bipolar and related disorder, 67-68)

躯体变形障碍　(Body dysmorphic disorder, 110-111)

伴实际缺陷的躯体变形样障碍　(Body dysmorphic-like disorder with actual flaws, 117)

无重复行为的躯体变形样障碍　(Body dysmorphic-like disorder without repetitive behaviors, 117)

聚焦于躯体的重复性行为障碍　(Body-focused repetitive behavior disorder, 117)

边缘型人格障碍　(Borderline personality disorder, 272-273)

与呼吸相关的睡眠障碍　(Breathing-related sleep disorders, 155-158)

　　中枢性睡眠呼吸暂停　(central sleep apnea, 156)

　　阻塞性睡眠呼吸暂停低通气　(obstructive sleep apnea hypopnea, 155)

　　睡眠相关的通气不足　(sleep-related hypoventilation, 156-157)

短暂疾病焦虑障碍　(Brief illness anxiety disorder, 139)

索引

短暂精神病性障碍 (Brief psychotic disorder, 39-40)
短暂躯体症状障碍 (Brief somatic symptom disorder, 139)
神经性贪食 (Bulimia nervosa, 144-145)
   低频率和/或有限的病程 (of low frequency and/or limited duration, 146)
咖啡因相关障碍 (Caffeine-related disorders, 191, 199-201)
   咖啡因中毒 (caffeine intoxication, 199-200)
   咖啡因戒断 (caffeine withdrawal, 200)
   有关的诊断 (diagnoses associated with, 192)
   其他咖啡因所致的障碍 (other caffeine-induced disorders, 201)
   未特定的咖啡因相关障碍 (unspecified caffeine-related disorder, 201)
大麻相关障碍 (Cannabis-related disorders, 192, 201-205)
   大麻中毒 (cannabis intoxication, 203-204)
   大麻使用障碍 (cannabis use disorder, 201-203)
   大麻戒断 (cannabis withdrawal, 204)
   有关的诊断 (diagnoses associated with, **192**)
   其他大麻所致的障碍 (other cannabis-induced disorders, 205)
   未特定的大麻相关障碍 (unspecified cannabis-related disorder, 205)
案例公式化(模式化) (Case formulation, 3-4)
紧张症 (Catatonia, 49-51)
   与其他精神障碍有关的 (associated with another mental disorder, 49-50)
   未特定的 (unspecified, 51)
由于其他躯体疾病所致的紧张症 (Catatonic disorder due to another medical condition, 50-51)
中枢性睡眠呼吸暂停 (Central sleep apnea, 156)

儿童虐待与忽视问题 (Child maltreatment and neglect problems, 298-301)
    儿童忽视 (child neglect, 300)
    儿童躯体虐待 (child physical abuse, 298-299)
    儿童心理虐待 (child psychological abuse, 300-301)
    儿童性虐待 (child sexual abuse, 299-300)

童年发生的言语流畅障碍(口吃) [Childhood-onset fluency disorder (stuttering), 20-21]

昼夜节律睡眠-觉醒障碍 (Circadian rhythm sleep-wake disorders, 157-158)

编码和报告程序 (Coding and reporting procedures, 9)

认知障碍。参见 神经认知障碍 (Cognitive disorders. See Neurocognitive disorders)

交流障碍 (Communication disorders, 19-22)
    童年发生的言语流畅障碍(口吃) [childhood-onset fluency disorder (stuttering), 20-21]
    语言障碍 (language disorder, 19-20)
    社交(语用)交流障碍 [social (pragmatic) communication disorder, 21-22]
    语音障碍 (speech sound disorder, 20)
    未特定的交流障碍 (unspecified communication disorder, 22)

强迫行为,参见 强迫及相关障碍 (Compulsions, 109. See also Obsessive-compulsive and related disorders)

品行障碍 (Conduct disorder, 185-187)

转换障碍(功能性神经症状障碍) [Conversion disorder (functional neurological symptom disorder), 136-137]

与犯罪相关或与法律系统互动的问题 (Crime or interaction with the legal system, problems related to, 308)

文化的公式化(模式化)访谈 (Cultural formulation interview, 10)

环性心境障碍 (Cyclothymic disorder, 62-63)
  短暂 (short-duration, 67)
精神障碍的定义 (Definition of a mental disorder, 4-5)
延迟射精 (Delayed ejaculation, 169)
谵妄 (Delirium, 245-249)
  由于其他躯体疾病所致的 (due to another medical condition, 247)
  药物所致的 (medication-induced, 240-247, 248-249)
  由于多种病因所致的 (due to multiple etiologies, 247)
  其他特定的 (other specified, 249)
  记录步骤 (recording procedures for, 247-248)
  物质中毒 (substance intoxication, 245-246, 247-248)
  物质戒断 (substance withdrawal, 246-247, 248)
  未特定的 (unspecified, 249)
妄想障碍 (Delusional disorder, 37-39)
  个体的伴侣的妄想症状 (delusional symptoms in partner of individual with, 52)
  妄想伴显著的重叠性心境发作 (Delusions with significant overlapping mood episodes, 52)
  亚型 (subtypes of, 37-38)
痴呆。参见 神经认知障碍 (Dementia. See Neurocognitive disorders)
依赖型人格障碍 (Dependent personality disorder, 275)
人格解体/现实解体障碍 (Depersonalization/derealization disorder, 132-133)
抑郁障碍 (Depressive disorders, 77-95)
  由于其他躯体疾病所致的抑郁障碍 (depressive disorder due to another medical condition, 87-88)
  破坏性心境失调障碍 (disruptive mood dysregulation disorder, 77-78)

重性抑郁障碍 (major depressive disorder, 78-81)

其他特定的抑郁障碍 (other specified depressive disorder, 88)

持续性抑郁障碍(心境恶劣) (persistent depressive disorder [dysthymia], 81-83)

经前期烦躁障碍 (premenstrual dysphoric disorder, 83-84

标注 specifiers for, 89-95)

物质/药物所致的抑郁障碍 (substance/medicationinduced depressive disorder, 84-87)

未特定的抑郁障碍 (unspecified depressive disorder, 89)

双相及相关障碍的抑郁发作或症状 (Depressive episode or symptoms in bipolar and related disorders)

双相Ⅰ型障碍 (bipolar Ⅰ disorder, 55-56)

双相Ⅱ型障碍 (bipolar Ⅱ disorder, 59-61)

环性心境障碍 (cyclothymic disorder, 62-63)

其他特定的双相及相关障碍 (other specified bipolar and related disorder, 67)

发育性协调障碍 (Developmental coordination disorder, 32)

诊断(Diagnosis)

评估和监测方法 (assessment and monitoring measures for, 9-10)

分类 (categorical, 4, 5)

临床实用性 (clinical utility of, 4-5)

编码和报告程序 (coding and reporting procedures for, 9)

临床意义的标准 (criterion for clinical significance, 5-6)

诊断标准和描述 (diagnostic criteria and descriptors, 6)

要素 (elements of, 6-9)

在司法环境下 (in forensic settings, 11-12)

药物所致的运动障碍及其他不良反应 (of medication-induced movement disorders and other adverse effects of med-

ication, 4-8, 287-294)
　可能成为临床关注焦点的其他状况 (of other conditions that may be a focus of clinical attention, 4, 8, 295-311)
　主要 (principal, 8)
　临时 (provisional, 9)
诊断标准 (Diagnostic criteria, 3, 4, 6)
　案例公式化(模式化) (case formulation and, 3-4)
　亚型和标注 (subtypes and specifiers for, 7)
　有效因素 (validators for, 5)
脱抑制性社会参与障碍 (Disinhibited social engagement disorder, 120-121)
破坏性、冲动控制及品行障碍 (Disruptive, impulse-control, and conduct disorders, 183-189)
　反社会型人格障碍 (antisocial personality disorder, 188, 272)
　品行障碍 (conduct disorder, 185-187)
　间歇性暴怒障碍 (intermittent explosive disorder, 184-185)
　偷窃狂 (kleptomania, 188-189)
　对立违抗障碍 (oppositional defiant disorder, 183-184)
　其他特定的破坏性、冲动控制及品行障碍 (other specified disruptive, impulse-control, and conduct disorder, 189
　纵火狂 pyromania, 188)
　未特定的破坏性、冲动控制及品行障碍 (unspecified disruptive, impulse-control, and conduct disorder, 189)
破坏性心境失调障碍 (Disruptive mood dysregulation disorder, 77-78)
分离障碍 (Dissociative disorders, 131-134)
　人格解体/现实解体障碍 (depersonalization/derealization disorder, 132-133)
　分离性遗忘症 (dissociative amnesia, 131-132)

分离性身份障碍 (dissociative identity disorder, 131)
分离性恍惚症 (dissociative trance, 134)
其他特定的分离障碍 (other specified dissociative disorder, 133-134)
未特定的分离障碍 (unspecified dissociative disorder, 134)

DSM-5
司法使用 (forensic use of, 11-12)
其他特定的和未特定的精神障碍 (other specified and unspecified mental disorders in, 4, 285-287)
使用 (use of, 3-10)
评估和监测方法 (assessment and monitoring measures, 9-10)
案例公式化(模式化) (case formulation, 3-4)
编码和报告程序 (coding and reporting procedures, 9)
精神障碍的定义 (definition of a mental disorder, 4-5)
诊断要素 (elements of a diagnosis, 6-9)

心境恶劣。参见持续性抑郁心境(心境恶劣) [Dysthymia. See Persistent depressive disorder (dysthymia)]
肌张力障碍,药物所致的 (Dystonia, medication-induced, 8)
急性 (acute, 290-291)
迟发性 (tardive, 291)

进食障碍。参见 喂食及进食障碍 (Eating disorders. See Feeding and eating disorders)
经济问题 (Economic problems, 306-307)
教育问题 (Educational problems, 305)
射精 (Ejaculation)
延迟 (delayed, 169)
早泄 (premature [early], 174-175)
排泄障碍 (Elimination disorders, 149-150)
遗粪症 (encopresis, 149-150)

遗尿症 (enuresis, 149)
其他特定的排泄障碍 (other specified elimination disorder, 150)
未特定的排泄障碍 (unspecified elimination disorder, 150)

遗粪症 (Encopresis, 149-150)
遗尿症 (Enuresis, 149)
勃起障碍 (Erectile disorder, 170)
抓痕(皮肤搔抓)障碍 [Excoriation (skin-picking) disorder, 113]
露阴障碍 (Exhibitionistic disorder, 279-280)
做作性障碍 (Factitious disorder, 138-139)
记录步骤 (recording procedures for, 139)

家庭教养相关问题 (Family upbringing, problems related to, 295-296)
喂食及进食障碍 (Feeding and eating disorders, 141-147)
神经性厌食 (anorexia nervosa, 143-144)
回避性/限制性摄食障碍 (avoidant/restrictive food intake disorder, 142)
暴食障碍 (binge-eating disorder, 145-146)
神经性贪食 (bulimia nervosa, 144-145)
其他特定的喂食或进食障碍 (other specified feeding or eating disorder, 146-147)
异食障碍 (pica, 141)
反刍障碍 (rumination disorder, 141-142)
未特定的喂食或进食障碍 (unspecified feeding or eating disorder, 147)

女性性高潮障碍 (Female orgasmic disorder, 170-171)
女性性兴趣/唤起障碍 (Female sexual interest/arousal disorder, 171-173)
恋物障碍 (Fetishistic disorder, 282-283)

重度或轻度额颞叶神经认知障碍 (Frontotemporal neurocognitive disorder, major or mild, **253**, 256-257)

摩擦障碍 (Frotteuristic disorder, 280)

功能性神经症状障碍。参见 转换障碍 (Functional neurological symptom disorder. *See* Conversion disorder)

赌博障碍 (Gambling disorder, 191, 239-240)

性别烦躁 (Gender dysphoria, 179-181)

    其他特定的 (other specified, 181)

    未特定的 (unspecified, 181)

广泛性焦虑障碍 (Generalized anxiety disorder, 104-105)

生殖器-盆腔痛/插入障碍 (Genito-pelvic pain/penetration disorder, 173)

全面发育迟缓 (Global developmental delay, 19)

拔毛障碍。参见拔毛障碍 [Hair pulling. See Trichotillomania (hairpulling disorder)]

幻觉,持续性听觉 (Hallucinations, persistent auditory, 51)

致幻剂相关障碍 (Hallucinogen-related disorders, 191, 205-212)

    有关的诊断 (diagnoses associated with, **192**)

    致幻剂持续性知觉障碍 (hallucinogen persisting perception disorder, 211)

    其他致幻剂所致的障碍 (other hallucinogen-induced disorders, 211-212)

    其他致幻剂中毒 (other hallucinogen intoxication, 210-211)

    其他致幻剂使用障碍 (other hallucinogen use disorder, 207-209)

    其他苯环利定所致的障碍 (other phencyclidine-induced disorders, 211)

    苯环利定中毒 (phencyclidine intoxication, 209-210)

    苯环利定使用障碍 (phencyclidine use disorder, 205-207)

未特定的致幻剂相关障碍 (unspecified hallucinogenrelated disorder, 212)

未特定的苯环利定相关障碍 (unspecified phencyclidinerelated disorder, 212)

表演型人格障碍 (Histrionic personality disorder, 273)

由于 HIV 感染所致的重度或轻度神经认知障碍 (HIV infection, major or mild neurocognitive disorder due to, **253**, 263)

囤积障碍 (Hoarding disorder, 111-112)

住房问题 (Housing problems, 306)

由于亨廷顿氏病所致的重度或轻度神经认知障碍 (Huntington's disease, major or mild neurocognitive disorder due to, **254**, 265)

嗜睡障碍 (Hypersomnolence disorder, 152-153)

其他特定的 (other specified, 166)

未特定的 (unspecified, 166)

双相及相关障碍的轻躁狂发作或症状 (Hypomanic episode or symptoms in bipolar and related disorders)

双相Ⅰ型障碍 (bipolar Ⅰ disorder, 54-55)

双相Ⅱ型障碍 (bipolar Ⅱ disorder, 58-59)

由于其他躯体疾病所致的双相及相关障碍 (bipolar and related disorder due to another medical condition, 66)

环性心境障碍 (cyclothymic disorder, 62-63)

抑郁发作伴短暂轻躁狂 (depressive episode with short-duration hypomania, 67)

其他特定的双相及相关障碍 (other specified bipolar and related disorder, 67)

ICD。参见 国际疾病分类 (ICD. See International Classification of Diseases)

功能,伤残和健康的国际分类 (ICF [International Classification of Functioning, Disability and Health], 5)

疾病焦虑障碍　(Illness anxiety disorder, 136)
　　短暂　(brief, 139)
　　无与健康相关的过度行为　(without excessive healthrelated behaviors, 139)
吸入剂相关障碍　(Inhalant-related disorders, 191, 213-216)
　　吸入剂中毒　(inhalant intoxication, 214-215)
　　吸入剂使用障碍　(inhalant use disorder, 213-214)
　　其他吸入剂所致的障碍　(other inhalant-induced disorders, 215-216)
　　未特定的吸入剂相关障碍　(unspecified inhalant-related disorder, 216)
失眠障碍　(Insomnia disorder, 151-152)
　　短暂　(brief, 165)
　　其他特定的　(other specified, 165)
　　局限于非恢复性睡眠　(restricted to nonrestorative sleep, 165)
　　未特定的　(unspecified, 165)
智力障碍(智力发育障碍)　[Intellectual disability (intellectual developmental disorder), 15-19]
　　全面发育迟缓　(global developmental delay, 19)
　　严重程度水平　(severity levels for, **16-18**)
　　未特定的　(unspecified, 19)
间歇性暴怒障碍　(Intermittent explosive disorder, 184-185)
国际疾病分类[ICD]　[International Classification of Diseases (ICD), 5]
　　ICD-10-CM 编码的使用　(use of ICD-10-CM codes, 9)
功能,伤残和健康的国际分类　(International Classification of Functioning, Disability and Health [ICF], 5)
中毒　(Intoxication, 191)
　　酒精　(alcohol, 197-198)

咖啡因 (caffeine, 199-200)
大麻 (cannabis, 203-204)
所致的谵妄 (delirium due to, 245-246, 248-249)
吸入剂 (inhalant, 214-215)
阿片类物质 (opioid, 218-219)
其他致幻剂 (other hallucinogen, 210-211)
其他(或未知)物质中毒 [other (or unknown) substance, 237]
苯环利定 (phencyclidine, 209-210)
记录步骤 (recording procedures for, 194)
镇静剂、催眠药或抗焦虑药 (sedative, hypnotic, or anxiolytic, 223-224)
兴奋剂 (stimulant, 229-230)
嫉妒,强迫性的 (Jealousy, obsessional, 117)
Jikoshu-kyofu (Jikoshu-kyofu, 117)
Khyâl cap (Khyal cap, 108)
偷窃狂 (Kleptomania, 188-189)
Koro (Koro, 117)
语言障碍 (Language disorder, 19-20)
学习障碍。参见 特定学习障碍 (Learning disorder. See Specific learning disorder)
重度或轻度神经认知障碍伴路易体 (Lewy bodies, major or mild neurocognitive disorder with, **253**, 257-258)
重性抑郁障碍 (Major depressive disorder, 78-81)
标注 (specifiers for, 89-95)
双相及相关障碍的重性抑郁发作 (Major depressive episode in bipolar and related disorders)
双相Ⅰ型障碍 (bipolar Ⅰ disorder, 55-56)
双相Ⅱ型障碍 (bipolar Ⅱ disorder, 59-61)
其他特定的双相及相关障碍 (other specified bipolar and re-

lated disorder, 67)

男性性欲低下障碍 (Male hypoactive sexual desire disorder, 174)

双相Ⅰ型障碍的躁狂发作 (Manic episode in bipolar Ⅰ disorder, 53-54)

 由于其他躯体疾病所致的双相及相关障碍 (in bipolar and related disorder due to another medical condition, 65-66)

药物所致的谵妄 (Medication-induced delirium, 246-247, 248-249)

药物所致的运动障碍及其他不良反应 (Medication-induced movement disorders and other adverse effects of medication, 4, 8, 287-294)

 抗抑郁药撤药综合征 (antidepressant discontinuation syndrome, 292-294)

 药物所致的急性静坐不能 (medication-induced acute akathisia, 291)

 药物所致的急性肌张力障碍 (medication-induced acute dystonia, 290-291)

 药物所致的体位性震颤 (medication-induced postural tremor, 292)

 神经阻滞剂所致的帕金森氏综合征 (neuroleptic-induced parkinsonism, 287-288)

 神经阻滞剂恶性综合征 (neuroleptic malignant syndrome, 288-290)

 其他的药物不良反应 (other adverse effect of medication, 294)

 其他药物所致的运动障碍 (other medication-induced movement disorder, 292)

 其他药物所致的帕金森氏综合征 (other medication-induced parkinsonism, 287-288)

迟发性静坐不能 （tardive akathisia, 291）
　　迟发性运动障碍 （tardive dyskinesia, 291）
　　迟发性肌张力障碍 （tardive dystonia, 291）
精神障碍,定义 （Mental disorder[s], definition of, 4-5）
　　临床意义的标准 （criterion for clinical significance, 5-6）
　　在司法环境下 （in forensic settings, 11-12）
运动障碍,神经发育 （Motor disorders, neurodevelopmental, 32-35）
　　发育性协调障碍 （developmental coordination disorder, 32）
　　刻板运动障碍 （stereotypic movement disorder, 33）
　　抽动障碍 （tic disorders, 34-35）
运动障碍,药物所致的。参见 药物所致的运动障碍及其他不良反应 （Movement disorders, medication-induced. See Medication-induced movement disorders and other adverse effects of medication）
肌肉变形 （Muscle dysmorphia, 111）
自恋型人格障碍 （Narcissistic personality disorder, 274）
发作性睡病 （Narcolepsy, 153-155）
忽视 （Neglect, 298）
　　儿童 （child, 300）
　　配偶或伴侣 （spouse or partner, 302-303）
神经认知障碍 （Neurocognitive disorders, 241-267）
　　谵妄 （delirium, 245-249）
　　重度神经认知障碍 （major neurocognitive disorder, 250-251, **253-254**）
　　重度或轻度额颞叶神经认知障碍 （major or mild frontotemporal neurocognitive disorder, **254**, 256-257）
　　由于阿尔采末氏病所致的重度或轻度神经认知障碍 （major or mild neurocognitive disorder due to Alzheimer's disease, **253**, 255-256）

由于其他躯体疾病所致的重度或轻度神经认知障碍 (major or mild neurocognitive disorder due to another medical condition, **254**, 265-266)

由于 HIV 感染所致的重度或轻度神经认知障碍 (major or mild neurocognitive disorder due to HIV infection, **253**, 263)

由于亨廷顿氏病所致的重度或轻度神经认知障碍 (major or mild neurocognitive disorder due to Huntington's disease, **254**, 265)

重度或轻度神经认知障碍伴路易体 (major or mild neurocognitive disorder with Lewy bodies, **253**, 257-258)

由于多种病因所致的重度或轻度神经认知障碍 (major or mild neurocognitive disorder due to multiple etiologies, **254**, 266-267)

由于帕金森氏病所致的重度或轻度神经认知障碍 (major or mild neurocognitive disorder due to Parkinson's disease, **254**, 264-265)

由于朊病毒病所致的重度或轻度神经认知障碍 (major or mild neurocognitive disorder due to prion disease, **253**, 263-264)

由于创伤性脑损伤所致的重度或轻度神经认知障碍 (major or mild neurocognitive disorder due to traumatic brain injury, **253**, 260)

物质/药物所致的重度或轻度神经认知障碍 (major or mild substance/medication-induced neurocognitive disorder, **253**, 261-263)

重度或轻度血管性神经认知障碍 (major or mild vascular neurocognitive disorder, **253**, 259)

轻度神经认知障碍 (mild neurocognitive disorder, 251-252, **253-254**)

神经认知领域 (neurocognitive domains, 241, **241-244**)

记录步骤 (recording procedures for, 247-248)
  未特定的神经认知障碍 (unspecified neurocognitive disorder, **254**, 267)
神经发育障碍 (Neurodevelopmental disorders, 15-35)
  注意缺陷/多动障碍 (attention-deficit/hyperactivity disorder, 25-28)
  孤独症(自闭症)谱系障碍 (autism spectrum disorder, 22-25)
  交流障碍 (communication disorders, 19-22)
  智力障碍 (intellectual disabilities, 15-18)
  运动障碍 (motor disorders, 32-35)
  其他特定的神经发育障碍 (other specified neurodevelopmental disorder, 36)
  特定学习障碍 (specific learning disorder, 29-32)
  未特定的神经发育障碍 (Unspecified neurodevelopmental disorder, 36)
神经阻滞剂所致的帕金森氏综合征 (Neuroleptic-induced parkinsonism, 287-288)
神经阻滞剂恶性综合征 (Neuroleptic malignant syndrome, 8, 288-290)
  病程与转归 (development and course of, 289)
  诊断特征 (diagnostic features of, 288-289)
  鉴别诊断 (differential diagnosis of, 290)
  风险与预后因素 (risk and prognostic factors for, 289-290)
夜间进食综合征 (Night-eating syndrome, 147)
梦魇障碍 (Nightmare disorder, 160)
对医疗的不依从 (Nonadherence to medical treatment, 310-311)
非快速眼动睡眠唤醒障碍 (Non-rapid eye movement sleep arousal disorders, 159)

强迫性嫉妒 (Obsessional jealousy, 117)
强迫症 (Obsessive-compulsive disorder, 109-110)
强迫型人格障碍 (Obsessive-compulsive personality disorder, 275-276)
强迫及相关障碍 (Obsessive-compulsive and related disorders, 109-118)
    躯体变形障碍 (body dysmorphic disorder, 110-111)
    抓痕(皮肤搔抓)障碍 [excoriation (skin-picking) disorder, 113]
    囤积障碍 (hoarding disorder, 111-112)
    强迫思维和强迫行为 (obsessions and compulsions in, 109)
    强迫症 (obsessive-compulsive disorder, 109-110)
    由于其他躯体疾病所致的强迫及相关障碍 (obsessive-compulsive and related disorder due to another medical condition, 115-116)
    其他特定的强迫及相关障碍 (other specified obsessive-compulsive and related disorder, 116-117)
    物质/药物所致的强迫及相关障碍 (substance/medication induced obsessivecompulsive and related disorder, 113-115)
    拔毛障碍 [trichotillomania (hair-pulling disorder), 112]
    未特定的强迫及相关障碍 (unspecified obsessive-compulsive and related disorder, 118)
阻塞性睡眠呼吸暂停低通气 (Obstructive sleep apnea hypopnea, 155)
职业问题 (Occupational problems, 305)
嗅觉牵涉综合征 (Olfactory reference syndrome, 117)
阿片类物质相关障碍 (Opioid-related disorders, 191, 216-221)
    有关的诊断 (diagnoses associated with, **192**)

阿片类物质中毒　（opioid intoxication, 218-219）
　　阿片类物质使用障碍　（opioid use disorder, 216-218）
　　阿片类物质戒断　（opioid withdrawal, 219-220）
　　其他阿片类物质所致的障碍　（other opioid-induced disorders, 220）
　　未特定的阿片类物质相关障碍　（unspecified opioid-related disorder, 220-221）
对立违抗障碍　（Oppositional defiant disorder, 183-184）
个人史的其他情况　（Other circumstances of personal history, 309-310）
可能成为临床关注焦点的其他状况　（Other conditions that may be a focus of clinical attention, 4, 8, 295-311）
　　虐待和忽视　（abuse and neglect, 298）
　　成人虐待和忽视问题　（adult maltreatment and neglect problems, 301-305）
　　儿童虐待和忽视问题　（child maltreatment and neglect problems, 298-301）
　　经济问题　（economic problems, 306-307）
　　教育问题　（educational problems, 305）
　　住房问题　（housing problems, 306）
　　对医疗的不依从　（nonadherence to medical treatment, 310-311）
　　职业问题　（occupational problems, 305-306）
　　个人史的其他情况　（other circumstances of personal history, 309-310）
　　咨询和医疗建议的其他健康服务　（other health service encounters for counseling and medical advice, 308）
　　与社会环境相关的其他问题　（other problems related to the social environment, 307-308）
　　与获得医疗和其他健康服务相关的问题　（problems related

to access to medical and other health care, 310)

 与犯罪相关或与法律互动的问题 （problems related to crime or interaction with the legal system, 308)

 与其他心理社会、个人和环境情况相关的问题 （problems related to other psychosocial, personal, and environmental circumstances, 308-309)

 关系问题 （relational problems, 295)

 与主要支持成员相关的其他问题 （other problems related to primary support group, 297)

 家庭教养相关问题 （problems related to family upbringing, 295-296)

咨询和医疗建议的其他健康服务 （Other health service encounters for counseling and medical advice, 308)

其他精神障碍 （Other mental health disorders, 285-286)

 其他特定的精神障碍 （other specified mental disorder, 4, 286)

 由于其他躯体疾病所致的其他特定的精神障碍 （other specified mental disorder due to another medical condition, 285)

 未特定的精神障碍 （unspecified mental disorder, 4, 286)

 由于其他躯体疾病所致的未特定的精神障碍 （unspecified mental disorder due to another medical condition, 285-286)

与主要支持成员相关的其他问题 （Other problems related to primary support group, 297)

与社会环境相关的其他问题 （Other problems related to the social environment, 307-308)

其他特定的精神障碍 （Other specified mental disorder, 4, 286)

 由于其他躯体疾病所致的 （due to another medical condition, 285)

其他（或未知）物质相关障碍 ［Other (or unknown) substance-related disorders, 235-239]

　有关的诊断　(diagnoses associated with, **192**)

　其他(或未知)物质所致的障碍　[other (or unknown) substance-induced disorder, 238-239]

　其他(或未知)物质中毒　[other (or unknown) substance intoxication, 237]

　其他(或未知)物质使用障碍　[other (or unknown) substance use disorder, 235-237]

　其他(或未知)物质戒断　[other (or unknown) substance withdrawal, 238-239]

　未特定的其他(或未知)物质相关障碍　[unspecified other (or unknown) substance-related disorder, 239]

惊恐发作的标注　(Panic attack specifier, 102-103)

惊恐障碍　(Panic disorder, 100-102)

偏执型人格障碍　(Paranoid personality disorder, 269-270)

性欲倒错障碍　(Paraphilic disorders, 279-284)

　露阴障碍　(exhibitionistic disorder, 279-280)

　恋物障碍　(fetishistic disorder, 282-283)

　摩擦障碍　(frotteuristic disorder, 280)

　其他特定的性欲倒错障碍　(other specified paraphilic disorder, 283-284)

　恋童障碍　(pedophilic disorder, 281-282)

　性受虐障碍　(sexual masochism disorder, 280-281)

　性施虐障碍　(sexual sadism disorder, 281)

　易装障碍　(transvestic disorder, 283)

　未特定的性欲倒错障碍　(unspecified paraphilic disorder, 284)

　窥阴障碍　(voyeuristic disorder, 279)

异态睡眠　(Parasomnias, 159-162)

　梦魇障碍　(nightmare disorder, 160)

非快速眼动睡眠唤醒障碍 (non-rapid eye movement sleep arousal disorders, 159)

快速眼动睡眠行为障碍 (rapid eye movement sleep behavior disorder, 161)

神经阻滞剂所致的帕金森氏综合征 (Parkinsonism neuroleptic-induced, 287-288)

其他药物所致的 (other medication-induced, 287-288)

由于帕金森氏病所致的重度或轻度神经认知障碍 (Parkinson's disease, major or mild neurocognitive disorder due to, **264-265**)

恋童障碍 (Pedophilic disorder, 281-282)

持续性复杂丧痛障碍 (Persistent complex bereavement disorder, 130)

持续性抑郁障碍(心境恶劣) [Persistent depressive disorder (dysthymia), 81-83]

标注 (specifiers for, 89-95)

由于其他躯体疾病所致的人格改变 (Personality change due to another medical condition, 276-277)

人格障碍 (Personality disorders, 269-278)

A 类 (Cluster A, 269-271)

偏执型人格障碍 (paranoid personality disorder, 269-270)

分裂样人格障碍 (schizoid personality disorder, 270-271)

分裂型人格障碍 (schizotypal personality disorder, 271)

B 类 (Cluster B, 272-274)

反社会型人格障碍 (antisocial personality disorder, 272)

边缘型人格障碍 (borderline personality disorder, 272-273)

表演型人格障碍 (histrionic personality disorder, 273)

自恋型人格障碍 (narcissistic personality disorder, 274)

C 类 (Cluster C, 274-276)

回避型人格障碍 (avoidant personality disorder, 274-275)

依赖型人格障碍 (dependent personality disorder, 275)

强迫型人格障碍 (obsessive-compulsive personality disorder, 275-276)

一般人格障碍 (general personality disorder, 269)

其他特定的人格障碍 (other specified personality disorder, 277)

由于其他躯体疾病所致的人格改变 (personality change due to another medical condition, 276-277)

未特定的人格障碍 (unspecified personality disorder, 278)

苯环利定相关障碍 (Phencyclidine-related disorders, 191)

  有关的诊断 (diagnoses associated with, **192**)

  其他苯环利定所致的障碍 (other phencyclidine-induced disorders, 211)

  苯环利定中毒 (phencyclidine intoxication, 209-210)

  苯环利定使用障碍 (phencyclidine use disorder, 205-207)

  未特定的苯环利定相关障碍 (unspecified phencyclidinerelated disorder, 212)

惊恐障碍 (Phobic disorders)

  场所恐怖症 (agoraphobia, 103-104)

  社交焦虑障碍(社交恐怖症) [social anxiety disorder (social phobia), 99-100]

  特定恐怖症 (specific phobia, 98-99)

躯体虐待 (Physical abuse, 298)

  儿童 (child, 298-299)

  配偶或伴侣 (spouse or partner, 301-302)

异食障碍 (Pica, 141)

创伤后应激障碍 (Posttraumatic stress disorder, 121-126)

体位性震颤,药物所致的 (Postural tremor, medication-induced, 292)

早泄 (Premature [early] ejaculation, 174-175)

经前期烦躁障碍 (Premenstrual dysphoric disorder, 83-84)

记录步骤 (recording procedures for, 84)

主要诊断 (Principal diagnosis, 8)

由于朊病毒病所致的重度或轻度神经认知障碍 (Prion disease, major or mild neurocognitive disorder due to, 263)

与获得医疗和其他健康服务相关的问题 (Problems related to access to medical and other health care, 310)

与犯罪相关或与法律系统互动的问题 (Problems related to crime or interaction with the legal system, 308)

与其他心理社会、个人和环境情况相关的问题 (Problems related to other psychosocial, personal, and environmental circumstances, 308-309)

临时诊断 (Provisional diagnosis, 9)

假孕 (Pseudocyesis, 139)

心理虐待 (Psychological abuse, 304)

 儿童 (child, 300-301)

 配偶或伴侣 (spouse or partner, 303-304)

影响其他躯体疾病的心理因素 (Psychological factors affecting other medical conditions, 137-138)

由于其他躯体疾病所致的精神病性障碍 (Psychotic disorder due to another medical condition, 48-49)

精神病性障碍。参见 精神分裂症谱系及其他精神病性障碍 (Psychotic disorders. *See* Schizophrenia spectrum and other psychotic disorders)

清除障碍 (Purging disorder, 146-147)

纵火狂 (Pyromania, 188)

快速眼动睡眠行为障碍 (Rapid eye movement sleep behavior disorder, 161)

反应性依恋障碍 (Reactive attachment disorder, 119-120)

关系问题 (Relational problems, 295-297)

 与主要支持成员相关的其他问题 (other problems related to

primary support group, 297)

 家庭教养相关问题 （problems related to family upbringing, 295-296）

不安腿综合征 （Restless legs syndrome, 161-162）
反刍障碍 （Rumination disorder, 141-142）
分裂情感性障碍 （Schizoaffective disorder, 44-45）
分裂样人格障碍 （Schizoid personality disorder, 270-271）
精神分裂症 （Schizophrenia, 42-43）
精神分裂症谱系及其他精神病性障碍 （Schizophrenia spectrum and other psychotic disorders, 37-53）

 短暂精神病性障碍 （brief psychotic disorder, 39-40）
 紧张症 （catatonia, 49-51）
 妄想障碍 （delusional disorder, 37-39）
 其他特定的精神分裂症谱系及其他精神病性障碍 （other specified schizophrenia spectrum and other psychotic disorder, 51）
 由于其他躯体疾病所致的精神病性障碍 （psychotic disorder due to another medical condition, 48-49）
 分裂情感性障碍 （schizoaffective disorder, 44-45）
 精神分裂症 （schizophrenia, 42-43）
 精神分裂症样障碍 （schizophreniform disorder, 40-41）
 分裂型人格障碍 （schizotypal personality disorder, 37, 271）
 物质/药物所致的精神病性障碍 （substance/medication-induced psychotic disorder, 45-48）
 未特定的精神分裂症谱系及其他精神病性障碍 （unspecified schizophrenia spectrum and other psychotic disorder, 52-53）

精神分裂症样障碍 （Schizophreniform disorder, 40-41）
分裂型人格障碍 （Schizotypal personality disorder, 37, 271）
镇静剂、催眠药或抗焦虑药相关障碍 （Sedative-, hypnotic-,

and anxiolytic-related disorders, 191, 221-226)

有关的诊断 (diagnoses associated with, **192**)

其他镇静剂、催眠药或抗焦虑药所致的障碍 (other sedative-, hypnotic-, or anxiolytic-induced disorders, 225-226)

镇静剂、催眠药或抗焦虑药中毒 (sedative, hypnotic, or anxiolytic intoxication, 223-224)

镇静剂、催眠药或抗焦虑药使用障碍 (sedative, hypnotic, or anxiolytic use disorder, 221-223)

镇静剂、催眠药或抗焦虑药戒断 (sedative, hypnotic, or anxiolytic withdrawal, 224-225)

未特定的镇静剂、催眠药或抗焦虑药相关障碍 (unspecified sedative-, hypnotic-, or anxiolytic related disorder, 226)

选择性缄默症 (Selective mutism, 98)

分离焦虑障碍 (Separation anxiety disorder, 97-98)

性虐待 (Sexual abuse, 299-300)

儿童 (child, 299-300)

配偶或伴侣 (spouse or partner, 302)

性功能失调 (Sexual dysfunctions, 169)

延迟射精 (delayed ejaculation, 169)

勃起障碍 (erectile disorder, 170)

女性性高潮障碍 (female orgasmic disorder, 170-171)

女性性兴趣／唤起障碍 (female sexual interest / arousal disorder, 171-173)

生殖器－盆腔痛／插入障碍 (genito-pelvic pain / penetration disorder, 173)

男性性欲低下障碍 (male hypoactive sexual desire disorder, 174)

其他特定的性功能失调 (other specified sexual dysfunction, 178)

早泄 (premature [early] ejaculation, 174-175)

物质/药物所致的性功能失调 (substance/medication-induced sexual dysfunction, 175-177)

未特定的性功能失调 (unspecified sexual dysfunction, 178)

性受虐障碍 (Sexual masochism disorder, 280-281)

性施虐障碍 (Sexual sadism disorder, 281)

Shubo-kyofu (Shubo-kyofu, 117)

皮肤搔抓。参见 抓痕(皮肤搔抓)障碍 [Skin picking. See Excoriation (skin-picking) disorder]

睡眠相关的通气不足 (Sleep-related hypoventilation, 156-157)

夜惊 (Sleep terrors, 159)

睡眠-觉醒障碍 (Sleep-wake disorders, 151)

  与呼吸相关的睡眠障碍 (breathing-related sleep disorders, 155-158)

    中枢性睡眠呼吸暂停 (central sleep apnea, 156)

    阻塞性睡眠呼吸暂停低通气 (obstructive sleep apnea hypopnea, 155)

    睡眠相关的通气不足 (sleep-related hypoventilation, 156-157)

    昼夜节律睡眠-觉醒障碍 (circadian rhythm sleep-wake disorders, 157-158)

  嗜睡障碍 (hypersomnolence disorder, 152-153)

    其他特定的 (other specified, 166)

    未特定的 (unspecified, 166)

  失眠障碍 (insomnia disorder, 151-152)

    其他特定的 (other specified, 165)

    未特定的 (unspecified, 165)

  发作性睡病 (narcolepsy, 153-155)

  其他特定的睡眠-觉醒障碍 (other specified sleep-wake disorder, 166-167)

  异态睡眠 (parasomnias, 159-164)

梦魇障碍 (nightmare disorder, 160)

非快速眼动睡眠唤醒障碍 (non-rapid eye movement sleep arousal disorders, 159)

快速眼动睡眠行为障碍 (rapid eye movement sleep behavior disorder, 161)

不安腿综合征 (restless legs syndrome, 161-162)

物质/药物所致的睡眠障碍 (substance/medication-induced sleep disorder, 162-164)

未特定的睡眠-觉醒障碍 (unspecified sleep-wake disorder, 167)

睡行 (Sleepwalking, 159)

吸烟。参见 烟草相关障碍 (Smoking. See Tobacco-related disorders)

社交焦虑障碍(社交恐怖症)[Social anxiety disorder (social phobia), 99-100]

社交(语用)交流障碍 [Social (pragmatic) communication disorder, 21]

躯体症状障碍 (Somatic symptom disorder, 135)

短暂 (brief, 139)

躯体症状及相关障碍 (Somatic symptom and related disorders, 135-140)

转换障碍(功能性神经症状障碍) [conversion disorder (functional neurological symptom disorder), 136-137]

做作性障碍 (factitious disorder, 138-139)

疾病焦虑障碍 (illness anxiety disorder, 136)

其他特定的躯体症状及相关障碍 (other specified somatic symptom and related disorder, 139)

影响其他躯体疾病的心理因素 (psychological factors affecting other medical conditions, 137-138)

躯体症状障碍 (somatic symptom disorder, 135)

未特定的躯体症状及相关障碍 (unspecified somatic symptom and related disorder, 140)

特定学习障碍 (Specific learning disorder, 29-32)
    记录步骤 (recording procedures for, 32)

特定恐怖症 (Specific phobia, 98-99)

标注 (Specifiers, 7)

双相及相关障碍的标注 (Specifiers for bipolar and related disorders, 68-76)

抑郁障碍的标注 (Specifiers for depressive disorders, 89-95)

语音障碍 (Speech sound disorder, 20)

配偶或伴侣虐待,心理的 (Spouse or partner abuse, psychological, 303-304)

配偶或伴侣忽视 (Spouse or partner neglect, 302-303)

配偶或伴侣暴力 (Spouse or partner violence, 301-302)
    躯体(physical, 301-302)
    性 (sexual, 302)

刻板运动障碍 (Stereotypic movement disorder, 33)
    记录步骤 (recording procedures for, 33)

兴奋剂相关障碍 (Stimulant-related disorders, 191, 226)
    有关的诊断 (diagnoses associated with, **192**)
    其他兴奋剂所致的障碍 (other stimulant-induced disorders, 231)
    兴奋剂中毒 (stimulant intoxication, 229-230)
    兴奋剂使用障碍 (stimulant use disorder, 226-229)
    兴奋剂戒断 (stimulant withdrawal, 230-231)
    未特定的兴奋剂相关障碍 (unspecified stimulant-related disorder, 231-232)

口吃。参见童年发生的言语流畅障碍(口吃) [Stuttering. See Childhood-onset fluency disorder(stuttering)]

物质所致的障碍 (Substance-induced disorders, 191, 194)

酒精相关 （alcohol-related, 195-199）

咖啡因相关 （caffeine-related, 199-201）

大麻相关 （cannabis-related, 201-205）

致幻剂相关 （hallucinogen-related, 205-212）

吸入剂相关 （inhalant-related, 213-216）

阿片类物质相关 （opioid-related, 216-221）

其他（或未知）物质相关 ［other (or unknown) substance-related, 235-239］

苯环利定相关 （phencyclidine-related, 205-207, 209-210, 211）

镇静剂、催眠药或抗焦虑药相关 （sedative-, hypnotic-, or anxiolytic-related, 221-226）

兴奋剂相关 （stimulant-related, 226-232）

物质中毒和戒断（参见 物质中毒、戒断） ［substance intoxication and withdrawal, 191 (*See also* Intoxication; Withdrawal from substance)］

记录步骤 （recording procedures for, 194）

物质/药物所致的精神障碍 （substance/medication-induced mental disorders, 191）

记录步骤 （recording procedures for, 195）

烟草相关的 （tobacco-related, 232-235）

物质中毒性谵妄 （Substance intoxication delirium, 247-248）

物质/药物所致的焦虑障碍 （Substance/medication-induced anxiety disorder, 105-107）

记录步骤 （recording procedures for, 106-107）

物质/药物所致的双相及相关障碍 （Substance/medication-induced bipolar and related disorder, 63-65）

记录步骤 （recording procedures for, 65）

物质/药物所致的抑郁障碍 （Substance/medication-induced depressive disorder, 84-87）

记录步骤　（recording procedures for, 86-87）

物质/药物所致的重度或轻度神经认知障碍　（Substance/medication-induced neurocognitive disorder, major or mild **253**, 260-263）

　　记录步骤　（recording procedures for, 262-263）

物质/药物所致的强迫及相关障碍　（Substance/medication-induced obsessive-compulsive and related disorder, 113-115）

　　记录步骤　（recording procedures for, 115）

物质/药物所致的精神病性障碍　（Substance/medication-induced psychotic disorder, 45-48）

　　记录步骤　（recording procedures for, 47-48）

物质/药物所致的性功能失调　（Substance/medication-induced sexual dysfunction, 175-178）

　　记录步骤　（recording procedures for, 177-178）

物质/药物所致的睡眠障碍　（Substance/medication-induced sleep disorder, 162-164）

　　记录步骤　（recording procedures for, 164）

物质相关及成瘾障碍　（Substance-related and addictive disorders, 191-240）

　　　　赌博障碍　（gambling disorder, 197, 239-240）

　　物质相关障碍(参见特定的物质滥用)　[substance-related disorders, 193-239 (See also specific substances of abuse)]

　　酒精相关障碍　（alcohol-related disorders, 195-199）

　　咖啡因相关障碍　（caffeine-related disorders, 199-201）

　　大麻相关障碍　（cannabis-related disorders, 201-205）

　　　物质类别有关的诊断　（diagnoses associated with substance class, **192**）

　　　药物类别　（drug classes in, 191）

　　致幻剂相关障碍　（hallucinogen-related disorders, 205-212）

　　吸入剂相关障碍　（inhalant-related disorders, 213-216）

阿片类物质相关障碍 (opioid-related disorders, 216-221)
　其他(或未知)物质相关障碍 [other (or unknown) substance-related disorders, 235-239]
　镇静剂、催眠药或抗焦虑药相关障碍 (sedative-, hypnotic- and anxiolytic-related disorders, 221-226)
　兴奋剂相关障碍 (stimulant-related disorders, 226-232)
　物质所致的障碍 (substance-induced disorders, 191, 194-195)
　物质使用障碍 (Substance use disorders, 191, 193-194)
　烟草相关障碍 (tobacco-related disorders, 232-235)
　　酒精使用障碍 (alcohol use disorder, 195-197)
　　大麻使用障碍 (cannabis use disorder, 201-203)
　　吸入剂使用障碍 (inhalant use disorder, 213-214)
　　阿片类物质使用障碍 (opioid use disorder, 216-218)
　　其他致幻剂使用障碍 (other hallucinogen use disorder, 207-209)
　　其他(或未知)物质使用障碍 [other (or unknown) substance use disorder, 235-237]
　　苯环利定使用障碍 (phencyclidine use disorder, 205-207)
　　记录步骤 (recording procedures for, 193-194)
　　镇静剂、催眠药或抗焦虑药使用障碍 (sedative, hypnotic, or anxiolytic use disorder, 221-223)
　　兴奋剂使用障碍 (stimulant use disorder, 226-229)
　　烟草使用障碍 (tobacco use disorder, 232-234)
物质戒断性谵妄 (Substance withdrawal delirium, 246, 248-249)
迟发性静坐不能 (Tardive akathisia, 291)
迟发性运动障碍 (Tardive dyskinesia, 8, 291)

迟发性肌张力障碍 (Tardive dystonia, 291)
抽动障碍 (Tic disorders, 34-35)
 其他特定的抽动障碍 (other specified tic disorder, 35)
 未特定的抽动障碍 (unspecified tic disorder, 35)
烟草相关障碍 (Tobacco-related disorders, 191, 232-235)
 有关的诊断 (diagnoses associated with, **192**)
  其他烟草所致的障碍 (other tobacco-induced disorders, 234-235)
 烟草使用障碍 (tobacco use disorder, 232-234)
 烟草戒断 (tobacco withdrawal, 234)
 未特定的烟草相关障碍 (unspecified tobacco-related disorder, 235)
Tourette 氏障碍。参见 抽动障碍 (Tourette's disorder, 34-35. See also Tic disorders)
易装障碍 (Transvestic disorder, 283)
创伤及应激相关障碍 (Trauma- and stressor-related disorders, 119-130)
 急性应激障碍 (acute stress disorder, 126-128)
 适应障碍 (adjustment disorders, 128-129)
 脱抑制性社会参与障碍 (disinhibited social engagement disorder, 120-121)
 其他特定的创伤及应激相关障碍 (other specified trauma- and stressor-related disorder, 129-130)
 创伤后应激障碍 (posttraumatic stress disorder, 121-126)
 反应性依恋障碍 (reactive attachment disorder, 119-120)
 未特定的创伤及应激相关障碍 (unspecified trauma- and stressor-related disorder, 130)
由于创伤性脑损伤所致的重度或轻度神经认知障碍 (Traumatic brain injury, major or mild neurocognitive disorder due to, **253**, 260)

震颤,药物所致的　(Tremor, medication-induced, 292)
拔毛障碍　[Trichotillomania (hair-pulling disorder), 112]
未特定的精神障碍　(Unspecified mental disorder, 4, 286)
　　由于其他躯体疾病所致的　(due to another medical condition, 285-286)
重度或轻度血管性神经认知障碍　(Vascular neurocognitive disorder, major or mild, **253**, 259)
窥阴障碍　(Voyeuristic disorder, 279)
物质戒断　(Withdrawal from substance, 191)
　　酒精　(alcohol, 198)
　　咖啡因　(caffeine, 200)
　　大麻　(cannabis, 204)
　　所致的谵妄　(delirium due to, 246, 248-249)
　　阿片类物质　(opioid, 219-220)
　　其他(或未知)物质　[other (or unknown) substance, 238]
　　记录步骤　(recording procedures for, 194)
　　镇静剂、催眠药或抗焦虑药　(sedative, hypnotic, or anxiolytic, 224-225)
　　兴奋剂　(stimulant, 230-231)
　　烟草　(tobacco, 234)
世界卫生组织(WHO)　[World Health Organization (WHO), 5, 9]
国际疾病分类(ICD)　[International Classification of Diseases (ICD), 5]
　　ICD-10-CM 编码的使用　(use of ICD-10-CM codes, 9)
功能、伤残和健康的国际分类(ICF)　[International Classification of Functioning, Disability and Health (ICF), 5]
世界卫生组织伤残评估量表(WHODAS)　[World Health Organization Disability Assessment Schedule (WHODAS), 5]